Quancai
Shenjing Waike
Shoushu Huli

手术室亚专科护理系列教材 · 总主编　贺吉群

全彩 神经外科 手术护理

主　　编　彭罗方　贺吉群

副 主 编　刘　虹　何国花

参编人员　（按姓氏笔画排序）

卢虹虹　冯雪莲　刘　宇　李海霞
肖梦桃　陈　娜　唐慧群

参与绘图　张颖帆

CS K 湖南科学技术出版社

图书在版编目（CIP）数据

全彩神经外科手术护理 / 彭罗方，贺吉群主编；刘虹，何国花副主编. 一长沙：湖南科学技术出版社，2021.12

手术室亚专科护理系列教材 / 贺吉群总主编

ISBN 978-7-5357-9804-6

Ⅰ. ①全… Ⅱ. ①彭… ②贺… ③刘… ④何… Ⅲ. 神经外科手术一护理一教材 Ⅳ. ①R473.6

中国版本图书馆CIP数据核字（2021）第022213号

全彩神经外科手术护理

总 主 编：贺吉群
主　　编：彭罗方　贺吉群
副 主 编：刘　虹　何国花
出 版 人：潘晓山
责任编辑：吴新霞
出版发行：湖南科学技术出版社
社　　址：长沙市芙蓉中路一段416号泊富国际金融中心
网　　址：http：//www.hnstp.com
湖南科学技术出版社天猫旗舰店网址：
　　　　　http：//hnkjcbs.tmall.com
邮购联系：0731-84375808
印　　刷：长沙市雅高彩印有限公司
　　　　　（印装质量问题请直接与本厂联系）
厂　　址：长沙市开福区中青路1255号
邮　　编：410153
版　　次：2021年12月第1版
印　　次：2021年12月第1次印刷
开　　本：710 mm × 1000 mm　1/16
印　　张：17
字　　数：301 千字
书　　号：ISBN 978-7-5357-9804-6
定　　价：99.00元

序

Foreword

手术室是各家医院运营管理和建设发展的重要平台，手术室护理是手术团队工作中不可或缺的组成部分，专科护士的培养和考核对手术的顺利完成和新技术的开展非常重要，对落实围手术期优质护理服务起到推动作用。随着临床医学外科专业日趋亚专科化，高新技术的开展和高端设备的引入对手术室护士提出了更精、更专、更高的要求，手术室专科护士相对固定在某一亚专科有助于做精专科护理，全面系统地掌握该亚专科领域的疾病动向、手术方式、配合要点、高新设备使用以及科研热点等，对促进手术室护士探索专业知识和深度掌握手术配合技能很有帮助。

在国家卫健委高度重视护理工作的健康发展的大背景下，专科护理人才的培养需要加大力度，向做精专科护理、做美人文护理的方向发展，本着提升患者的就医满意度和手术团队人员的合作满意度做实手术室专科护理。

近年来，中南大学湘雅医院作为湖南省手术室专科护士培训基地和中华护理学会京外手术室专科护士实践基地，在手术室专科护士培养上开展了大量的工作，截至2021年，共规范培养了手术室专科护士1300余名，在提升全省甚至全国手术室专科护理质量和人才培养上发挥了重要作用。为了更加促进手术室专科人才培养，湘雅医院手术室护理团队组织临床一线的护士骨干认真编写了“手术室亚专科护理系列教材”，以夯实基础、专业养成为原则，以临床需求为导向，以提升手术室护士的专业实践能力为目标，从各亚专科手术的概述、常用仪器设备的使用要点、常用手术体位的选择和摆放以及各类手术护理配合等方面，采用全彩图解和流程叙述的形式，全面系统地呈现各个亚专科围术期护理的工作内容。

我们相信本套丛书的出版对规范各级医院手术室护士的手术配合和新护士的规范化培养具有切实可行的临床指导作用，我们也相信该套丛书的使用能真正提升手术团队的合作满意度，我们更相信该项工作对推动手术室护理人才培养和促进广大人民群众的健康有着深远的意义。

中国医师协会麻醉医师分会　副会长
湖南省麻醉质控中心　主　任
中南大学湘雅医学院麻醉学系　主　任

前言

Introduciton

随着医学技术的不断发展，临床医学专业划分日趋亚专科化。手术室作为各级医院的平台科室，手术护士熟练、专业的配合，对于手术团队顺利完成手术和促进患者的快速康复，发挥着越来越重要的作用。高新技术的开展和高端设备的引入对手术室护士提出了更精、更专、更高的要求，手术室护理向亚专科发展是一条必由之路。相对于其他专科来说，手术室护理业务范围广、培养周期长，要成长为一名合格的手术室专科护士，必须经过系统规范的理论学习与操作培训，必须经历成百上千台手术的配合与历练。

神经外科主要的亚专业有脑外伤、颅底肿瘤、功能神经、脑血管病、小儿神经专科、椎管神经以及神经介入等等，手术室是神经外科患者疾病治疗的关键环节，手术团队的精准合作对患者治疗疾病、恢复功能起到重要作用。医生的手术操作日趋精细，术中技巧和手术效率都在明显提高，对神经外科亚专科护士的专业素养也提出了新的挑战和要求，能否跟上专科医疗发展步伐，必须理论基础扎实、业务技术精干、手术配合熟练，综合能力全面。

为规范神经外科亚专科护士的护理操作、夯实基础，提升专科护士的专业实践能力，我们组织了具有丰富实战经验的手术室护理管理者、业务专科组长以及高年资护师，从专科概述、常用仪器设备使用、操作流程图，常用手术体位摆放以及各类手术护理配合等方面入手，编写了《全彩神经外科手术护理》一书。全书从基础解剖、手术入路、手术准备入手，通过手术步骤逐一图示讲解手术配合要求及关键点，以临床需求为导向，以专业养成为原则，以图解和文字相结合的形式组织内容，条理清晰，简洁直观。系统介绍了神经外科手术的基础知识，专科领域的新理念、新进展以及神经外科亚专科护士的职责要求及培训方法，对手术室神经外科专科护理具有实践性指导意义，是手术室护士的重要参考书。同时，本书将手术室神经外科专科护士必须掌握的业务知识贯穿于全书，密切结合临床需要，可以作为培养手术室神经外科专科护士或新入职护士培训的参考教材。

衷心感谢中南大学湘雅医院神经外科的教授、医生们对本书的大力支持，尤其是在专业名词概念、手术步骤关键知识点的把关、收集术中配图及影像学资料方面提供的帮助。感谢所有参编人员在本次编写中的辛勤付出。由于编写时间跨度较长、水平有限，本书也会存在许多不足、不妥之处，敬请大家批评指正，并不吝赐教！

编者

2021年11月

目录

Contents

PART
ONE

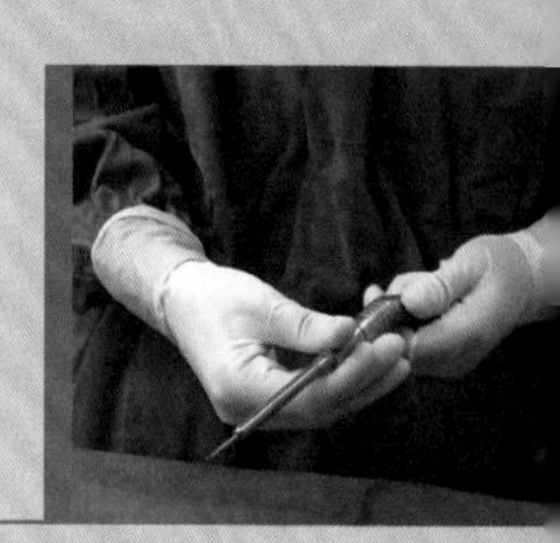

第一章

绪论

概述

神经外科专科护士培训

神经外科手术间的设计和布局

第一节 概述

一 神经外科手术的发展

神经外科是外科学的一个分支，以外科手术为主要方法来治疗疾病，经过多年发展，逐渐发展至微创神经外科阶段。微创神经外科学是以应用手术显微镜为标志，但是绝不能片面地将其理解为只要手术中使用手术显微镜就是微创神经外科手术。微创神经外科学的正确概念是，以近代影像诊断学为基础，一整套与显微手术相匹配的手术设备、显微神经外科手术器械为保证，以颅内病灶为中心的手术，力求最小的神经损伤，获得最佳的治疗效果。微创神经外科学不仅是技术，更重要的是理念的更新。以病灶为中心，减少脑组织损伤，微创神经外科手术将经典神经外科"脑叶范围手术"推向"病灶性手术"水平，尽量减少对脑组织的干扰，探索出新的手术路径。譬如，翼点入路、经岩骨入路以及额眶颧入路，这些具有代表性的显微手术入路的共同特点是：牺牲部分颅底骨性结构获得手术空间，经过脑外抵达病灶，尽量减少对脑组织的牵拉和损伤。20 世纪 70 年代，Yasargil（雅萨吉尔，显微神经外科之父）提出利用颅内自然的解剖间隙和经脑外到达病灶部位，处理病变，降低手术创伤，成为微创神经外科手术的基本概念。随着对脑功能认识的逐步深入，手术中还可以对特定的神经和脑血流进行监测，极大地提高了对脑组织和神经功能的保护。

神经外科是从外科发展而来，经典神经外科时期，手术需要 2～3 名医生完成，术中强调医生之间相互配合。而显微神经外科手术须应用众多的显微手术器械，替代了人的手工操作功能，如自动脑牵开器，代替了助手牵拉脑压板；显微镜的光线代替了带灯脑压板等，手术中的主要关键性操作基本由术者自行完成。此外，为了减少术中损伤，缩小手术野，无法容纳过多的手术器械操作，这些都对术者提出了更高的要求，特别是术者的手、眼配合，左、右手动作的协调。在显微手术中，要求术者的眼睛不能离开目镜，用余光和手的本体觉去寻找和交换手中的器械；须学会用右手与器械护士交换器械；术中常用的双极电凝、棉条置于术者余光可见的范围内；术者还需利用肢体的本体觉去完成某些动作，如术者固定使用右足踩双极电凝或颅钻的脚闸，左足踏超声吸引器踏板。为尽量少的损伤脑组织，减少频繁的更换器械，还应该充分发挥器械作用，如吸引器可用于做牵开器，双极电凝镊除了可持夹棉条、明胶海绵外，还可以用作分离血管、神经的剥离子。术中尽量避免更换器械，这样可以极大地节约手术时间，保证手术效果。

二 手术中的团队精神

任何手术的完成，需要一个团队的良好协作，这对于神经外科来说，显得尤为重要。神经外科手术的目标是不仅将病变尽可能地全部切除，更需要保障患者的神经功能不受损害。因此，一台神经外科手术的完成，需要外科医生、麻醉医生、手术护士、电生理工作人员和放射、病理、输血科、麻醉复苏、重症监护病房以及医疗辅助人员等多部门人员的团结协作，才能完成好。专科护士一定要有扎实的专科知识，事先充分了解患者情况，对术中可能出现的情况做一个预判并做好应对的准备，确保手术安全顺利地进行。

第二节 神经外科专科护士培训

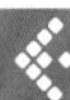

一 神经外科手术专科护士职责

1. 作为神经外科临床护士，首要职责是配合完成手术，确保患者安全，紧跟专科发展，保障手术顺利进行。

2. 做好手术患者术中的管理，包括安全输液输血，并防止出现静脉治疗并发症；及时执行术中治疗，如合理使用抗菌药物，保障治疗的有效性；正确安置手术体位，充分暴露手术野，防止体位并发症；加强皮肤管理，防止皮肤完整性受损，预防烫伤、压力性损伤的发生；加强体温管理，对患者及时实施保温措施，预防围术期低体温的发生，同时加强体温监测，防止出现发热；密切观察病情，术中患者可能因为失血、手术涉及特殊部位等导致生命体征或生理功能的改变，如血压下降、心率减慢、尿量增加等；需在手术中密切关注并及时处置；神经外科手术后发生感染可能造成患者死亡、功能障碍等严重并发症，因此手术护士还需从手术间环境、手术物品、人员行为规范等各方面严格做好感染控制工作。

3. 做好神经外科手术仪器设备的维护和保养，保证仪器设备的正常运行。神经外科手术使用的仪器设备较多，包括头架、动力系统、显微镜、导航系统、电生理监测系统等，为提高手术效率、保障患者安全，专科护士应掌握仪器设备的操作规程，配套器械的清洁、消毒，定期检修、保养，维持正常功能。

4. 及时完成手术所需特殊用物的申报与管理。神经外科手术相对其他外科手术而言，术中所需特殊的用物品类更多、更繁杂，作为专科护士，应做好计划，定期申领、补充，保障手术所需及患者安全。

5. 做好与神经外科医生及麻醉医生的沟通协调，不断改进工作，使专科手术开展更加安全、高效。各亚专科或各手术组收治的疾病类型及开展的手术不同，手术医生的习惯不一，这就需要专科护士提前了解手术组医生的习惯，与外科医师及麻醉医师之间做好沟通协调，以利于手术的顺利开展。

6. 加强专科新知识学习，不断更新专科知识体系。神经外科专科发展日新月异，专科护士要不断学习新业务、新技术，与时俱进，与专科医师共同成长，方可在手术配合及围手术期管理中发挥作用。

7. 加强专科护士梯队建设。在专科护士中选拔培训师资，负责完成新入专科护士、进修护士及各类型培训对象的带教与培训，实现专科护士不同年龄、层级的合理搭配。

8. 树立护理科研意识，不断总结经验，促进临床护理质量改进。完成临床工作的同时，我们要加强临床护理数据的收集和分析，针对工作中发现的新问题制定改进措施，提升护理质量；对工作中的新亮点、新经验加以推广、运用。

二 培训内容

1. 系统了解解剖及相关病理、生理知识。神经外科手术护理紧跟专科手术发展，专科护士首先要熟悉神经系统相关应用解剖及病理、生理知识，了解手术方式、手术入路、术中监测等要点，方能更好地理解手术要求。

2. 神经外科亚专科疾病特点及手术配合。随着医学学科进一步向高、精、尖发展，各医院神经外科逐步划分为颅底神经肿瘤、小儿、功能、脊髓脊椎、脑血管病、神经介入治疗、脑外伤等亚专科。各亚专科手术患者疾病类型、特点不一，手术方式及患者主要护理问题不同，专科护士要深入学习亚专科知识，方能有的放矢做好手术的配合和患者安全管理。

3. 神经外科手术仪器设备的使用和保养。神经外科手术需要使用的仪器设备多且精密，术中使用必须保证功能正常、参数精确，才可保障患者术中安全，有利于维持和恢复正常神经功能。因此，神经外科仪器设备必须定期保养、检测，随时处于备用状态。

4. 神经外科手术体位安置。神经外科手术精细而复杂，特别是近年来，随着医学技术不断发展，之前许多视为“禁区”的手术均得以开展，从而也使手术时间延长，术中手术野暴露要求更高，这对手术体位亦提出了新的挑战。专科护士需掌握各种神经外科手术体位摆放的方法及适应证，评估术中可能发生的并发症，积极采取预防措施，使手术体位既能保障手术顺利进行，又可保障患者安全。

5. 神经外科手术中常见突发情况及应急处理。神经外科手术部位复杂，组织血供丰富，常常涉及到生命中枢或者重要的功能区，都可能造成术中生命体征改变等突发情况，专科护士需提前评估患者，做好护理计划，完善手术前准备工作，针对突发情况做好处置。

6. 医院感染控制知识，护理科研与教学技巧。神经外科手术一旦发生感染，不但增加痛苦，延长住院时间，增加费用，更严重的是可能造成患者功能障碍或死亡，因而感染预防控制知识显得异常重要。

7. 人际礼仪与沟通、心理学知识。患者由于手术部位的特殊性，对生命安全及康复效果非常担心，心理负担重，专科护士需学会沟通技巧，及时解答患者疑虑，妥善做好心理护理，可大大减轻患者的焦虑情绪。

三 临床实践

1. 专科仪器设备的使用与考核，通过操作实践完成。包括仪器设备操作流程、规范，清洗消毒、故障排除等内容。

2. 神经外科手术体位的临床实践摆放及考核。根据不同手术部位及手术方式选择合适的体位，准备体位用物，做好患者安全管理、皮肤管理、体温管理、隐私保护等。

3. 各亚专科跟台，学习器械护士与巡回护士的配合。在实际手术中一对一指导手术配合和患者安全管理。

四 培训方法

1. 现场讲授法：邀请专科医生及护理专家作为授课教师，通过 PPT 现场理论教学，现场示范技能操作。

2. 情景模拟法：专科组内成员相互模拟护患进行训练，如手术体位摆放等；运用礼仪及心理学课程技巧模拟情境，亲身体验或观察模拟患者反应并针对性指导干预措施。

3. 网络平台补充学习：专科护理小组建立微信群，鼓励成员查阅文献，发表工作感想和见解，群内讨论；发布教学视频、图片、工作提醒等。运用医院培训系统共享培训课程，供专科护士学习与考核，随时发现问题，查漏补缺。

4. 小组讨论法：特殊病例小组内进行讨论；不良事件即时讨论；每月举行读书报告会，报告近期阅读文献及感想。

5. 医护工作坊培训：护士长组织专科医师和小组成员定期进行医护面对面交流讨论，每个亚专业组分别派代表进行工作小结或主题报告；同时提出对前期工作不足及对后期的要求展望，交流手术医生习惯、要求等。

6. 以疾病类型为基础进行亚专科手术组轮训：专科护士定期轮换一个亚专科，对不同病例手术管理能力进行阶段性评估并持续改进；可设置专科典型病例手术配合登记表，鼓励护士主动提出轮换需求，对薄弱亚专业组调整培训力度，保证亚专科的培训效果。

第三节 神经外科手术间的设计和布局

一 手术间设计要求

1. 室内面积：40～50 m^2。

2. 室内洁净级别：要求为Ⅱ级以上手术间，室内设有麻醉废气排放管道。

3. 室内电源：多组电源中必含 IT 电源，可分别接入手术电刀（电凝）、电动颅骨钻系统、监护设备、手术显微镜、加温设备，电生理监测设备，医用电脑、手术床电源等，保证在使用过程中互不干扰。

4. 室内气源：除配备氧气及麻醉气体接口外，还应配备氮气接口，供气动颅骨钻系统使用，二氧化碳接口备联合腹腔镜手术时使用。

5. 信息系统：除 HIS 系统、手术麻醉系统以外，备放射影像、病例资料导入接口，供神经导航患者注册时使用。

6. 录像与教学系统：供会议、参观、教学时使用。

二 手术间设备配置

多功能手术床、吊塔、无影灯、手术显微镜及录像系统、单双极电凝、头架、骨动力系统、立体定向系统，神经导航系统、脑室镜系统、超声乳化吸引系统、术中加温设备（如加温垫、充气式升温装置、输液加温设备），每二三个手术间可配备一台恒温箱、冰箱和手术体位用物柜等。

三 手术间结构布局

1. 手术床摆放位置合适。开颅手术及第四胸椎平面以上脊髓手术患者，手术操作区域主要靠近头侧；椎管内第四胸椎以下部位手术患者，手术部位相对靠近躯干。因此，实施不同部位手术时，手术床位置应实时调整，保证手术区在新风区域，并避开开门区域。

2. 麻醉医师及巡回护士术中输血、输液等操作，应与台上操作区域分隔开来，互不交叉，保证手术操作的无菌原则。

3. 洗手护士站位于主刀右手侧，手术器械桌根据手术部位不同合理放置，手术部位靠近头侧时，器械桌安放于头端洗手护士一侧；手术部位靠近躯干部时，器械桌可摆放于足端右侧，此时可于头、足两端各置一个器械托盘。

4. 高频电刀、双极电凝器等电外科设备，可固定放置于手术床两侧的吊塔上，距离适中，方便连接手柄线及术中调节功率。

5. 负压吸引装置：神经外科手术中，负压吸引装置使用频次高，需要手术全程保持通畅。建议准备两套以上负压装置，摆放时尽量靠近手术床两侧，保持连接通路台上部分始终高于台下部分，避免逆流。

6. 骨动力系统、超声乳化吸引系统等使用时摆放于主刀右手侧，以方便连接导线及术者使用；使用结束及时撤离。

7. 手术显微镜使用时建议摆放于主刀及一助之间的空间，与术者距离适中，既符合无菌原则要求，又不影响手术中显微镜支架及各关节的调节，使用结束及时撤离手术区域。

8. 神经内镜系统：经鼻 – 蝶神经内镜鞍区病变切除术，神经内镜设备摆放于患者头端；经神经内镜脑室手术或肿瘤切除手术时，内镜系统摆放于患者体侧，便于术中观察及操作。

PART TWO

第二章

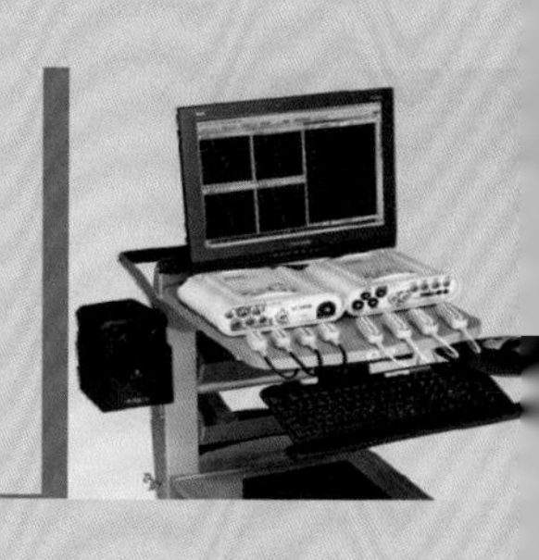

神经外科常用手术设备和器械

神经外科常用手术设备

神经外科常用手术器械

第一节　神经外科常用手术设备

一　显微镜

显微镜（图 2–1–1）可以根据需要扩大倍数，使局部组织更为清晰，立体感更强。档次高的显微镜灯光可以保护眼睛不受强光刺激。术中使用显微镜时，必须在无菌条件下操作，各调节部位应套上一次性无菌保护套，术者通过接触无菌保护套来调节和操作。

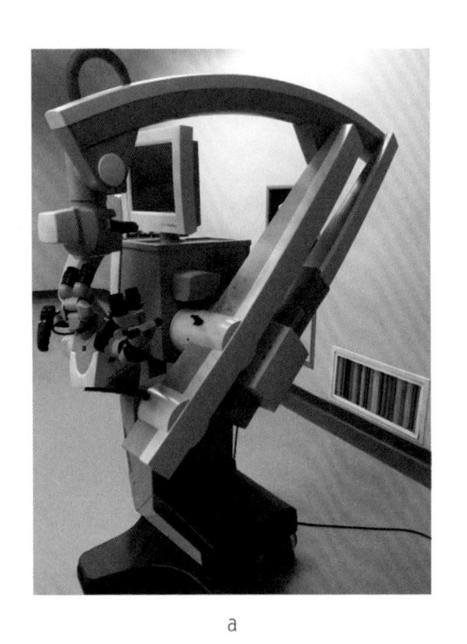

a

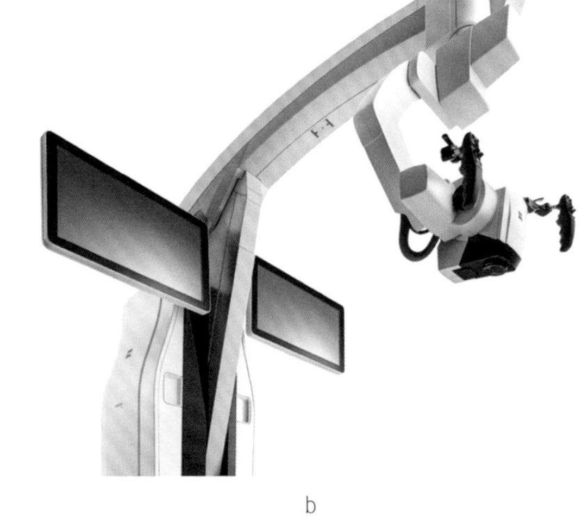

b

图2–1–1　显微镜

二　双极电凝

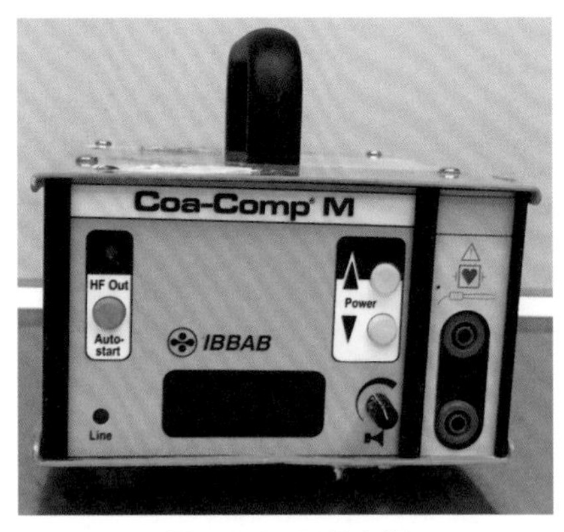

图2–1–2　双极电凝

双极电凝（图 2–1–2）属于高端精密仪器，是通过双极镊子的两个尖端向机体组织提供高频电能，使双极镊子两端之间的血管脱水凝固，达到止血的目的。它的作用范围只限于镊子两端之间，对机体组织的损伤程度和影响范围远比单极方式要小得多，具有止血效果好、操作简单、安全方便等特点。双极电凝还有输出功率指示，功率预置、调节，工作音频指示及手控、脚控等功能。

三 高频电刀

高频电刀（图 2–1–3）又称高频电流发生器，单极高频电刀能产生密集电子束，经过电刀头将局部组织切开、凝固或边切边凝，通过与身体紧密接触的负极板形成回路，具有切割快、凝血效果好、伤口愈合快等优点。高频电刀能减少手术中出血，节约手术时间，对切口具有杀菌作用、减少感染机会等多种较明显的优越性。

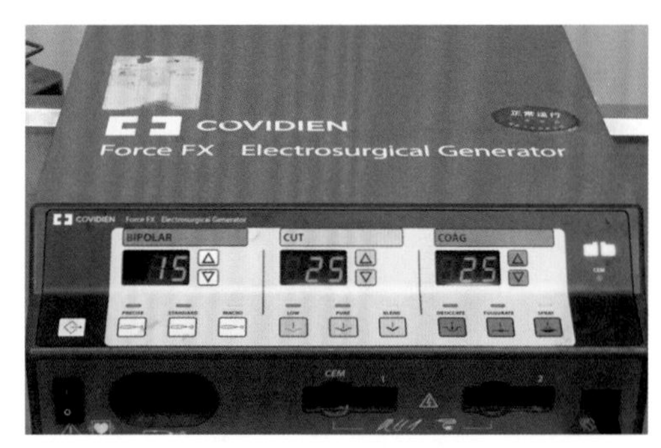

图2–1–3 高频电刀

四 射频刀

射频刀（图 2–1–4）采用 4.0 MHz 使用频率在指令功率输出时，发射极迅速形成聚集的射频电波场，射频能量直接激发组织内的液态分子产生等离子振荡波，能使组织分子键断裂，在低温（低于 80℃）的状态下即可达到精细微创的切割效果。分子波振动产生的摩擦热效应被用来止血、组织消融和收缩，真正实现了低温切割，无电流通过人体，避免负极板接触人体产生的不良反应，安全性更高。

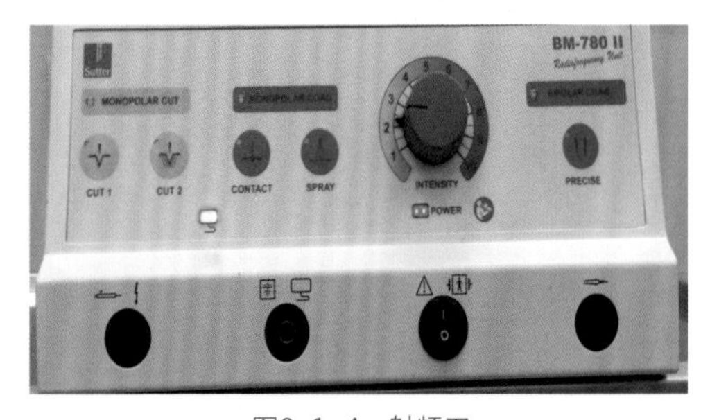

图2–1–4 射频刀

五 导航系统

导航系统（图 2–1–5）利用头颅 CT 或 MRI 资料进行三维重建，提供实时定位

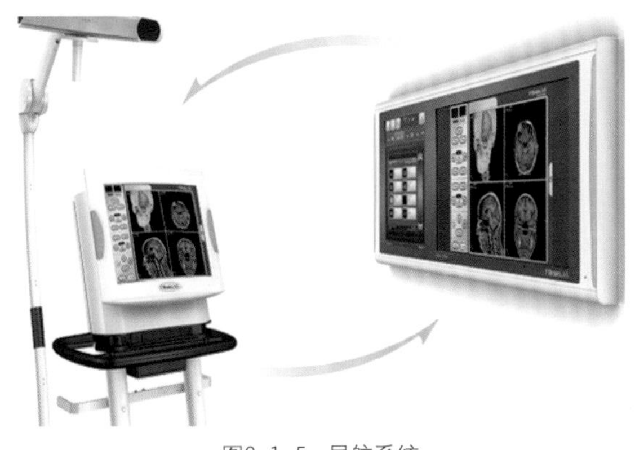

图2-1-5　导航系统

导航，有利于选择手术入路，确定开颅骨瓣大小、脑皮质切口部位及大小，显示病灶部位及其与周围解剖结构关系，达到肿瘤满意切除，减少附加损伤的效果，不仅增强了手术精度，而且提供了探测手术“禁区”的可能性。神外导航可在术前、术中精确实施定位，实时显示病灶部位及其周围的重要解剖结构，可更加精准定位肿瘤切除范围，减少手术并发症。

导航系统的观察棒由计算机工作站、机械臂和探头 3 个部分组成。标准的头颅 CT、MRI 扫描资料可以数字化形式输入工作站，根据这些影像资料进行三维重建，包括面部结构的重建。带位置敏感器的机械臂安装在手术床的侧方，用来显示容易识别的标记，包括解剖学标记或做 CT、MRI 扫描前在皮肤上的记号。鼠标操纵的计算机游标用来显示屏幕三维图像中的对应解剖学标记及皮肤上的记号。探头不仅可以勾画出肿瘤在头皮上的边界，而且可以将肿瘤投影在脑皮质表面以选择正确的皮肤切口及开颅骨瓣大小。同时，可根据影像资料避开重要功能区。

六 立体定向系统

立体定向神经外科手术简称脑立体定向术，是指利用空间一点的立体定位原理，先确定脑内某一解剖结构或病变，即目标点在颅腔内的坐标，定出它的精确位置，再用立体定向仪（图 2-1-6），将立体定向术专用的特殊器械与装置导入颅内，使之达到目标点，对该结构或病变进行外科处理，以达到进行生理研究、诊断或治疗脑部疾病的目

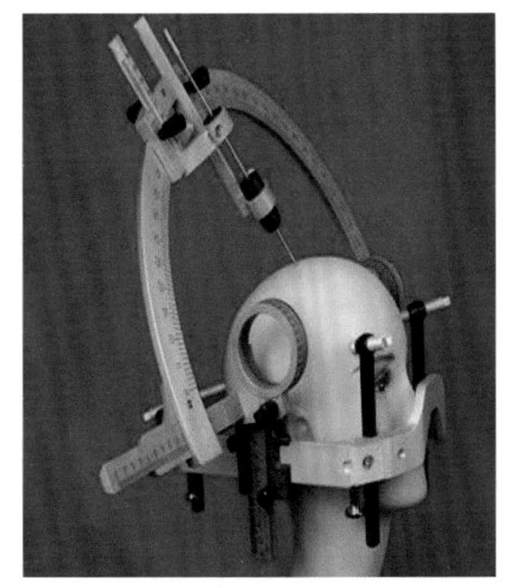

图2-1-6　立体定向仪

的。该技术的主要特点是定位精确和创伤性小，作为神经外科诊疗的一个重要组成部分，它正发挥着越来越重要的作用。

现代立体定向手术的临床应用包括：功能性神经外科疾病和脑内各种占位性疾病。立体定向手术可解决不适合开颅手术的脑内小病灶、深部病灶、多发病灶和位于重要功能区病灶的诊疗需求。无论病变位于大脑、小脑还是脑干，立体定向手术均无局限。显而易见，此手术对于高龄、体质虚弱患者更显示出其微创的优点。

七 骨动力系统

骨动力系统（图 2–1–7）中的电钻、铣刀、磨钻装置在神经外科手术中已广泛应用。骨动力系统由电源主机、脚控踏板、软轴或连接线加手柄组成。用电钻钻颅骨骨孔、铣刀开颅，出血少、骨缘光滑、骨窗大小形状可根据手术需要制定，避免损伤硬脑膜及脑组织，减少手术创伤；缩短开颅时间。磨钻可以用来磨去精准部位的骨性结构，如切除听神经瘤时磨开骨听道。

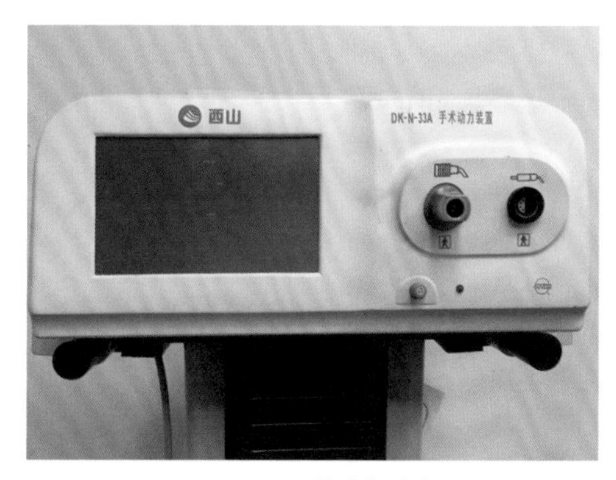

图2–1–7　骨动力系统

八 超声乳化吸引系统（德国Sonoca300型）

频率超过 20000 Hz 的声波称为超声波，它的特性由振幅、波长和频率不同来决定。超声乳化吸引系统（图 2–1–8）将超声传递给组织，利用超声对不同组织的作用进行切割、止血和精细分离。主要作用机制是瞬时冲击加速度、微声流及声空化。超声乳化吸引系统在

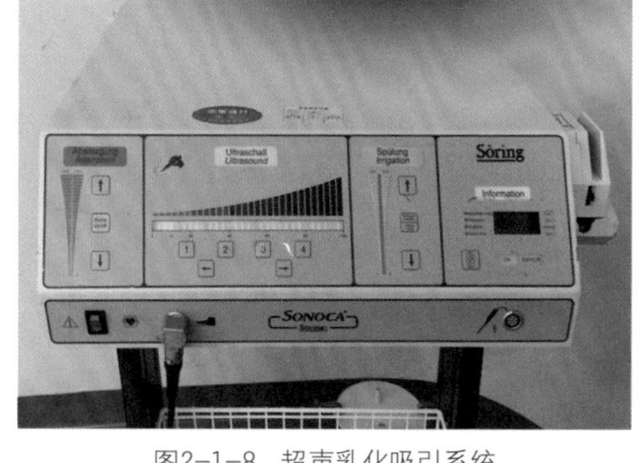

图2–1–8　超声乳化吸引系统

破坏和吸除高含水量的组织细胞的同时，使弹性较高的胶原组织完好无损，选择性分离组织，可以保护血管、神经、纤维组织等，且创缘整齐，可层层剥落且随时进行冲洗和吸引，术野保持清晰，利于手术的完成。超声乳化吸引系统包括主机、连接线、手柄、脚踏开关、冲洗泵和吸引瓶，并配有一次性冲洗吸引管。有出血少或不出血，速度快且省力，组织破坏面小等优势。

九 头架

头架（图 2-1-9）主要用于固定头颅，保持稳定，便于暴露术野，完成手术。头架主要配件是底座、连接器、头夹和头钉。头架具有以下特点：① 外形设计简捷、轻便、牢固。② 安装方便快捷，拆卸迅速，便于清洁。③ 固定牢固、稳定、安全，适用各种头型固定。④ 调节灵活快捷，可满足各种手术体位。

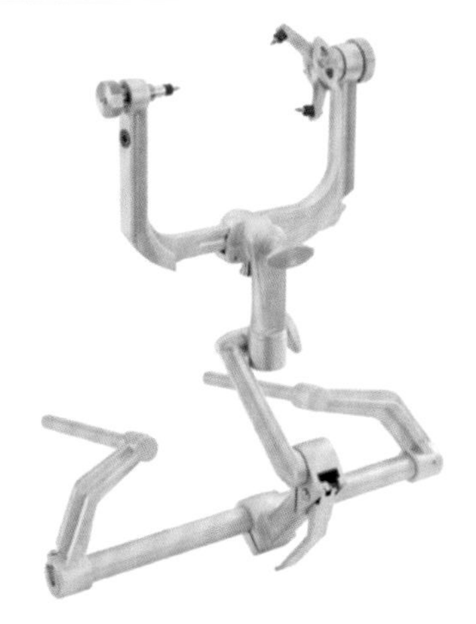

图2-1-9　头架

十 电生理监测系统

临床手术中神经系统监测（Intraoperative Neuromonitoring IONM，图 2-1-10），或称手术中神经电生理监测（Intraoperative Neurophysiological Monitoring），用来表达应用各种神经电生理技术及血流动力学监测技术，监测术中处于危险状态的神经系统功能的完整性（Neural System Function Integrity）。这些监测技术逐步完善，形成一个完整的手术中监测体系，已成为现代临床医学中的一个重要组成部分。

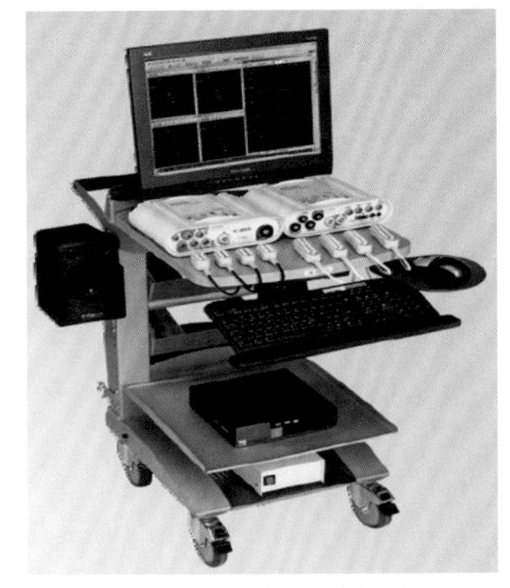

图2-1-10　术中神经系统监测

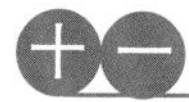 神经内镜

（一）常用设备（图2-1-11）

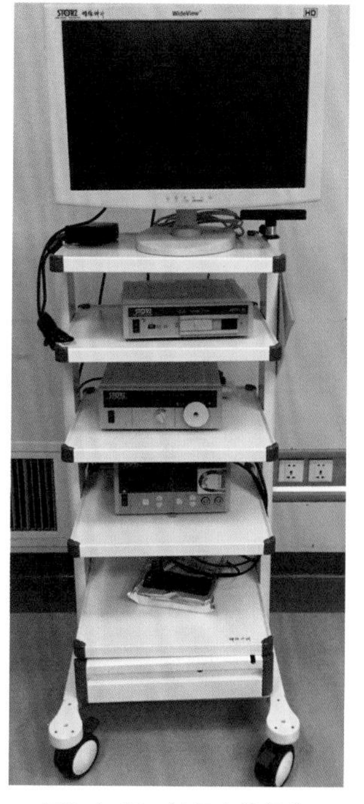

图2-1-11　神经内镜设备

1. 摄像系统：包括摄像主机、摄像头、监视器和图文工作站。

2. 光源系统：包括冷光源和导光束。

3. 灌注泵。

4. 内镜固定导向系统：将内镜固定于定向头架上，可以充分解放术者双手，同时使操作稳定、安全，又能根据需要随时调整内镜方向，避免徒手操作造成脑损伤。

5. 内镜镜头：根据功能不同可分为单功能镜和多功能镜。单功能镜仅有一个通道，主要便于观察；多功能镜有两个以上的通道，可集监视、冲洗和手术操作通道于一体。多功能镜根据应用手术部位不同又分为脑内镜、髓内镜和脑室镜；按镜身构造特点不同又分为硬式神经内镜和软式神经内镜。硬式镜相对软式镜来说，其图像更清晰，并有多个通道；软式镜则可根据手术需要改变方向，能扩大应用范围。

（二）手术器械

1. 显微钳：用于术中活检和切除病变。

2. 显微剪刀：用于切开脓肿外包膜和囊肿壁。

3. 抓钳：用于取出异物和夹取组织。

4. 射频单极和射频双极：用于切割和止血。

5. 球囊导管：用于透明隔造瘘和第三脑室底造瘘。

6. 激光：用于凝固、汽化、切除病变组织。

第二节 神经外科常用手术器械

一 神经外科手术器械分类

（一）基本手术器械

1. 刀具类：用于切割组织，包括圆刀片（常用型号为 10 号、20 号和 15 号）、尖刀片（11 号）、射频刀、高频电刀等。

2. 剪刀类：用于剪线或剪开组织。包括线剪、直组织剪、弯组织剪、血管剪、钢丝剪、眼科直弯剪等。

3. 镊子类：用于夹持组织。包括长有齿镊、短有齿镊、长无齿镊、短无齿镊和血管镊等。

4. 钳子类：用于钳夹组织、止血、分离组织、持针、夹持敷料等。血管钳有直蚊式钳、弯蚊式钳、直血管钳、中弯血管钳、小弯血管钳、鼠齿钳、有齿环钳、无齿环钳、持针钳、咬骨钳等。

5. 拉钩类：用于牵开组织，暴露手术视野。常用拉钩有甲状腺拉钩、神经根拉钩等。

（二）特殊手术器械

1. 显微手术器械：是指适合于医生在显微镜下对组织进行细致的解剖、分离和清创修复的特殊精细工具。常用的显微手术器械有：显微剪（图 2–2–1），显微组织镊，含盘状镊（图 2–2–2）、有齿镊、无齿镊（图 2–2–3），显微持针器（钳，图 2–2–4）、显微剥离器（图 2–2–5），显微吸引头（图 2–2–6），显微取瘤钳（图 2–2–7），显微刮匙（图 2–2–8）及显微探针（图 2–2–9）等。

2. 自动拉钩：有神经外科蛇形牵开器（图 2–2–10）、椎板自动拉钩（图 2–2–11）、乳突撑开器（图 2–2–12）等。

3. 神经外科血管手术器械：有超锋剪（图 2–2–13）、角度剪（图 2–2–14）、动脉瘤夹钳（图 2–2–15）、动脉瘤临时阻断夹（图 2–2–16）、动脉瘤夹（图 2–2–17）、无损伤镊（图 2–2–18）、各种角度阻断钳。

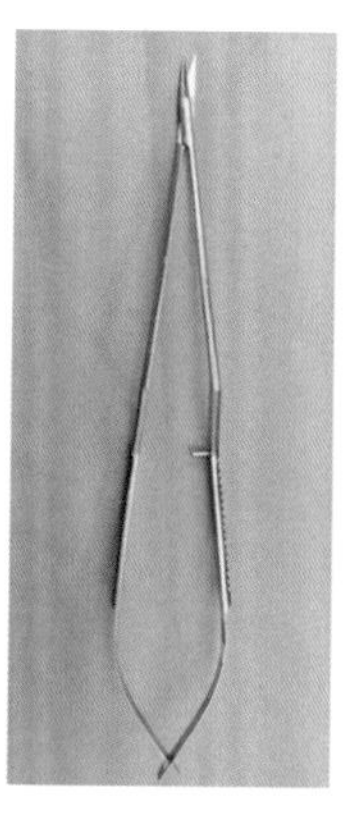

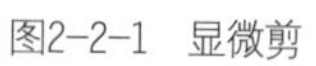

图2-2-1　显微剪

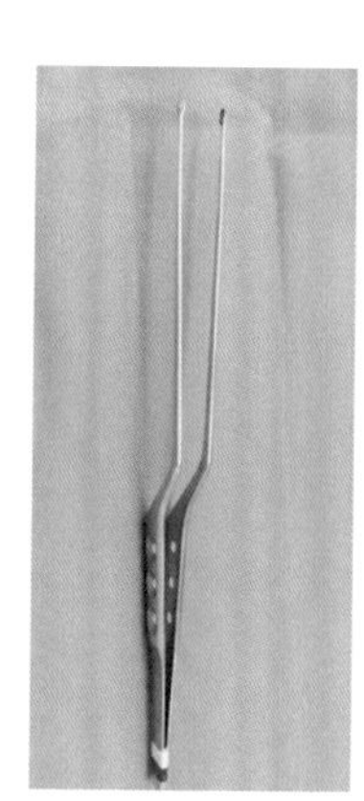

图2-2-2　盘状镊

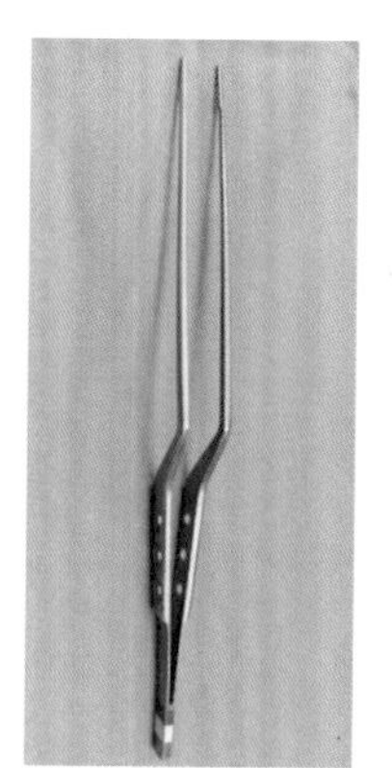

图2-2-3　显微无齿镊

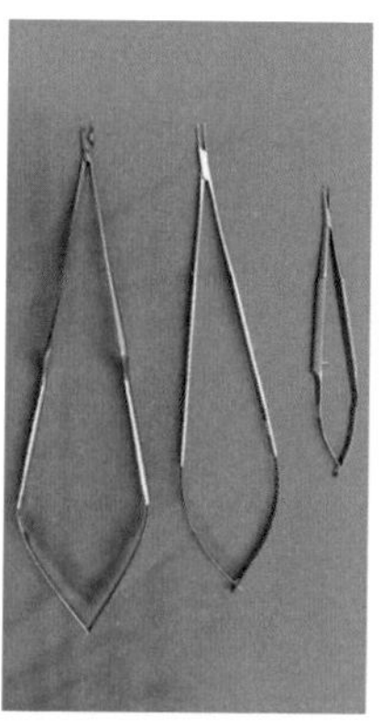

图2-2-4　显微持针钳

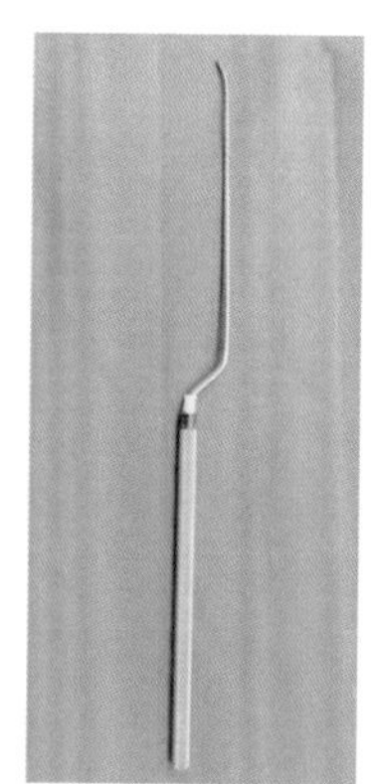

图2-2-5　显微剥离器

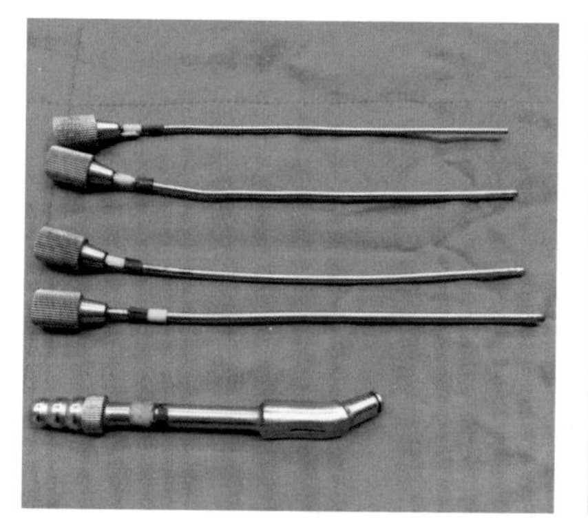

图2-2-6　显微吸引头

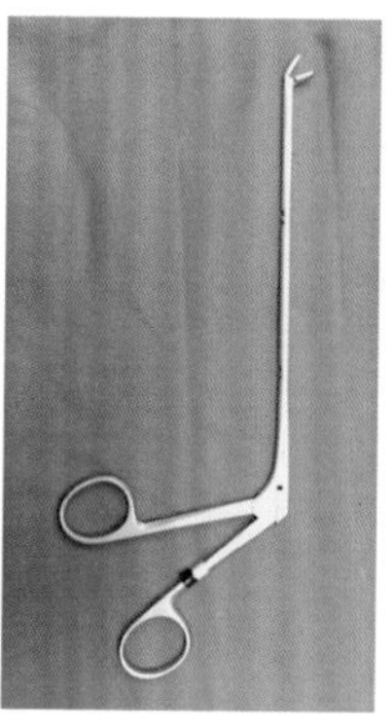

图2-2-7　显微取瘤钳

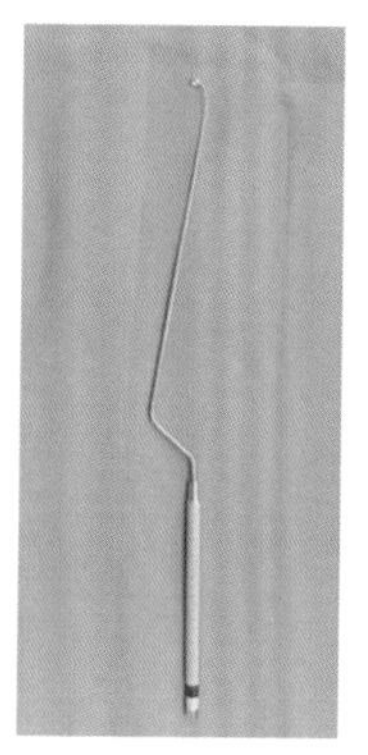

图2-2-8　显微刮匙

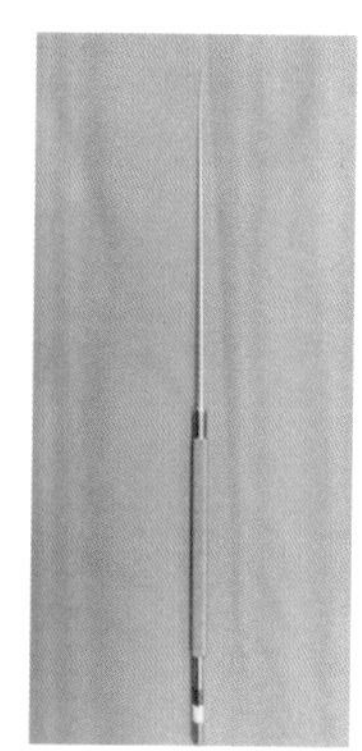

图2-2-9　显微探针

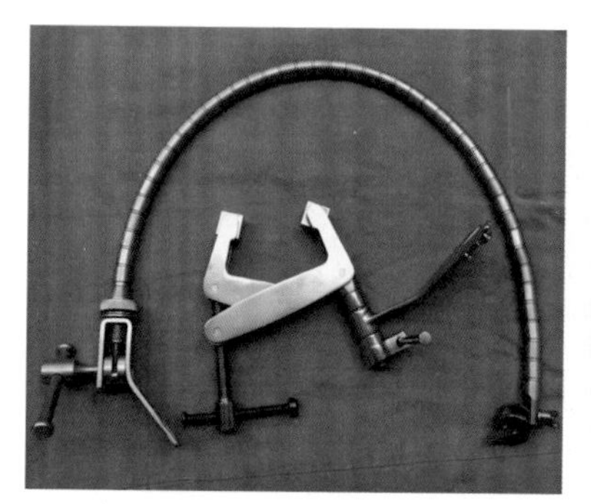

图2-2-10　蛇形牵开器

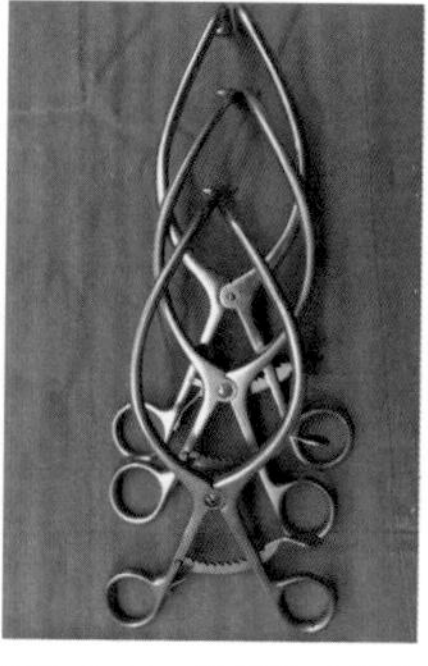

图2-2-11　椎板自动拉钩

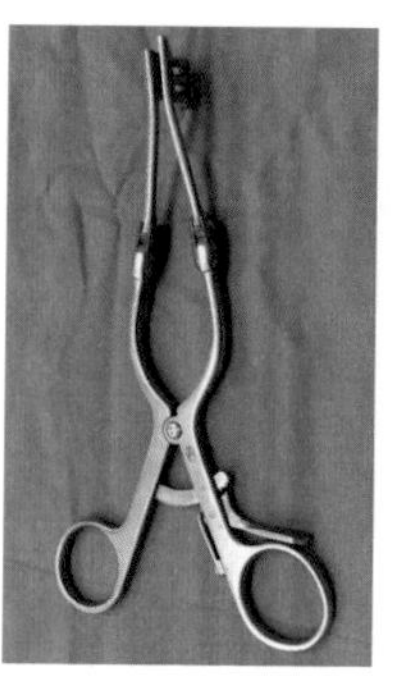

图2-2-12　乳突撑开器

图2-2-13　超锋剪

4. 弓形钻（图 2-2-19），头钉（图 2-2-20，按使用人群分小儿型、成人型，按手术需求，有可透 X 光的树脂材质型），双极镊（图 2-2-21、图 2-2-22，包括加长型、针式型、带角度型等）。

5. 头皮夹钳（图 2-2-23）、脑压板（图 2-2-24）、脑活检钳（图 2-2-25）、线锯引条及线锯柄（图 2-2-26）。

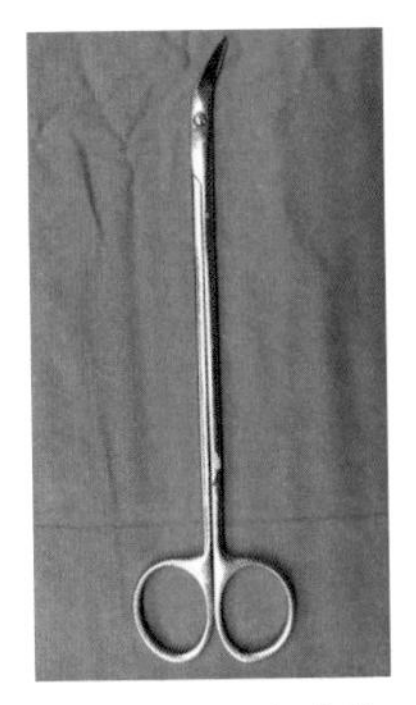
图2-2-14 角度剪

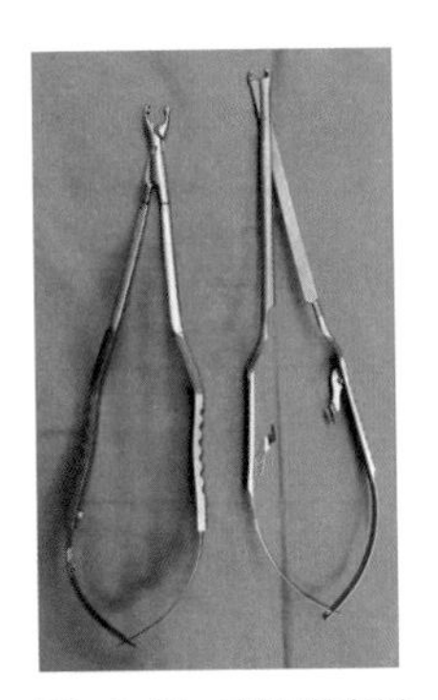
图2-2-15 动脉瘤夹钳

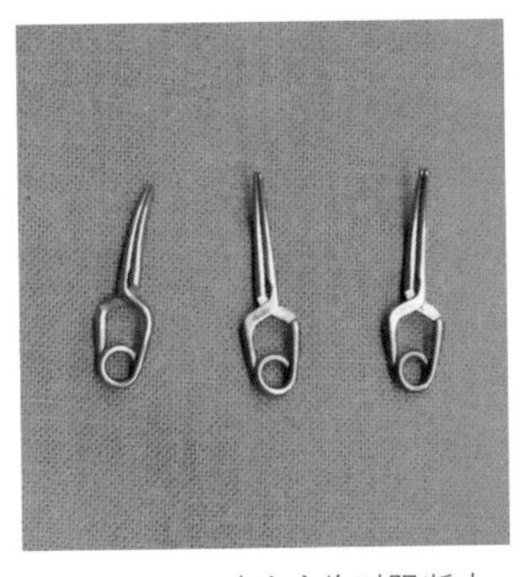
图2-2-16 动脉瘤临时阻断夹

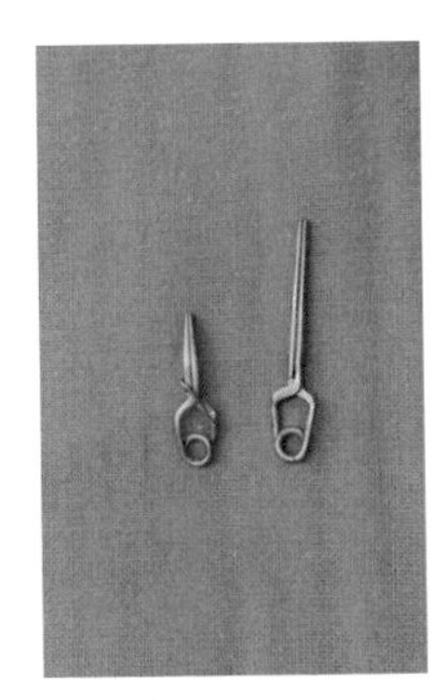
图2-2-17 动脉瘤夹

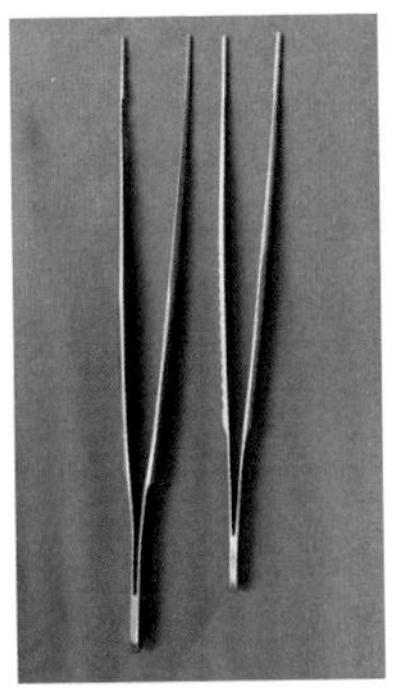
图2-2-18 无损伤镊

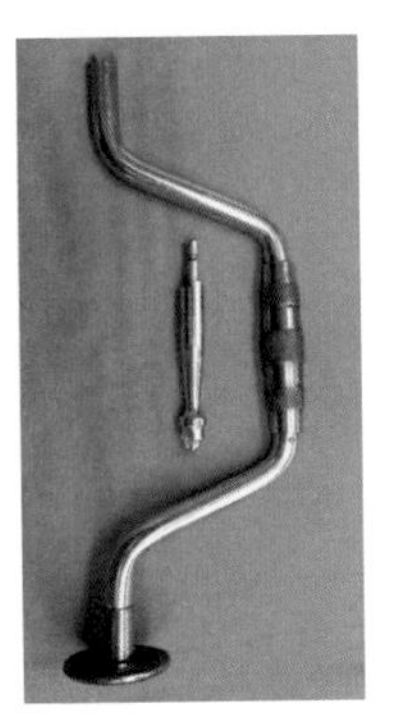
图2-2-19 弓形钻

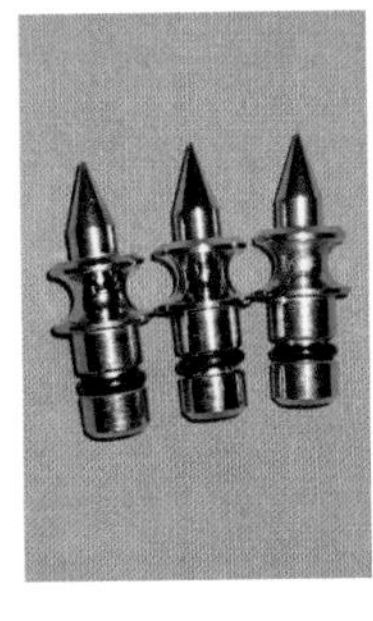
a

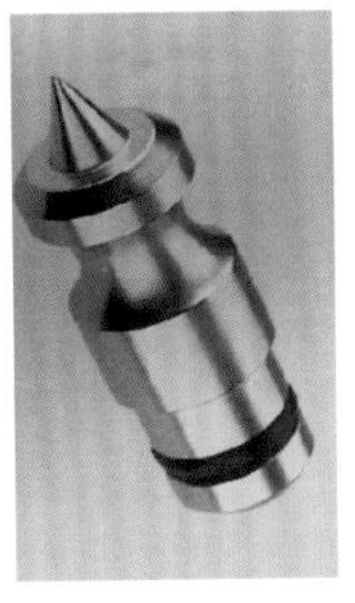
b

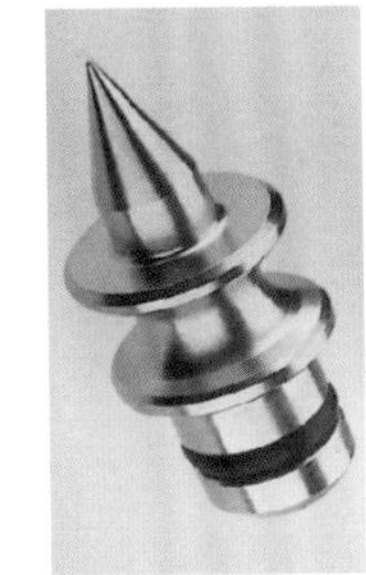
c

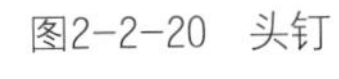
图2-2-20 头钉

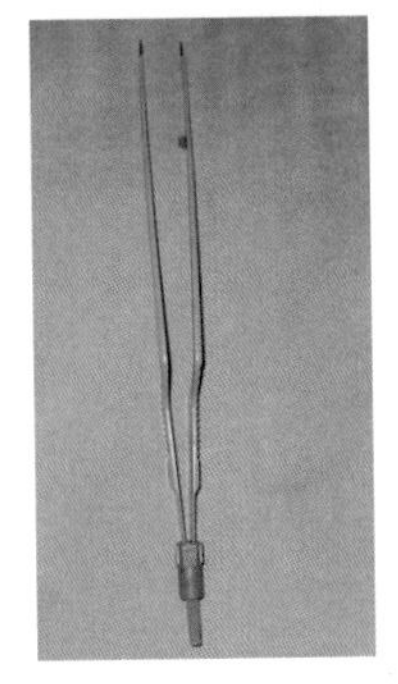
图2-2-21 双极电凝（直型）

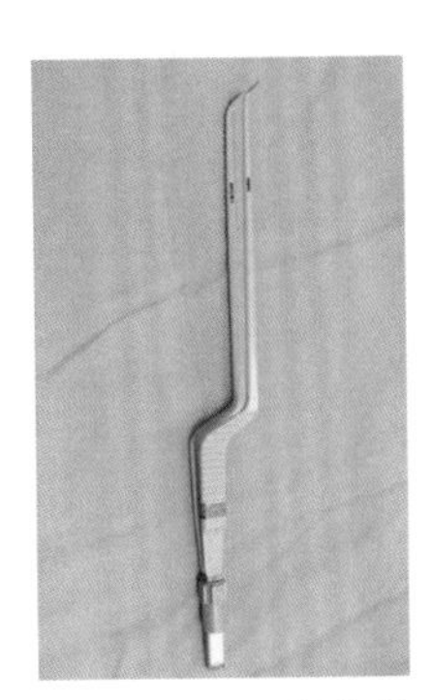
图2-2-22 双极电凝（角度型）

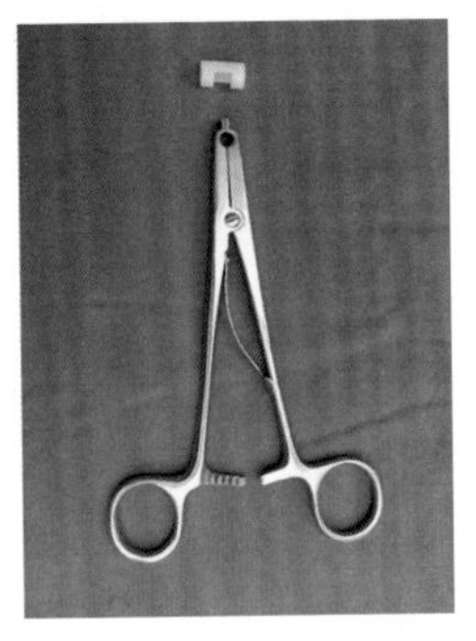
图2-2-23 头皮夹钳

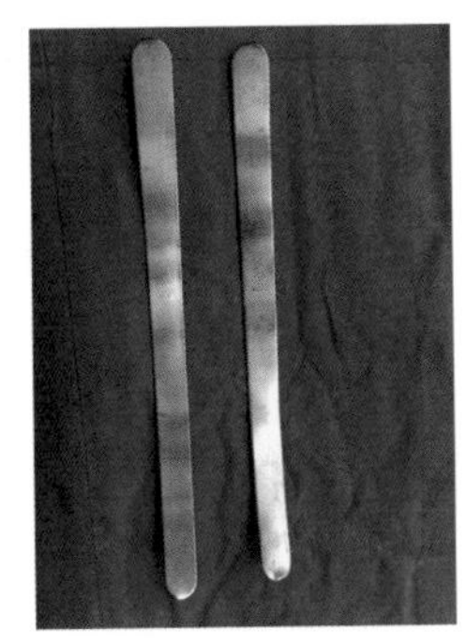
图2-2-24 脑压板

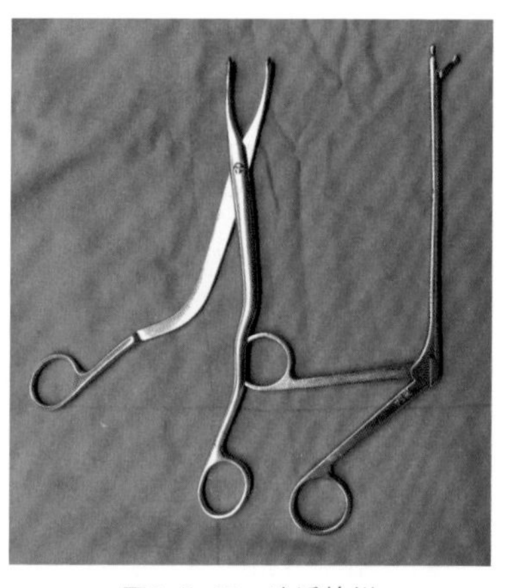
图2-2-25 脑活检钳

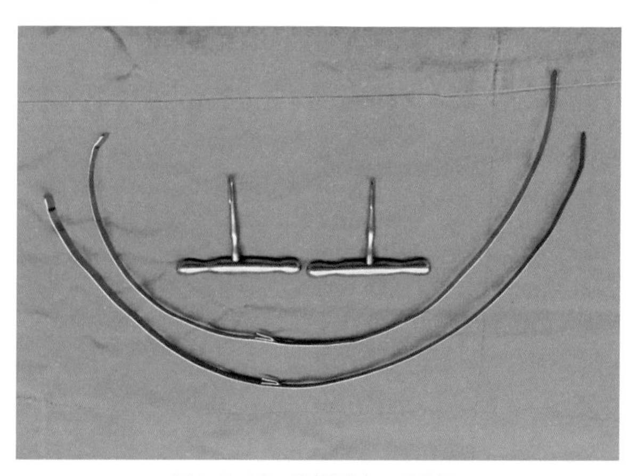
图2-2-26 线锯引条及线锯柄

二 神经外科手术器械的管理与保养

手术器械应有专人负责管理，定期清点保养。按器械卡片打成固定包，列出一定的基数，由总务护士和专科护士进行双层管理；专科器械由专科组长负责，定期清点。每台手术使用的器械包，应将包的条码全程扫描进入追溯系统，并在追溯系统登记患者信息和器械使用、处理全流程人员姓名，以方便管理。

所有器械都须遵循规范清洗、消毒、灭菌的处理原则，任何金属器械都不能投掷，忌互相碰撞。手术中需及时清除器械上的血迹，爱护器械，使用得当。锐利、精细的刀剪、显微精密器械特别注意保护利刃部分，应采用外加保护套、尖端朝上、禁止叠放、装盒灭菌等方法，术后处理时应与普通器械分开进行，单独处理。

三 显微手术器械的管理与保养

1. 显微手术器械的保管。

显微手术器械十分精细，使用和收藏时须格外小心。显微手术器械落地、使用不当、清洗不干净都会造成损坏，缩短其使用寿命。显微手术器械应放置在器械盒内，手术室须设专人妥善保管。成套的显微手术器械，如镊、剪刀、剥离子等放在带槽的软胶垫（图2-2-27）内，应分开放置，切勿重叠，器械尖端均用硅

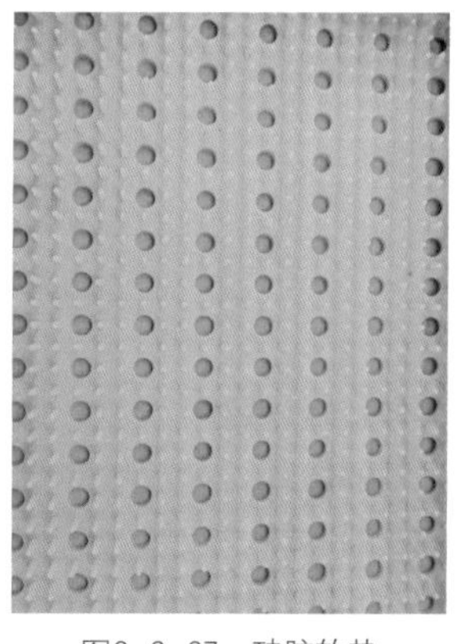
图2-2-27 硅胶软垫

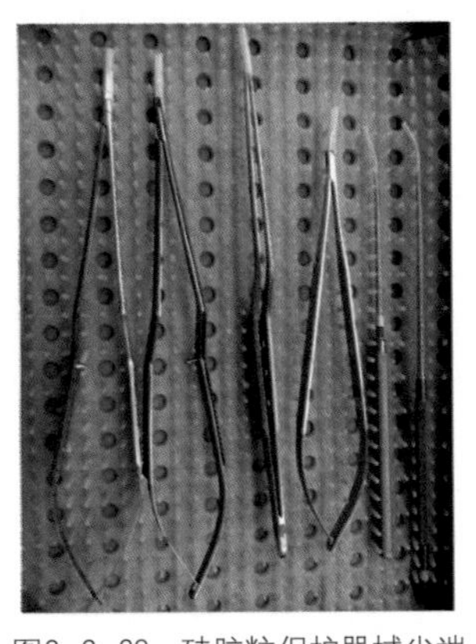

图2-2-28 硅胶粒保护器械尖端

胶保护套保护（图 2-2-28），防止相互碰撞导致损坏。

2. 显微手术器械的保养。

术中随时保持显微手术器械的清洁。显微手术器械的尖端不要碰到任何坚硬物品，而且与普通的手术器械分开放置，尤其与粗大器械分区域保管。一次最好只拿取一件显微手术器械。显微手术器械使用后尽快清洗、消毒。注意：在器械的关节部位擦专用润滑剂。过度使用中性或碱性洗涤剂可能会降低不锈钢器械的使用寿命，腐蚀激光蚀刻的数字和文字。含氯或氯化物的物质（残留组织、酊剂、药物或洗涤剂）对不锈钢器械有腐蚀作用，洗涤后用流水彻底漂洗，再用蒸馏水冲洗并烘干。

3. 磁化器械除磁处理。

器械与磁性物体、含电磁石的电器接触会发生磁化。使用被磁化的器械，特别是持针器会吸引缝针，很难控制缝针的位置，可以使用消磁器消磁。

PART
THREE

第三章

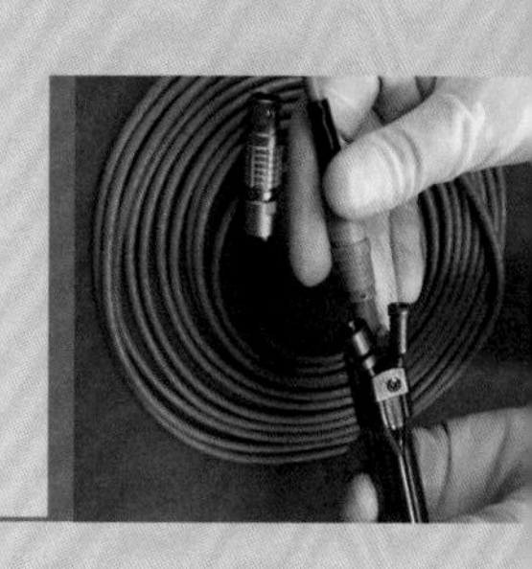

神经外科设备的安全管理及规范化处置

神经外科手术设备的保护原则及管理要点

常用设备操作流程

设备常见故障排除

神经外科设备和器械的规范化处置

第一节 神经外科手术设备的保护原则及管理要点

1. 神经外科设备和器械精密贵重，使用者、配合者、清洗者都应经过培训后严格遵守操作流程。

2. 建立和健全设备的登记、使用、维修、保管制度，专人负责，分类管理，定期清点，防止丢失。

3. 经常使用的设备需定点放置，不得随意移动，一旦使用完毕必须放回原地，以保证急诊和危重患者抢救之需。

4. 所有的设备须正确安装、使用、拆卸，注意轻拿轻放，在转运、使用、清洗过程中，注意防止设备受压、碰撞及跌落。

5. 设备附件和手术器械在灭菌前均应选择合适的灭菌方式，防止器械在灭菌过程中损坏。开启无菌的设备物品时应选择在宽敞、明亮的环境，平整、洁净的操作台上进行，以防摔坏。

6. 手术过程中，器械护士应及时将污染的设备附件、器械擦净备用，防止污染物干结影响使用，导致器械损坏。

7. 清洗设备附件、器械时，应选择合适的清洗工具，动作应轻柔，拆卸、安装器械方法应正确，不可使用暴力。能拆卸的器械各部件均须拆开清洗，器械不用时应上油保存，以防生锈。

8. 设备使用完毕，必须彻底清洁，以保证其功能的正常，防止碰撞，随时备用。备用设备应存放在清洁、干燥、阴凉的环境中。

第二节 常用设备操作流程

一 显微镜操作流程

（一）操作前准备

1. 开启洁净空调系统，调节室内温度、湿度。

2. 检查显微镜各部件是否齐全，功能是否完好，有无灰尘，镜头上有无血迹。

3. 根据医生个性化需求，确认显微镜位置调整目镜及瞳距，调节助手镜的位置、方向。

4. 手术医生外科消毒后，穿无菌手术衣，戴无菌手套，用一次性无菌显微镜套，在巡回护士的协助下，包好显微镜前臂、镜头、手柄或安装无菌的手柄套和目镜套。

（二）操作流程

1. 使用显微镜时，需平衡低速移动显微镜至手术床旁的合适位置，踩下制动踏板（图 3–2–1）固定设备。

2. 松开显微镜臂各制动旋钮（图 3–2–2），根据手术部位与手术医生站位或坐位安放显微镜，使显微镜手柄位于方便调节的范围内，镜头正对手术视野中心。

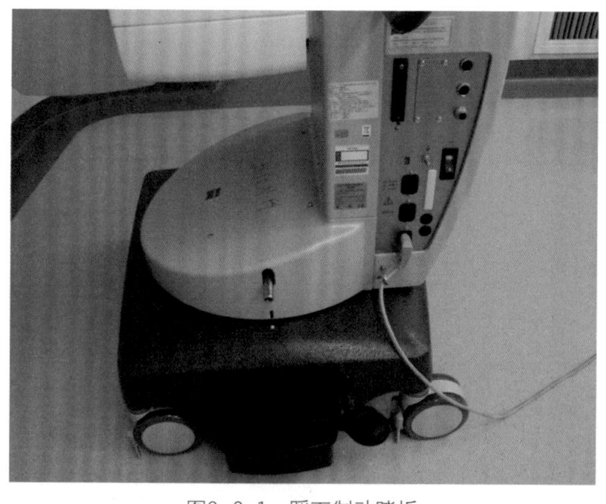

图3–2–1 踩下制动踏板

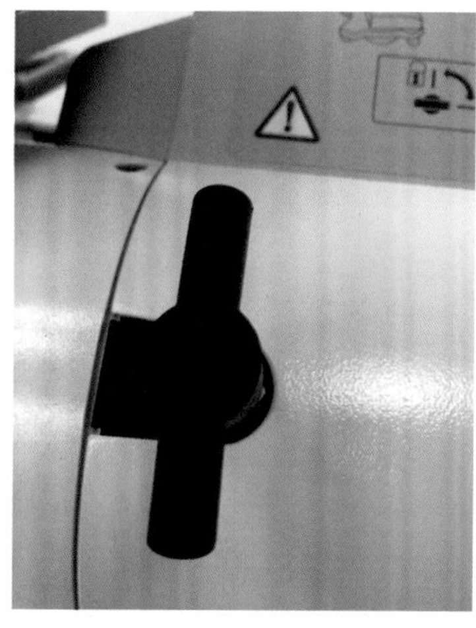

图3–2–2 显微镜制动按钮

3. 接通电源，打开显微镜操作模式面板开关，调到“OP”操作模式（创建或选择操作者，进入操作模式，图 3–2–3）。

4. 打开显微镜光源电源开关，从最小亮度开始调到合适亮度（图 3–2–4）。

5. 手术医生根据自己的瞳距（图 3–2–5）和眼睛的屈光度调节目镜，再调节物距、焦距以达到最大清晰程度，便于镜下手术操作。

6. 使用完毕后应将光源亮度调至最小，根据需要及时录制、保存、拷贝镜下手术操作的视频资料，再关闭设备电源，拔下电源插线。

7. 取下无菌显微镜套，收拢各关节横臂，拧紧制动开关，归还原处；锁好刹车装置（图 3–2–6）。

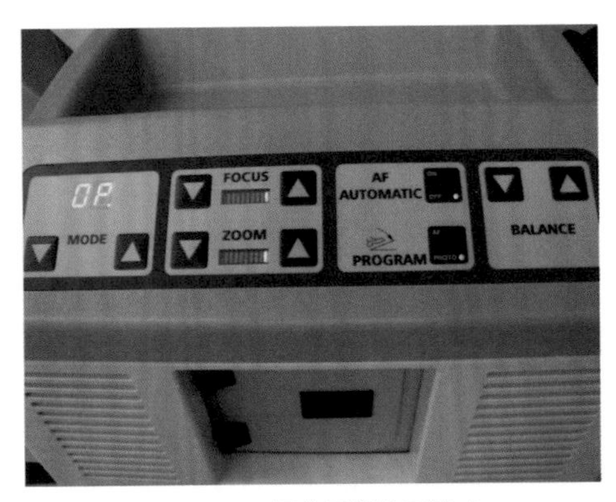

图3–2–3　调节显微镜OP模式

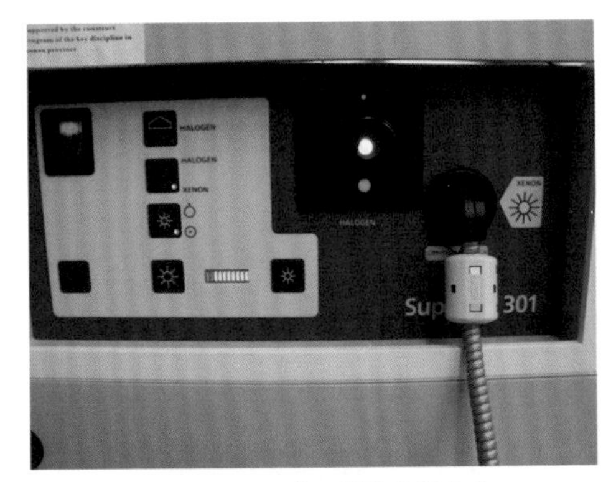

图3–2–4　调节显微镜光源亮度

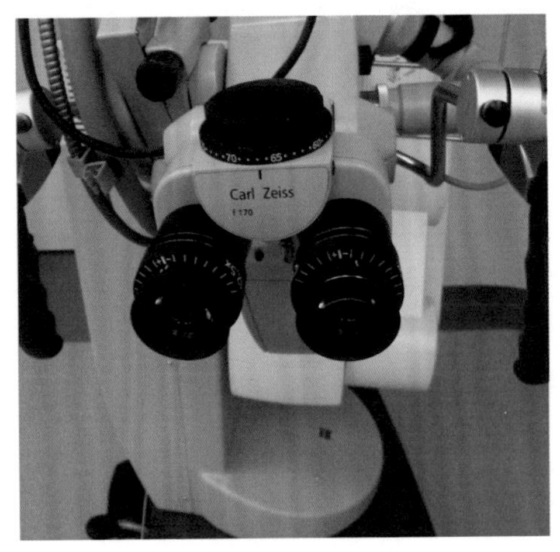

图3–2–5　调节目镜瞳距

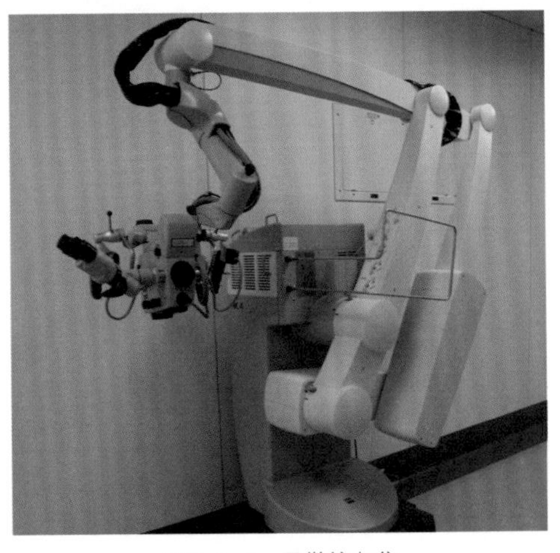

图3–2–6　显微镜归位

（三）注意事项

1. 应防止显微镜震动和撞击，宜放置于手术间相对固定的位置，并有相对稳定的温度、湿度。

2. 手术过程中使用显微镜注意无菌操作。

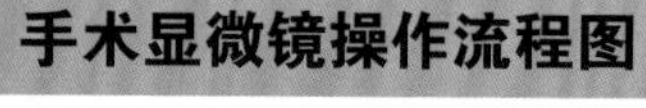

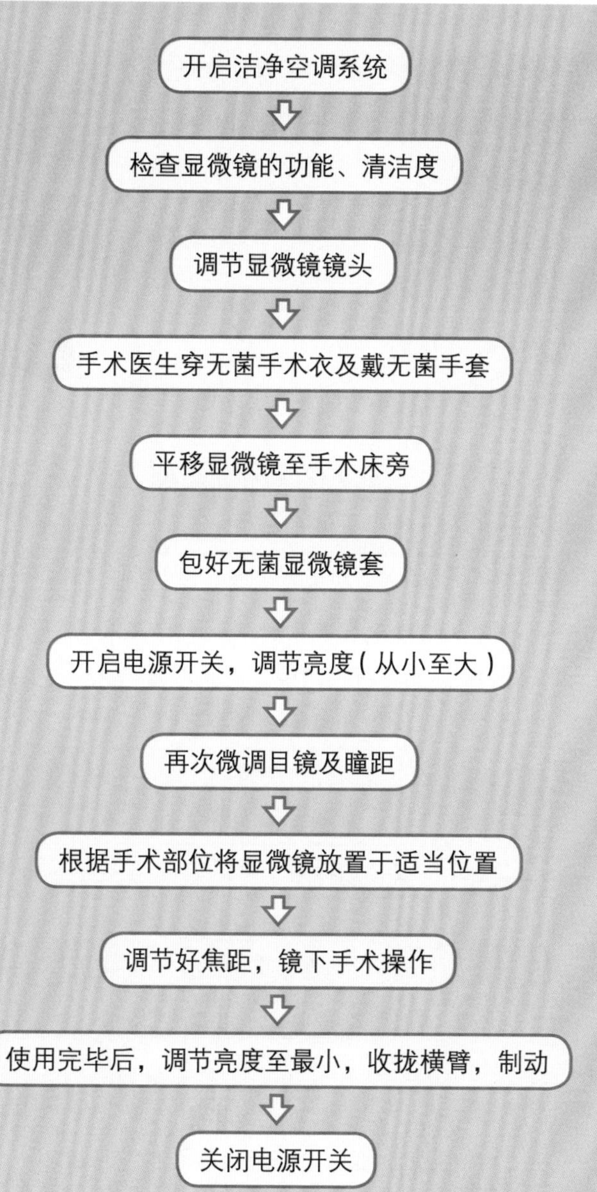

二 双极电凝操作流程

（一）操作流程

1. 检查双极电凝、脚控踏板并连接，接通电源。

2. 打开电源开关自检，显示“OK”（图 3–2–7）后，界面回到关机前的工作状态，自动或脚控模式。

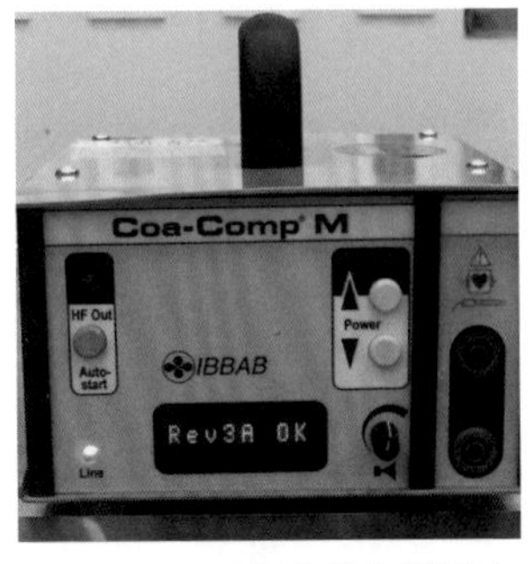

图3–2–7　双极电凝自检通过

3. 将脚控踏板置于合适位置供术者使用。

4. 器械护士将双极电凝线保留台上所需长度后，将接设备端递给巡回护士，巡回护士将其接入双极接口，台上双极镊紧密连接双极线。

5. 根据需要设定输出功率和工作模式（自动或脚控，图 3–2–8），备用。

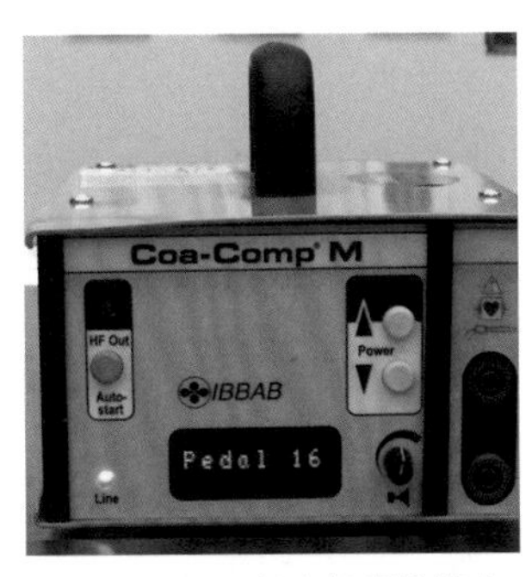

图3–2–8　双极电极脚控模式

6. 手术结束后关闭电源开关，撤除电凝线，收好脚踏板，整理好设备。

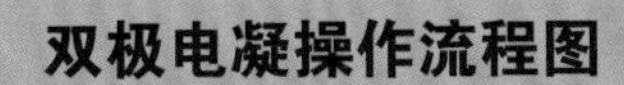

双极电凝操作流程图

检查双极电凝、脚控踏板

连接脚控踏板、接通电源

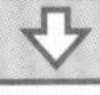

开机自检

脚控踏板置于合适位置

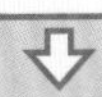

正确连接电凝线

设定输出功率和工作模式

术毕关机、撤除电凝线、收好脚控踏板

（二）注意事项

1. 电凝为精密仪器，需精心呵护，必须按照操作流程操作。

2. 双极镊不使用时，切勿放在患者皮肤或切口上，可放置在绝缘容器内或辅助无菌器械台上，若双极电凝发出蜂鸣声，一定要进行排查，以防灼伤患者。

3. 进行胸部 / 头部手术时，禁止使用可燃麻醉剂、酒精、一氧化碳或氧气。

4. 使用双极电凝镊前，用于清洁、消毒的药剂或黏合溶剂应充分挥发或清理干净；充分认识内生气体燃点的危险性，如棉绒和纱布，当氧气饱和时，会被正常使用的设备所产生的火花点燃。

5. 切勿将双极电凝镊直接接触心脏起搏器。

6. 每次手术后，双极电凝镊尖端必须使用柔软、湿润的织物擦拭。

7. 插拔双极电凝主机电源、脚控踏板、双极导线和双极电凝镊时，切记握住宽柄处，才可插拔，禁止拽线插拔；禁止提电缆线抛掷脚控踏板。

三 高频电刀操作流程

（一）操作流程

1. 检查高频电刀、负极板连接线、负极板、单极或双极脚控踏板。

2. 连接脚控踏板，接通电源。

3. 开机自检，负极板指示灯（REM）亮红灯时表示负极板报警（图 3–2–9）。

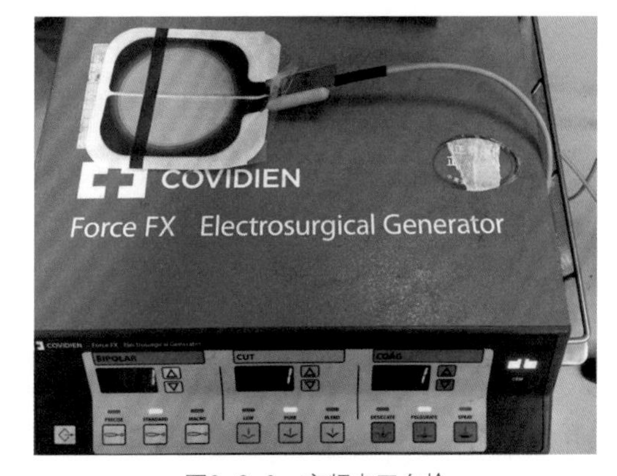

图3–2–9　高频电刀自检

4. 将负极板正确粘贴在患者身体肌肉丰富部位（图 3–2–10），避开骨隆突和毛发以及皮肤破损处，再将负极板与回路妥善连接并将回路线接入高频电刀负极板接口处。单极负极板注意将较长边与高频电流流向垂直，负极板粘贴方向与身体纵轴垂直，双极负极板中线对准手术区域。负极指示灯报警解除时绿灯亮（图 3–2–11）。

5. 将脚踏开关放置于合适的位置供术者使用。

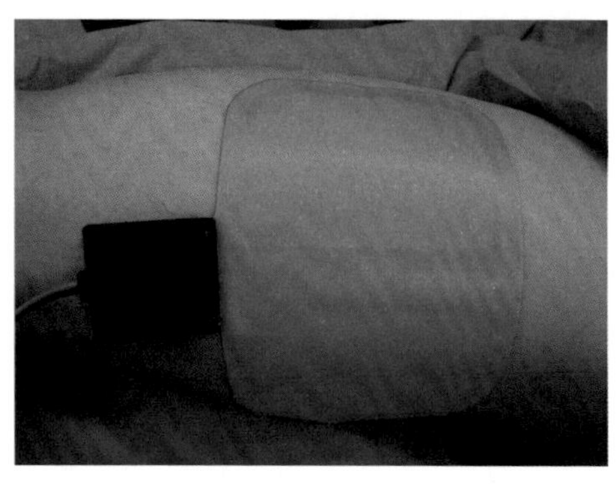
图3-2-10　正确粘贴电刀负极板

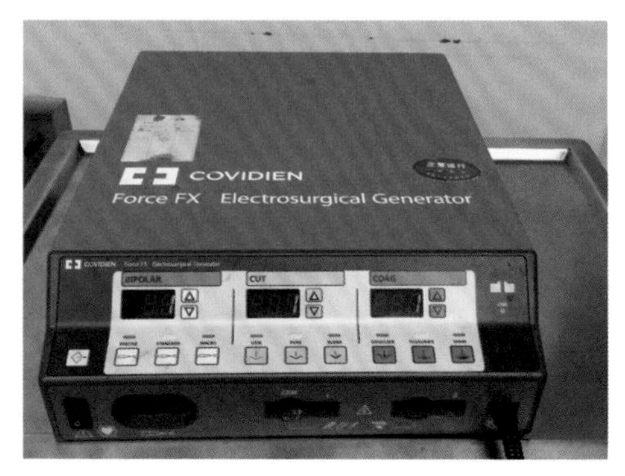

图3-2-11　电刀负极板接好指示灯显示绿色

6. 器械护士将单极或双极电凝线保留好台上所需长度后，将接设备端递给巡回护士，巡回护士将其正确接入高频电刀对应接口，电凝线紧密连接电凝器。

7. 根据需要设定好输出功率和工作模式，备用。常用输出功率为 20～30 W，台上妥善保管好电凝器。

高频电刀操作流程图
检查电刀、负极板、脚控踏板
连接脚控踏板、负极板及回路线，接通电源
开机自检
正确粘贴负极板
脚控踏板放于合适位置
正确连接电凝线
设定输出功率和工作模式工作
术毕关机，撤除电凝线、负极板

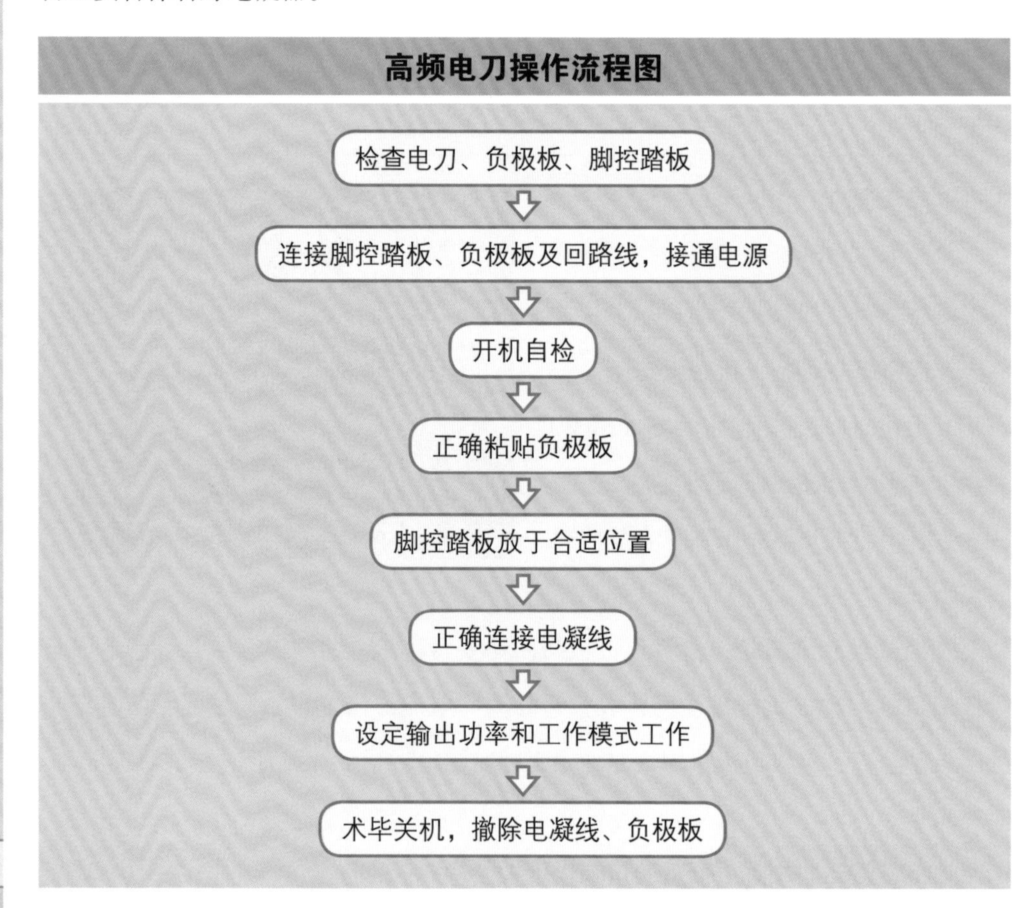

8. 手术结束时关闭电源开关，拔出电凝线，撤除负极板并丢弃，整理好设备。用温水和清洗剂或湿布擦拭电刀表面及电源线，防止液体流入机壳。

（二）注意事项

1. 检查负极板的规格、完整性和粘性及有效期，根据患者体重及体表皮肤可接触面积选择合适的负极板，婴幼儿选用专用负极板，患者无充足接触面积时可使用负极板回路垫。

2. 正确粘贴负极板，确保紧密与皮肤接触；避开皮肤破损、骨隆突处和金属植入处，并使负极板能充分散热。

3. 粘贴时使负极板粘贴方向与人体纵轴方向垂直，尽量靠近手术野，以缩小电流在人体的流动范围或尽可能使电流不通过心脏。

4. 安装心脏起搏器的患者慎用单极电刀，必要时调节起搏器的工作模式。

5. 选择正确的插孔连接电凝线，应与脚控踏板对应。

6. 插、拔电凝线，应手持头端，禁止拉扯线身。

7. 电刀工作达不到要求时，应先检查输出模式是否合适，切忌盲目加大输出功率，以减轻对切割处周围组织的热损伤。

四 射频刀操作流程

1. 检查射频刀主机、电源、脚控踏板及无菌的射频刀线。

2. 连接电源、脚控踏板。

3. 开机，射频刀自检（图3-2-12）。

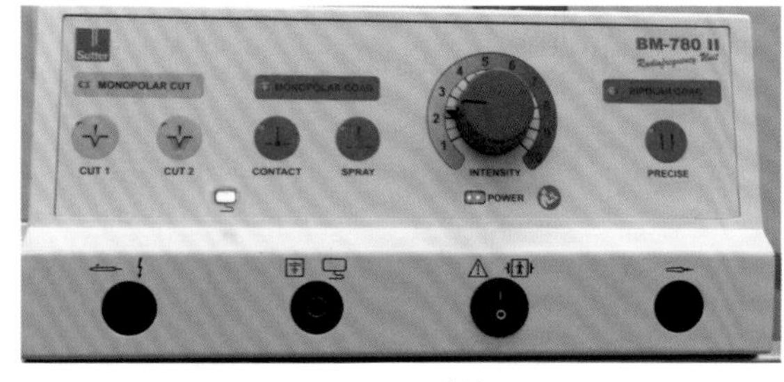

图3-2-12　射频刀

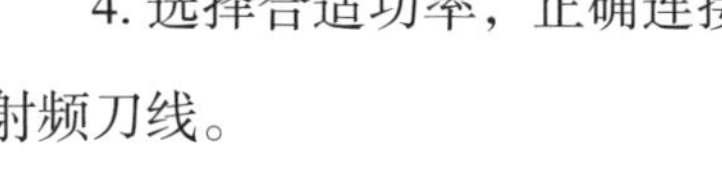
4. 选择合适功率，正确连接射频刀线。

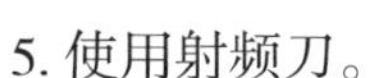

5. 使用射频刀。

6. 关机，撤除射频线，收好脚控踏板，清洁消毒各部件，备用。

射频刀操作流程图

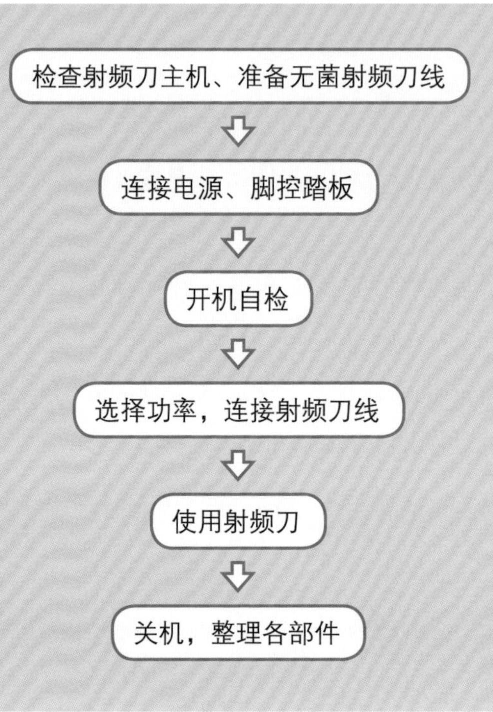

五 基于网络的镜下导航操作流程

1. 联机与导入数据：连接导航仪与显微镜的 2 根数据线及网线，打开导航仪电源，点界面底部正中间扳手图标，选择所需患者数据，点右下角“Continue/Proceed”（继续），随后导入数据。

2. 患者体位及安装参考架：合适的患者体位，安装三钉头架和未消毒参考架，导航相机 / 主机挪至合适位置。

3. 表面注册：点击主界面左上角点“Registration”（注册），“Surface Matching Registration”（表面注册），使用 Z-Touch 进行表面注册，用导航棒验证注册精度，如精度可接受，点“Accept”（接受）。

4. 更换参考架：取下未消毒参考架（底座勿动），手术区消毒铺巾，安装已消毒参考架。

5. 显微镜联机、校准确认：显微镜自检完成后，在导航主界面选“Tools”（工具），“Microscope”（显微镜），“Connect Microscope”（连接显微镜），选择显微镜型号，等待 1 分钟，联机结束。

6. 显微镜下导航：选择合适模块，显示镜下实时导航画面或当前显微镜焦点平面所在的片子。

7. 数据导出与关机：点主界面最右侧中间方形按钮，选“Finish Treatment”（完成手术），点右下角“Continue”保存数据至 iPlan NET 的服务器中，（关闭程序），关上显示器底座下面的 2 个开关，拔下电源线，导航结束，整理好设备并归位。

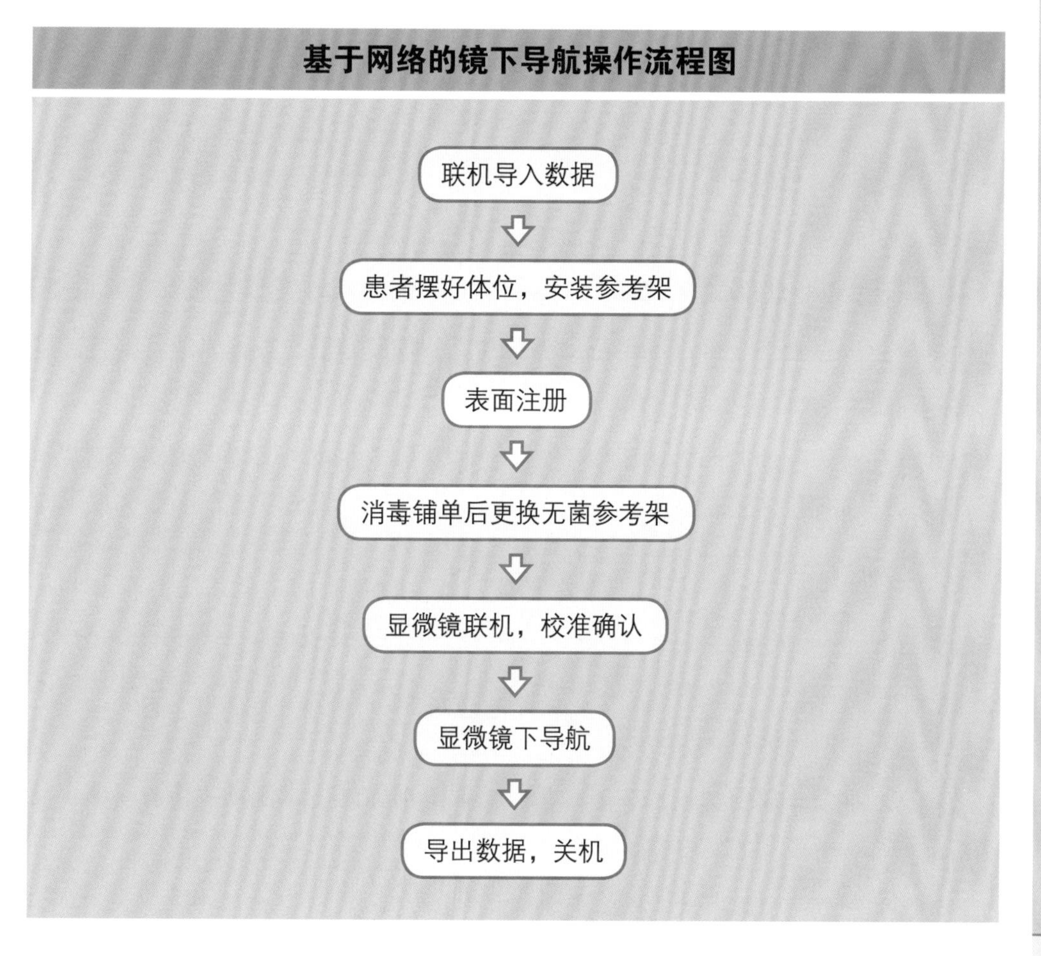

iPlan NET 导航计划操作流程图

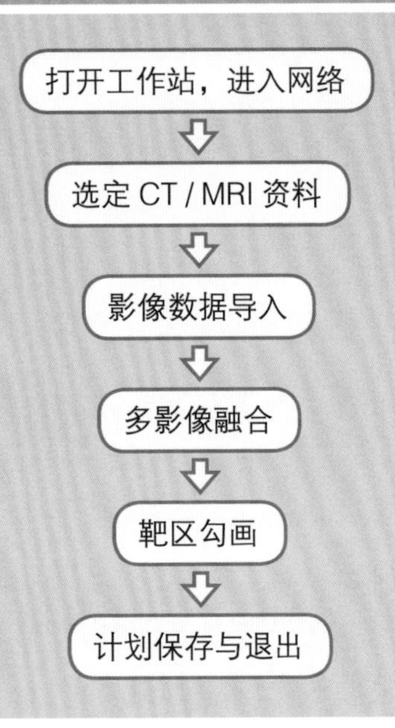

六 立体定向系统操作流程（无框架扫描）

1. 患者头部皮肤准备后，贴马克 5～8 个（传统立体定向仪需要安装手术框架）对于部分急诊患者甚至可以不用备皮和贴马克，直接扫描，根据人体解剖特征进行标定注册。

2. 行任意体位的 CT 或 MRI 扫描，传统脑立体定向仪，需要多人协作调节患者的体位，才能保证垂直扫描。

3. 扫描数据刻盘，导入计算机工作站备用。

4. 患者进手术室麻醉，安装主框架等一系列准备工作。

5. 根据扫描数据可以建立完整的患者操作头模，利用几个马克标定注册的坐标值来确定脑内任意靶点的坐标值。

6. 对于非急诊患者可以做手术模拟，可以提前做好手术规划。传统立体定向仪只能做急诊手术，手术当天佩戴头架。

7. 确认靶点，实施手术或操作。

8. 手术完毕，取下框架。

立体定向系统操作流程图

患者备头皮，贴马克

⇩

CT/MRI 扫描、导入数据

⇩

患者麻醉，安装主框架

⇩

建立头模，确定靶点位置

⇩

实施手术、操作

⇩

手术完毕，取下框架

七 骨动力系统操作流程

1. 脚控踏板及连接线接入主机背面脚踏接口，电源线接入主机背面电源接口（图 3-2-13）。

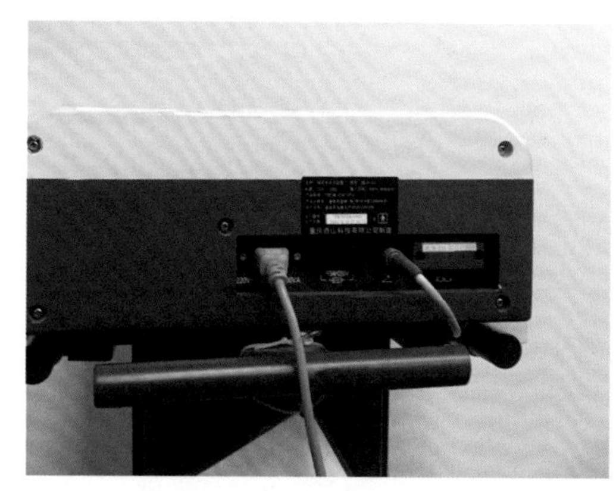

图3-2-13　骨动力系统电源接口

2. 打开主机电源。

（1）选择电钻功能：将钻头组装好插入电钻手机前座小孔中，软轴下端与电钻手机连接，软轴活动套筒端插入主机面板软轴接口，踩下脚控踏板进行钻孔工作。

（2）选择铣刀功能：将铣刀头组装（图 3-2-14），再与微电机组装（图 3-2-15），将铣刀微电机与软轴下端连接（图 3-2-16），软轴活动套筒端接入主机面板软轴接口，踩下脚控踏板进行铣切。

（3）选择磨钻功能：旋松磨钻手柄卡环，装入磨钻头（图 3–2–17），旋紧卡环，磨钻头装入磨钻手柄中，磨钻手柄与磨钻微电机连接（图 3–2–18），将磨手机电缆接入主机面板接口，打开主机电源，选择“磨”功能键，踩下脚控踏板进行工作。

3. 手术完成，关闭电源，收好脚控踏板，分离各部件，清洗、润滑、消毒灭菌。

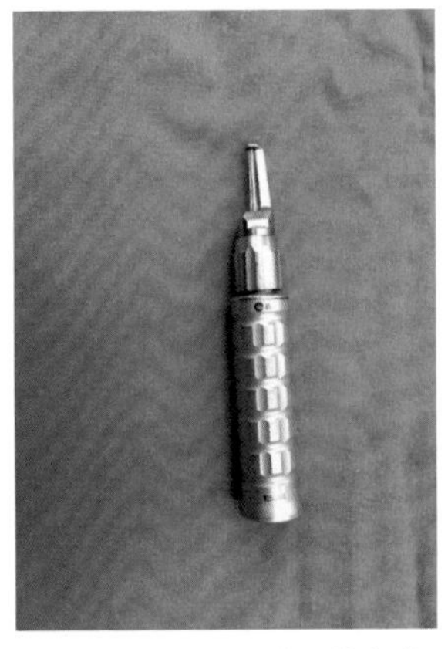

图3–2–14　铣刀头组装完成

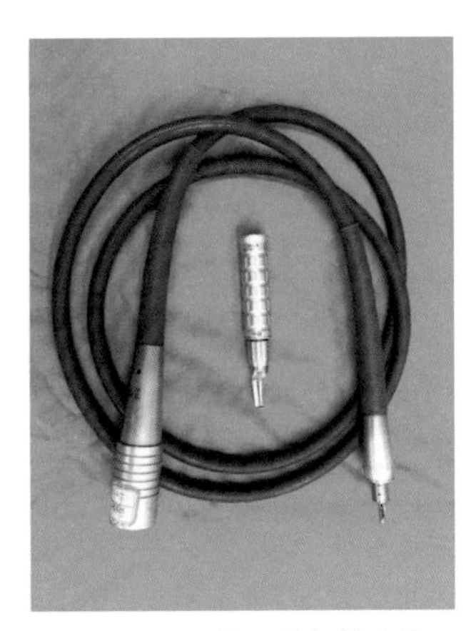

图3–2–15　铣刀头与微电机

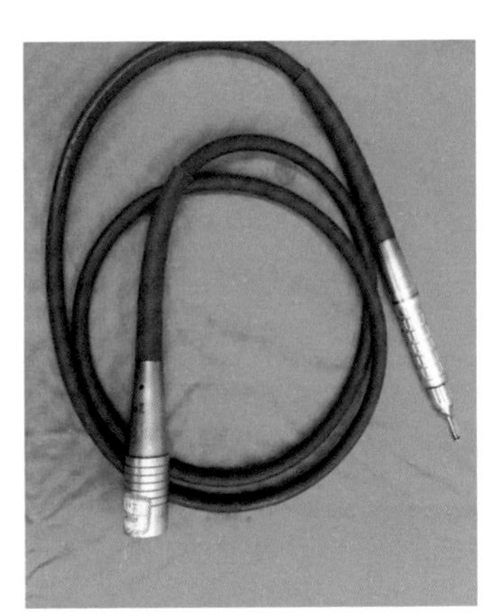

图3–2–16　铣刀头与微电机连接

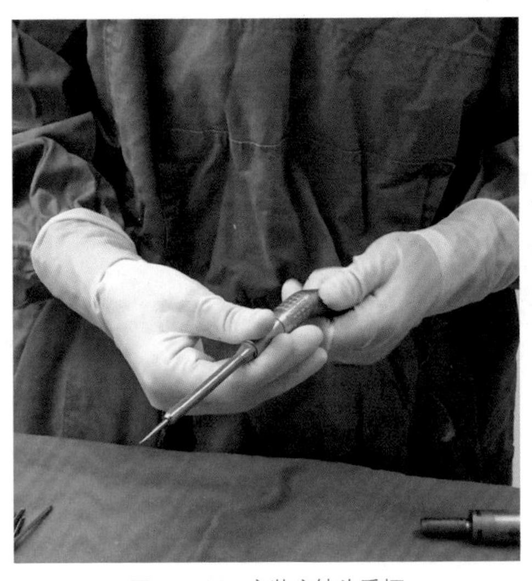

图3–2–17　安装磨钻头手柄

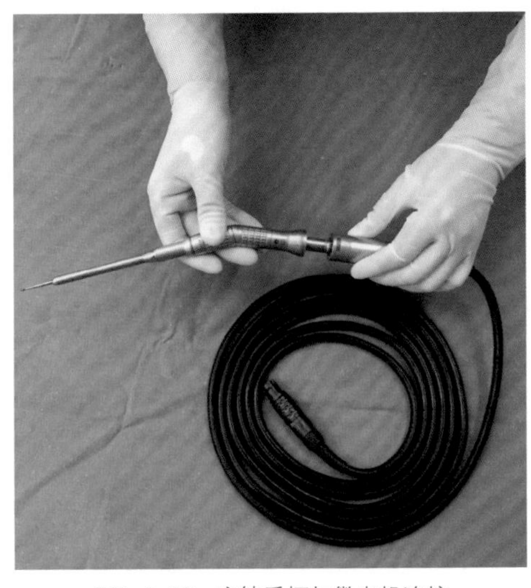

图3–2–18　磨钻手柄与微电机连接

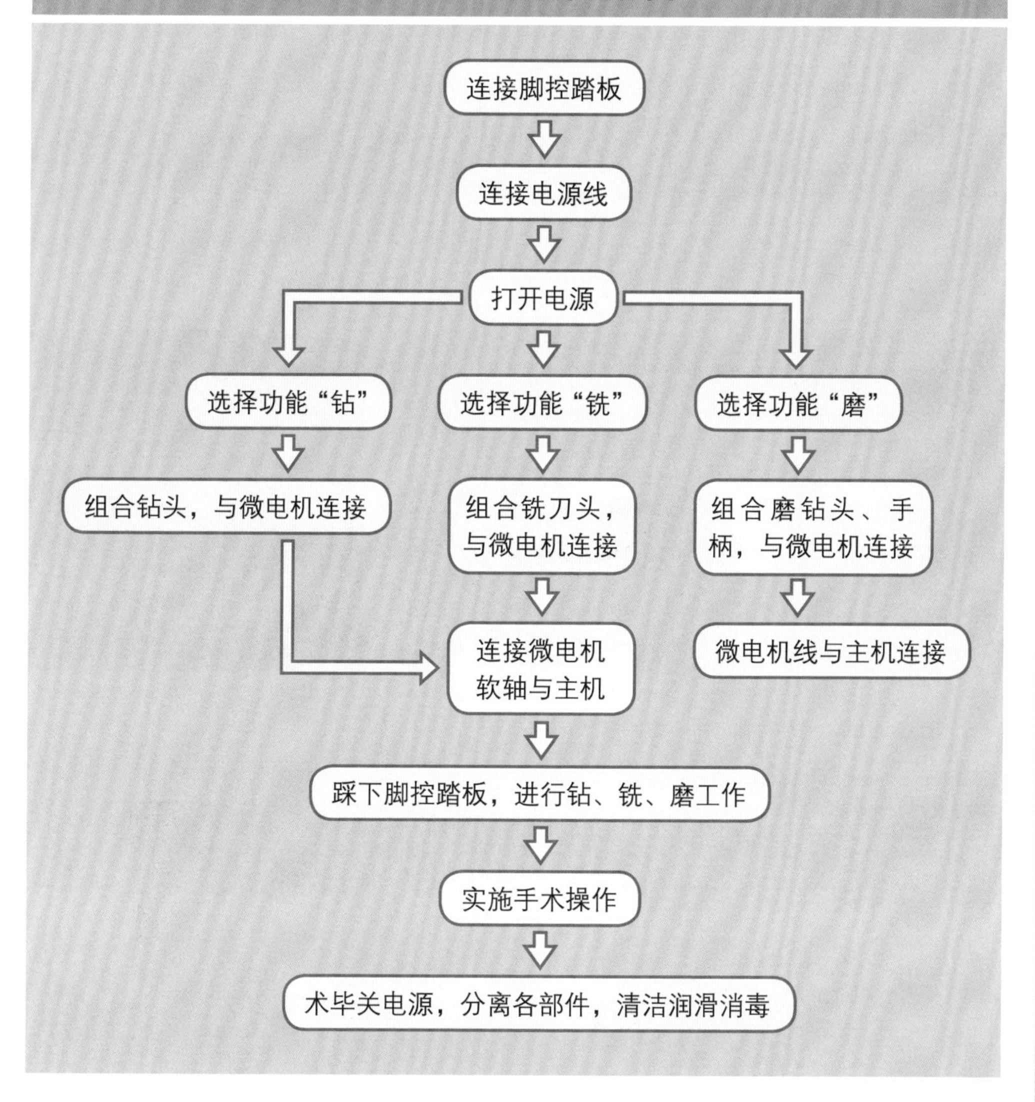

八 超声乳化吸引系统操作流程

（一）操作流程

1. 巡回护士连接电源。

2. 巡回护士安装吸引瓶，将真空管、吸引瓶及主机连接，安装挂钩、准备冲洗用生理盐水。

3. 巡回护士连接脚控踏板。

4. 打开无菌的超声乳化刀手机（图 3–2–19）及连接线（图 3–2–20）、一次性冲洗吸引管路（图 3–2–21）于手术台上。

5. 器械护士将手机与连接线（图 3–2–22）、一次性冲洗吸引管路连接，顺时针拧紧（图 3–2–23），留够台上的操作长度，并妥善固定于手术台，将另一端交给巡回护士。

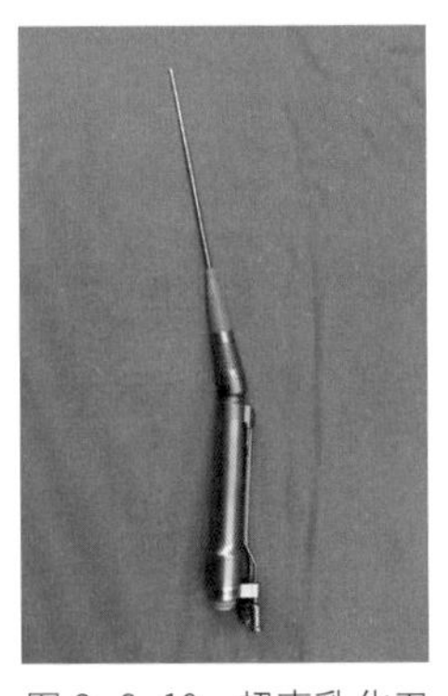

图 3–2–19 超声乳化刀手机

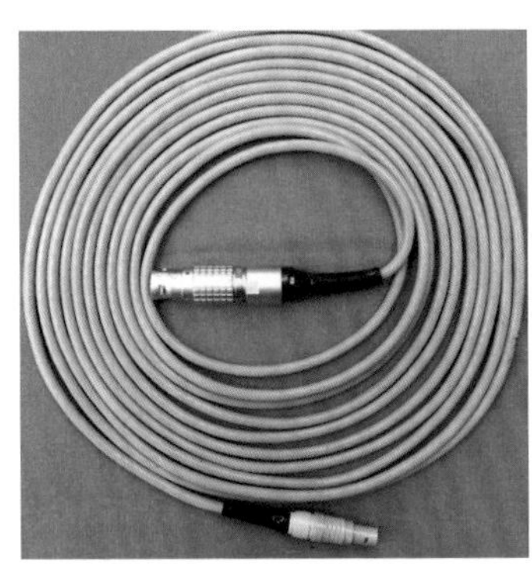

图3–2–20 超声乳化刀连接线

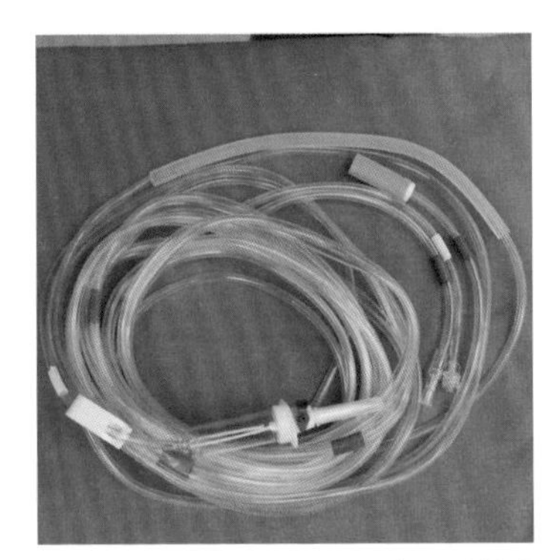

图3–2–21 超声乳化刀冲洗吸引管路

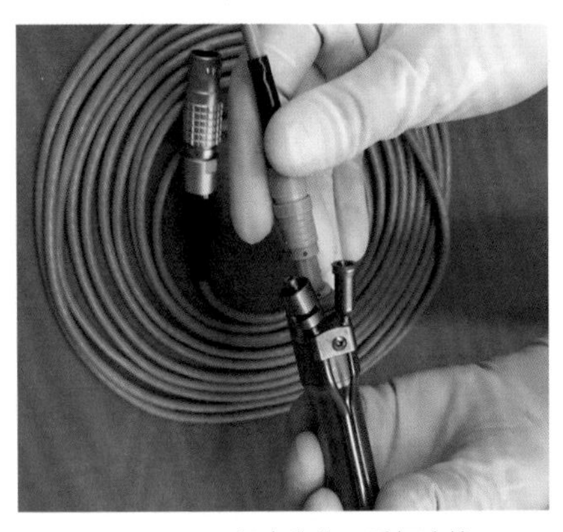

图3–2–22 超声乳化刀手柄连接

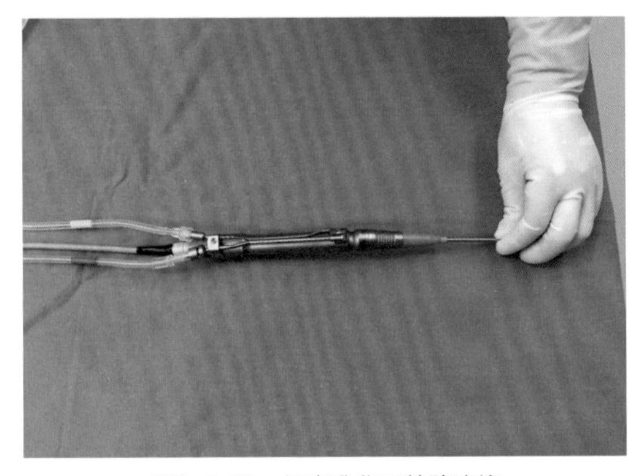

图3–2–23 超声乳化刀管路连接

6. 巡回护士将吸引管与吸引瓶连接，冲洗管与生理盐水连接。将冲洗管（白色）较粗的一段硅胶段按照方向夹到冲洗泵内（图 3–2–24），压好冲洗泵压杆（图 3–2–25），手机连接线与主机连接（红点对红点），将一次性吸引管路一端连接负压吸引装置。

7. 开机，主机进行自检（10 秒左右），正常状态为主机无报警音，且“ERROR”指示灯不闪亮，“OK”灯亮表示机器正常（图 3-2-26）。

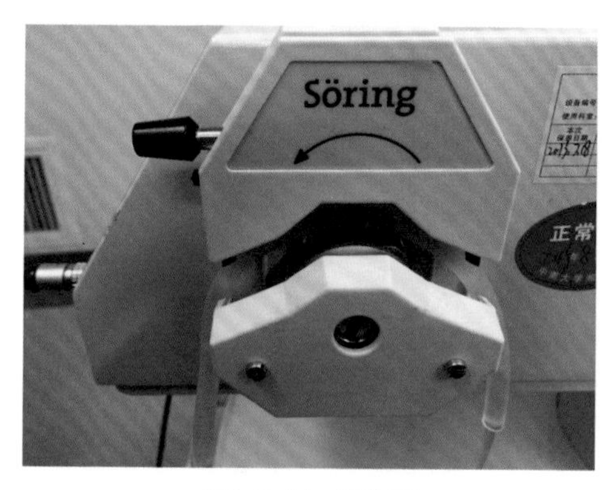

图3-2-24　冲洗泵

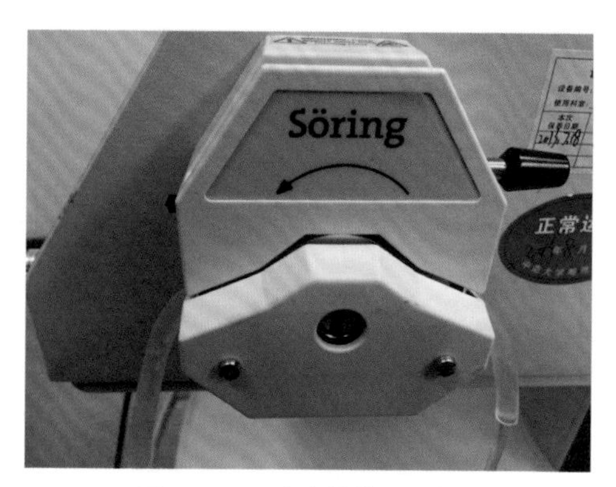

图3-2-25　冲洗管装入冲洗泵

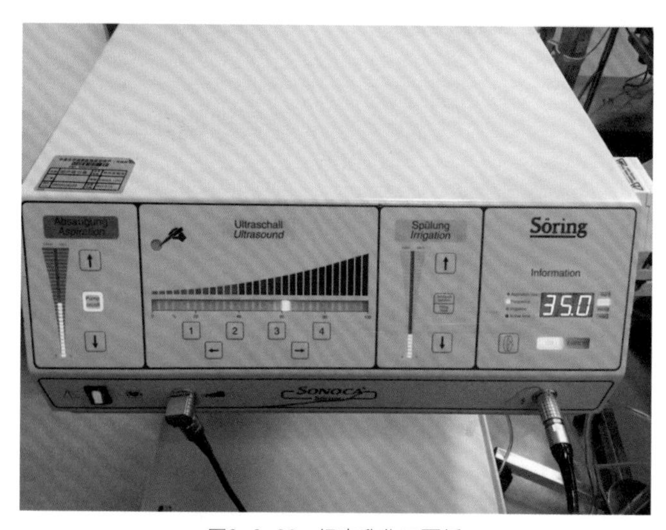

图3-2-26　超声乳化刀面板

8. 开机后，应在手术开始前，长按冲洗区的快速冲洗键“Filling hose”直到手机刀头滴水为止。

9. 根据手术需要在控制面板上调节至适当功率及冲洗速度。

10. 手术完毕，拆机时先关闭电源，再拆除手机、连接线及管路，清洁主机。

11. 按规范要求处理超声乳化刀手机与连接线。

超声乳化吸引系统操作流程图

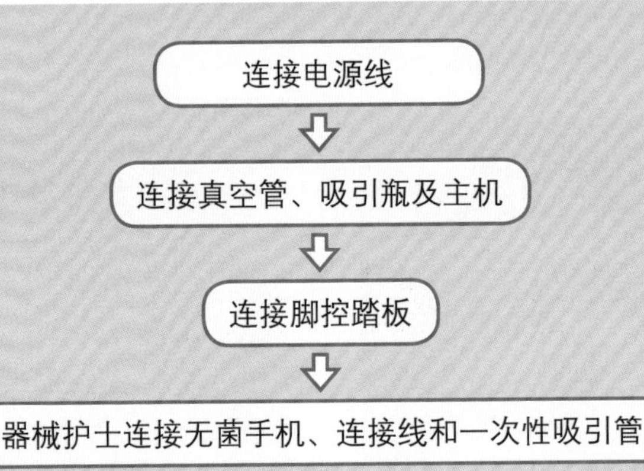

巡回护士连接吸引管与吸引瓶，冲洗管与生理盐水、负压吸引瓶，连接线与主机

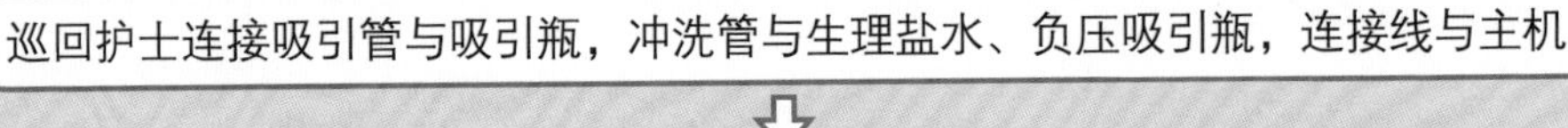

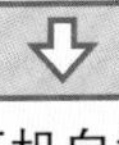

巡回护士将冲洗管硅胶段压入冲洗泵

开机自检

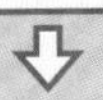

长按冲洗键排气至刀头滴水

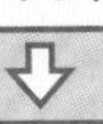

选择功率及冲洗速度

手术中使用

手术结束，关闭电源，分离各部件，按规定清洁，消毒

（二）注意事项

1. 使用前确保手机及连接线的接头处干燥。

2. 术中避免超声乳化刀头与其他金属器械相碰撞，严禁摔碰挤压。

3. 超声乳化刀每停止做功后，负压吸引会有短暂延后工作，每次用后吸引生理盐水以冲洗刀头，防止堵塞。

4. 使用结束后应先关闭电源，再将各连接线取下。

5. 严禁打开换能器外壳。

6. 切勿冲洗手机与连接线的插孔。

7. 每次手术后须用疏通器疏通，刀头内管腔用高压水枪冲洗、高压气枪干燥。

8. 超声乳化刀手机在不使用时和灭菌消毒后，应套上保护套，并轻拿轻放。

九 头架操作流程

（一）操作流程

1. 检查头架的各部件是否完整，功能是否正常，头钉型号是否与头夹匹配并适合患者。

2. 安装底座：卸下手术床头板，调整头架底座的两根端臂间距，使之适应手术床，锁紧调节螺丝，并接入手术床转换器，锁紧固定螺丝。

3. 连接底座连接器：将连接器扭矩螺钉插入底座连接臂棘齿孔内；顺时针拧紧扭矩螺钉。

4. 安装头夹：将头钉安装在头夹上并压紧；拉起弹簧锁，使延伸臂从固定臂中抽出足够的距离，松开弹簧锁；松开摇臂固定旋钮，将各钉调至压力起点线，确定合理的颅骨固定位置，固定头颅。整个过程要求助手始终托住患者头颈部。

5. 确认手术体位后从上至下或从下至上依次锁定各个关节，最后锁上摇臂固定旋钮。

6. 头架的拆卸：首先，助手托住头夹，另一人旋开头夹与连接器的连接，握住连接器，松开底座手柄。然后两人配合，一人托住患者头颈部，另一人扶住头夹，打开摇臂固定旋钮，以双钉侧和单钉侧连线为轴旋转头夹至水平位，将头颅妥善摆放。逆时针旋转双钉侧加压旋钮至无压力，拉开弹簧锁，完全抽出延伸臂，从患者头颅处取下头钉。

（二）注意事项

1. 头夹每次使用前后都要检查，如有损坏或功能不良立即修理或更换。

2. 确保头钉完全嵌入头夹，并确认头钉尖端嵌入颅骨，固定牢靠。

3. 保证所有关节和锁的机械装置能正常使用，避免患者严重受伤。

4. 头架未使用时各个关节保持松弛状态，以延长其使用寿命。

5. 防止血液、冲洗液流入头架各关节及连接处，避免损坏。

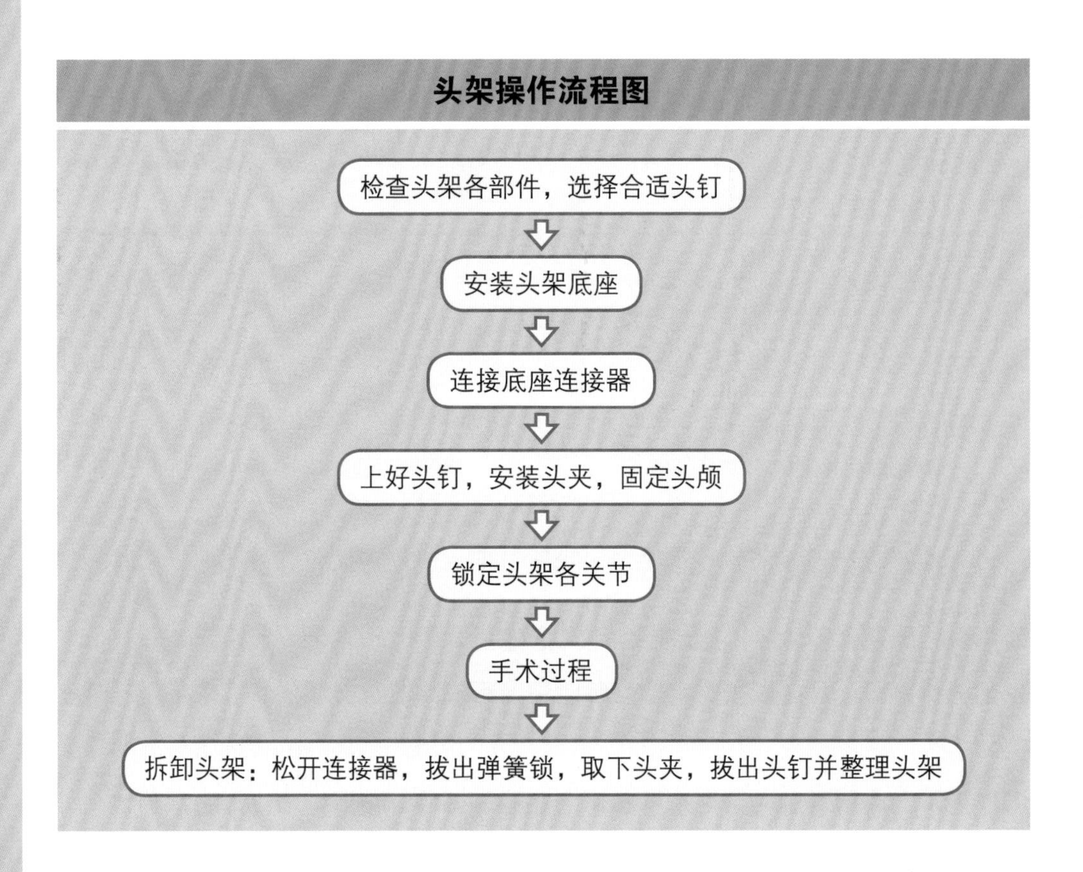

十 神经内镜摄像系统操作流程

（一）操作流程

1. 检查内镜台车上的摄像主机、监视器、视频线的连接情况，确保有效连接。

2. 接通摄像主机和监视器电源，开机检查图像输出情况，确认正常后关机备用。

3. 准备品牌相同、型号相配的摄像头。根据需要准备无菌镜头，备好无菌保护套。巡回护士开启无菌镜头和无菌保护套，器械护士取出镜头和保护套放置于无菌手术台上。

4. 巡回护士擦净摄像头，连接于摄像主机。器械护士擦净镜头目镜端，巡回护士协助器械护士将摄像头数据线戴好无菌保护套，连接无菌镜头，收紧保护套。

5. 巡回护士开机，选择输出模式；器械护士调好焦距，根据需要调整白平衡。

6. 关机时，先关电源开关，再拔出摄像头数据线，整理妥善。

（二）注意事项

1. 选择摄像头时须与摄像主机品牌一致，型号相匹配。

2. 摄像头与主机连接、分离时，应在关闭电源的情况下操作，否则会对其内部的电子耦合器造成损坏。

3. 摄像头与主机连接时应直接插、拔，禁止扭转，防止视频针折断。

4. 变换手术体位时，注意防止碰撞摄像头、镜头。

摄像系统操作流程图

检查摄像主机、监视器、视频线，并连接

接通摄像主机、监视器电源，检查图像输出

准备摄像头、无菌镜头、无菌保护套

开启无菌镜头和无菌保护套、取出镜头

给摄像头数据线戴好保护套

连接无菌镜头和摄像主机

开机，调好焦距、白平衡

关机：先关闭电源开关，再拔出连接线，确认正常，关机备用

5. 摄像头数据线应环形缠绕，禁止小角度弯曲。

6. 摄像头目镜端视窗应用软布擦拭，防止刮伤。

7. 低温灭菌温度要 < 90°C，并避免频繁更换灭菌方式。

8. 避免长期暴露于潮湿环境，注意通风和散热。

9. 灭菌镜头应置于操作台上开启，以防跌落损坏。

10. 监视器图像颜色有偏差时注意调整白平衡。

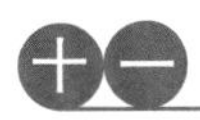 神经内镜光源操作流程

（一）操作流程

1. 检查光源主机，确认品牌及导光束接口形状。

2. 准备相同品牌型号的导光束或与镜头接口相匹配的导光束。

3. 准备适当长度的无菌保护套（220 cm × 14 cm）。

4. 连接光源主机电源，确认亮度调至最低处，开机点亮灯泡。

5. 巡回护士开启无菌保护套，将导光束连接光源主机。

6. 巡回护士协助器械护士将导光束戴好保护套，与无菌镜头相连，收紧保护套。

7. 如选择电子镜时，器械护士将镜头端保留好适当长度，将连接设备端递给巡回护士以连接光源主机。

8. 巡回护士根据需要调节亮度备用。

9. 关机时，将光源强度调至最低，关闭电源。

（二）注意事项

1. 光源主机和导光束品牌原则上应一致，不一致时应注意配备相应导光束接头。

2. 导光束应与镜头相匹配。一般情况下，神经内镜配 3.5 mm 以下的导光束。

3. 避免关机后瞬间立即开机，因为高电压频繁点亮灯泡极影响灯泡使用寿命。

4. 注意光源主机上灯泡寿命显示，警示灯亮时注意准备备用灯泡，更换灯泡时避免烫伤。

5. 主机工作时会产生高热量，应注意通风，避免遮盖散热口，使用中避免长时间照射同一点组织。

6. 清洗导光束及装、卸保护套时避免用力拉扯，禁止小角度弯曲，避免光纤维断裂。

7. 与光源主机连接时，确保连接紧密，减少光亮度的丢失。

8. 光源亮度应从低向高调节，一般情况下，亮度旋钮调到中位值即可。

9. 关机时将光源强度调到最低时再关闭电源。

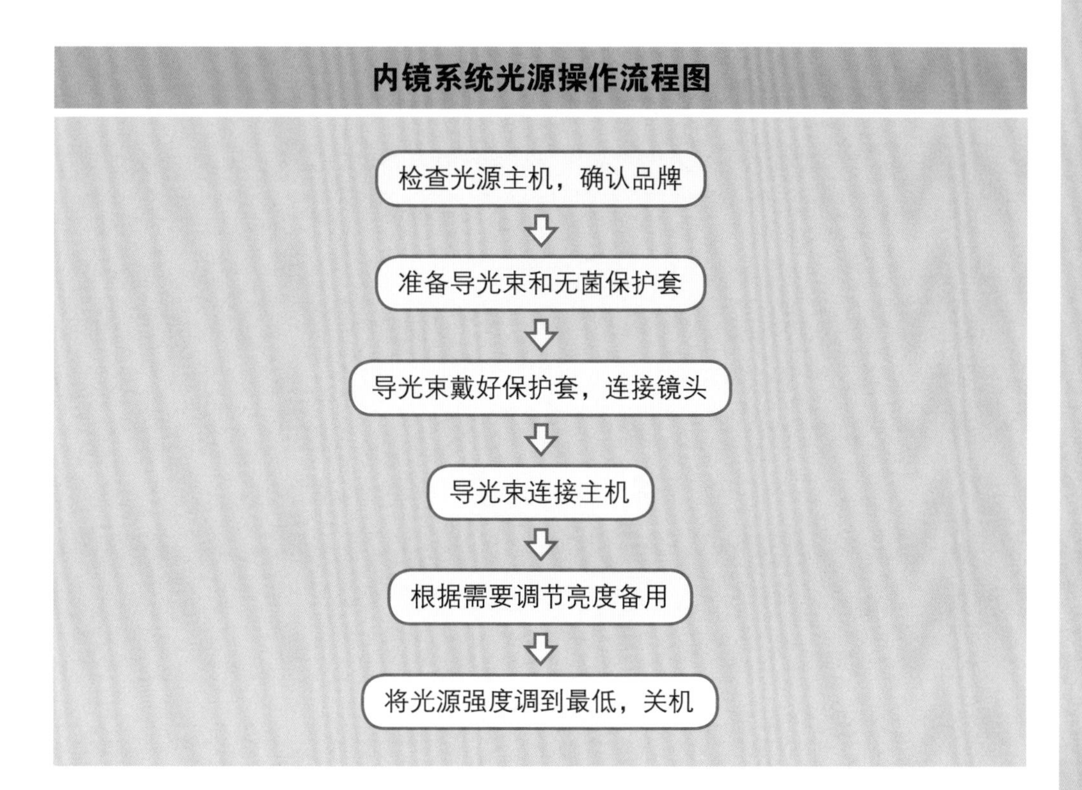

第三节 设备常见故障排除

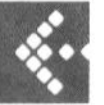

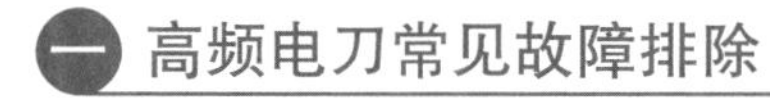

一 高频电刀常见故障排除

1. 高频电刀开启电源键后自检通不过，表示主机故障，记录屏幕显示代码，联系工程师维修。

2. 如负极板红灯（REM）闪亮，提示负极板没有连接好：先检查负极板线与电刀主机接口是否完全接紧；若没有问题，再检查负极板线与负极板连接是否正确、紧密；最后检查负极板是否与患者皮肤粘贴紧密。

3. 主机和负极板都正常，若电刀按下黄色“CUT”或蓝色“COAG”没有反应，则先检查电刀线接头是否完全插入主机接口；若连接没有问题，则需更换电刀线。

二 双极电凝常见故障排除

1. 双极电凝开启电源后，自检不通过，表示主机故障，记录屏幕显示代码，联系工程师维修。

2. 选择“AUTO”工作模式，双极镊两点同时接触组织不做功，首先检查电凝线是否完全插入主机接口，再检查电凝线与镊子是否连接紧密；若连接没有问题，先更换双极镊，更换后做功则提示双极镊故障；若不做功，更换电凝线，更换后做功便是电凝线故障。

3. 若“AUTO”模式工作正常，“Pedal”模式踩下脚控踏板不工作，先检查脚控踏板是否与主机连接正确，再检查脚控踏板踩下能否正常回弹，若两者都正常，就更换脚控踏板，更换后做功就是脚控踏板的故障。

三 超声乳化吸引系统常见故障排除

1. 如“ERROR”灯亮，记录屏幕显示的代码，并做如下处理：①更换手机，如更换后做功，说明手机故障。②更换手机连接线，如更换后做功，说明手机连接线故障。③如“OK”灯亮，可能为脚控踏板故障。

2. 使用时无吸引。①观察吸引控制面板的开关键是否关闭，并观察吸引量的数值。②断开真空软管与吸引瓶的连接，排除机器吸引泵故障。③断开吸引管与吸引瓶的连接，排除吸引瓶故障。④断开吸引管与手机的连接，用吸引管吸水，排除吸引管故障。⑤如以上都正常，可能为手机吸引管堵塞或吸引管与手机连接不到位。

3. 使用时无滴水。①观察滴水控制面板的滴水量是否调为零。②如为玻璃瓶装生理盐水，观察滴壶排气孔是否被打开。③观察控制滴水量的蠕动泵安装是否正确，是否夹好较粗的硅胶部分，有无卡死管路。

4. 滴水管压入蠕动泵的方向是否正确。

第四节　神经外科设备和器械的规范化处置

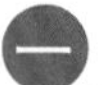

一　内镜及附件的清洗、包装、消毒

（一）内镜及附件的清洗、消毒或者灭菌原则

1. 凡由人体无菌组织、器官或者外科切口进入人体无菌体腔的内镜及附件，必须灭菌。

2. 凡穿破黏膜的内镜附件，如活检钳、高频电刀等，必须灭菌。

3. 凡进入人体消化道、呼吸道等与完整黏膜接触的内镜，应当按照《消毒技术规范》的要求进行高水平消毒。

4. 内镜及附件使用后应当立即清洗、消毒或者灭菌。

5. 医疗机构使用的消毒剂、消毒器械或者其他消毒设备，必须符合《消毒管理办法》的规定。

6. 内镜及附件的清洗、消毒或者灭菌时间应当使用计时器控制。

7. 禁止使用非流动水对内镜进行清洗。

（二）内镜清洗

1. 内镜器械分类：按内镜器械材质和构造不同分为可浸泡内镜器械和不可浸泡内镜器械，分类后分别置于清洗篮筐中。

（1）不可浸泡内镜器械：摄像头、导光束、电极线、电子镜镜头等。

（2）可浸泡内镜器械：各种内镜操作钳、剪、硅胶管、操作镜头等。

2. 不可浸泡内镜器械处理流程。

摄像头、导光束、电极线：用清水软布擦拭→用含多酶清洗液软布擦拭→用清水软布擦拭→用纯化水软布擦拭→用清洁、干燥软布擦拭→置于内镜消毒储存柜内备用。

3. 可浸泡内镜器械清洗流程。

（1）拆卸冲洗：将使用过的内镜器械拆卸后立即用流动水清洗，细小物品置于清洗篮筐中用喷水头冲洗，除去器械表面血液、黏液等残留物质。

内镜器械清洗流程图
不可浸泡内镜器械
用清水软布擦拭
用含多酶液软布擦拭
用清水、纯化水软布擦拭
用清洁、干燥软布擦干
置于内镜消毒储存柜内备用或包装
可浸泡内镜器械
拆卸后流动水冲洗
多酶清洗液浸泡、彻底刷洗
超声清洗，镜头除外
漂洗
纯化水或蒸馏水终末漂洗
干燥消毒

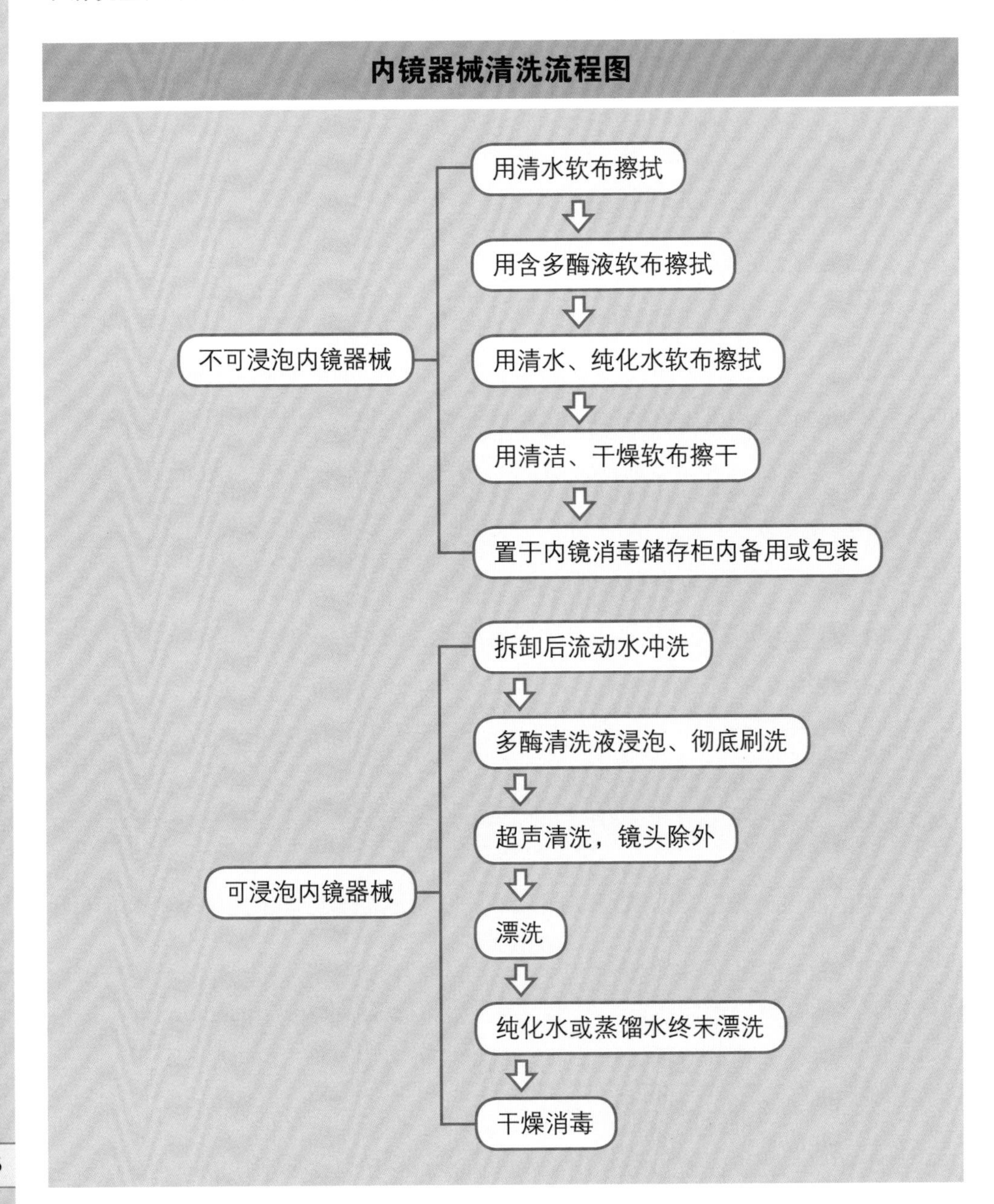

（2）洗涤：①按酶液使用说明和器械污染程度配制适当浓度多酶清洗液。②将冲洗后的内镜器械置于多酶清洗液中浸泡，浸泡时间根据多酶使用的说明决定。③彻底清洗各部件，可拆卸部分必须拆卸至最小单位。器械的轴节部、弯曲部、管腔内用软毛刷彻底刷洗或用高压水枪冲洗。

（3）超声清洗：将洗涤后的器械再次冲洗，置超声清洗器清洗 5 ~ 10 分钟，镜头除外。

（4）漂洗：置于流动水下进行漂洗或用喷水头冲洗。

（5）终末漂洗：使用纯化水或蒸馏水对超声清洗后内镜器械进行终末漂洗。

（6）干燥消毒：采用热力干燥箱对清洗后内镜器械进行干燥，高压气枪将管道器械吹干，干燥后包装灭菌。

（三）内镜包装

1. 硬质容器包装：根据器械卡或图片装配成套内镜器械需摆放整齐，锐利器械尖端注意用硅胶保护套保护，可拆卸部分应拆卸放置，微小螺钉、螺帽用小物件专用盒或带孔针盒放置，包内放器械卡和化学指示卡，并在器械卡上签名；另一人根据器械卡核对器械并签名，然后封包标识，在硬质容器右上角贴上化学指示胶带并贴上包含物品名称、灭菌日期、有效期、配包者姓名等信息的条形码。

2. 无纺布包装：选择大小规格合适的两层无纺布装配器械，锐利器械注意保护，包内放化学指示卡，包外使用胶带封包，松紧适度，封包应严密，保持闭合完好性。右上角贴上带灭菌标识的追溯条码，条码包含物品名称、灭菌日期、有效期、打包者姓名等信息。

（四）硬式内镜消毒或者灭菌方法及要点

1. 适于压力蒸汽灭菌的内镜或者内镜附件应当采取压力蒸汽灭菌，注意按内镜说明书要求选择灭菌温度和时间。

2. 环氧乙烷灭菌方法适于各种内镜及附件的灭菌。

3. 不能采用压力蒸汽灭菌的内镜及附件可以采用过氧化氢等离子灭菌器、低温甲醛蒸汽灭菌器灭菌。

4. 灭菌后的内镜及附件应当按照无菌物品储存要求进行储存。

（五）内镜灭菌方法选择

1. 压力蒸汽灭菌：适用于耐湿耐热物品的灭菌，如内镜操作钳、硅胶管、密封帽等。

2. 环氧乙烷灭菌、过氧化氢等离子低温灭菌：适用于不耐高温、湿热物品的灭菌，如电子仪器、光学仪器等诊疗器械，如镜头、导光束、电凝线等。采用环氧乙烷灭菌时应注意残留环氧乙烷的排放，应遵循生产厂家的使用说明或指导手册，设置专用的排气系统，并保证足够的时间进行灭菌后的通风换气。过氧化氢等离子低温灭菌时应特别注意：油剂、粉剂、海绵、棉织品、木质类、纸制品、软式内镜等禁止使用该方法灭菌，被灭菌物品必须干燥，使用专用包装材料。

3. 低温甲醛蒸汽灭菌：适用于不耐高温物品的灭菌。注意应设置专用的排气系统，不应采用自然挥发法。

二 头架的清洗与消毒

1. 头钉尖端比较锐利，每次使用后清洗，上润滑剂，放入配套金属盒内打包，包内放置器械卡及化学指示卡，规范打包后再压力蒸汽灭菌。

2. 头架使用完后要及时将头架上的血液、消毒液擦拭干净，将头架底座部分、连接器、头夹清理干净。

3. 头架每次使用后上润滑剂，但是万向轴不要上润滑剂，备用时头架各关节保持松弛状态。

三 超声乳化吸引系统的清洗与消毒

1. 清水冲洗手机表面，如为感染手术，要根据医院消毒隔离规范要求处理。

2. 用高压水枪冲洗吸引管和冲洗管。如有较难冲洗情况要使用疏通器疏通，高压气枪吹干。

3. 手机连接线采用硬质容器包装；注意保护手机，放在大小合适的金属槽内，妥善固定，避免受压。连接线有序环形盘绕，避免角度过小，导致内部电导丝折断而造成损坏。与手机配套的硅胶套及垫圈等小物件应用专用容器盛放，避免丢失。

4. 手机和连接线可采用环氧乙烷气体、压力蒸汽或过氧化氢等离子灭菌。

四 骨动力系统的清洗、消毒与灭菌

（一）清洗

1. 使用后，先把电钻、铣刀、磨钻的金属部分能拆卸的都拆卸，立即用流动水彻底冲洗，除去血液、黏液等残留物质，并擦干。

2. 将擦干后电钻、铣刀、磨钻刀头置于多酶清洗液中浸泡，浸泡时间按使用说明设定。

3. 彻底清洗各部件，管腔应使用高压水枪彻底冲洗，并用超声清洗器清洗5～10分钟。

4. 器械的轴节部、弯曲部、管腔内用软毛刷彻底刷洗，灭菌的或一次性的刷子均可洗净。

5. 干燥：高压气枪向各部件的表面、通道吹气，除去残余水。

6. 将铣刀软轴、磨钻线用清水软布擦拭→多酶清洗液软布擦拭→用清水、纯水软布擦拭→清洁、干燥软布擦干。

（二）消毒灭菌

1. 将清洗好的电钻头、铣刀头、磨钻的各部件整理齐全，把软轴和磨钻线环绕好放入带槽的专用硬质带孔容器内，配包者根据器械卡片核对，放入器械卡和化学指示卡，并在器械卡上签名；另一人根据器械卡核对器械并签名，然后选择大小规格合适的无纺布装配器械，用两层无纺布分层包装，松紧应适度，封包严密，保持闭合完好，贴上化学指示胶带并贴上包含物品名称、灭菌日期、有效期、打包者姓名等信息的条形码。

2. 器械包采用压力蒸汽灭菌法灭菌。

3. 骨动力系统的主机使用后用消毒液擦拭消毒备用。

五 导航系统及附件的清洗、消毒与灭菌

1. 手术用的反射球为一次性使用，必须在有效期内。

2. 手术台上的导航架及连接杆在使用中，应尽量避免各关节处被血液、冲洗液浸湿，使用后及时拆卸、清洗，采用压力蒸汽灭菌。

3. 导航系统主机、相机、电脑及台下用的参考架均要求一人一清洁、消毒。

4. 手术结束，及时关机并收拢导航仪各部件，如主机、相机、电脑等，集中放置，处于备用状态。

六 显微手术器械的清洗、包装与灭菌

（一）清洗

1. 轻拿轻放，专人清洗。

2. 先放入有硅胶垫的容器中用含酶清洗液浸泡，管状器械用高压水枪冲洗，再用小刷子刷干净，用流动水冲洗。

3. 再用纯水冲洗。

4. 最后用清洁、干燥的软布擦干表面，高压气枪吹干管腔内部，再将所有器械的关节处上油。

（二）包装

1. 建立专门器械卡片并配图，将成套显微器械每件都做好标识。

2. 先将洗好的锐利器械尖端用硅胶管保护好。

3. 将成套器械放入底层和侧面有硅胶垫的金属篮筐内，器械不重叠压放，分别放置：最好使用带盖篮筐盛放；若为无盖篮筐，金属篮筐的器械上层用硅胶垫保护，避免包布直接接触显微器械，以免造成磨损。

4. 放指示卡，用双层包布包装，包布外层贴好化学指示胶带或追溯条码标签，标签内容包括器械名称、灭菌时间、有效期及打包者姓名。

5. 所有显微器械在转运过程中，应避免受压碰撞和跌落，要轻拿平放，防止损坏。

（三）灭菌

所有显微器械应采用压力蒸汽灭菌法灭菌。

PART
FOUR

第四章

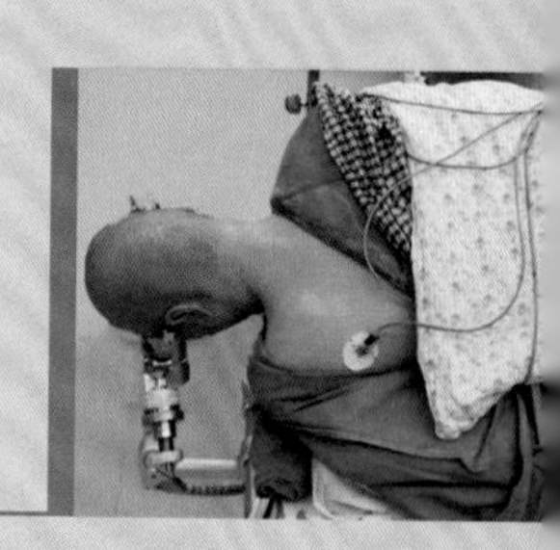

神经外科手术护理基本操作

手术体位摆放

输液管理

术中神经电生理监测技术

第一节 手术体位摆放

手术体位摆放是由手术医生、麻醉医生、手术室护士共同确认和执行，根据手术需要、生理学和解剖学知识，选择合理的体位设备和用品，充分暴露手术野，确保患者安全与舒适。标准手术体位包括：仰卧位、侧卧位、俯卧位，其他手术体位都是在标准体位基础上演变而来。神经外科手术应安置舒适、安全、稳妥的手术体位，才能够保证手术顺利进行，同时防止皮肤压力性损伤等各种并发症的发生。

一 手术体位摆放原则

1. 最好的术野暴露以便于操作。

2. 便于麻醉医生的全面监控，有利于维持患者呼吸循环稳定。

3. 正确约束患者，松紧度适宜，维持体位稳定，防止术中移位、坠床。

4. 头部保持与心脏同一水平或稍高，有利于静脉回流。

5. 注意分散压力，防止局部组织长时间受压，且受压部位得到妥善有效保护，以防皮肤压力性损伤发生。

6. 维持肢体功能位置。

二 体位摆放设备和用品

体位摆放设备与用品是有助于患者体位最大限度暴露手术野的用物，常见的有手术床、体位垫及其他体位用品。

1. 手术床。

手术床是一种在手术室使用的、带有相关附属配件、可根据手术需要调节患者体位，以适应各种手术操作的床。手术床配件包括各种固定设备、支撑设备及安全带等，如头托、头架、各式固定挡板、托手板、上下肢约束带等。

2. 体位垫。

体位垫是用于保护受压部位皮肤的一系列不同尺寸、外形的衬垫，如头枕、膝枕、胸垫、俯卧位模型垫、大小不等圆枕、头圈、足跟垫、小凝胶圈、凝胶垫等。

 体位摆放的规范化流程

神经外科的常见手术体位有：仰卧位、侧卧位、俯卧位及坐位。

（一）仰卧位

仰卧位适用于额、颞、顶及颅前窝手术，是神经外科最常见、并发症最少的手术体位（图 4–1–1a、图 4–1–1b）。

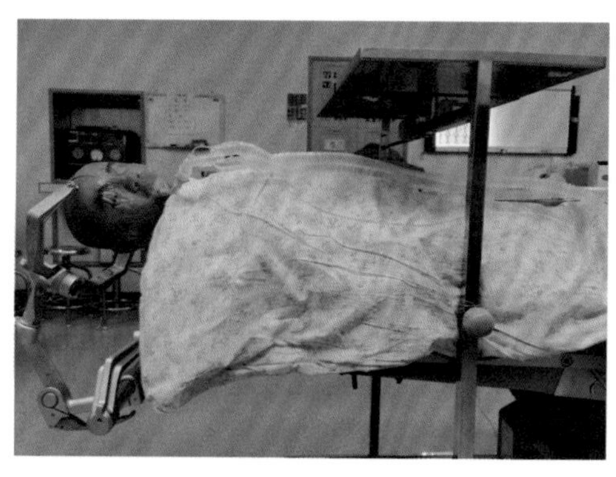

a

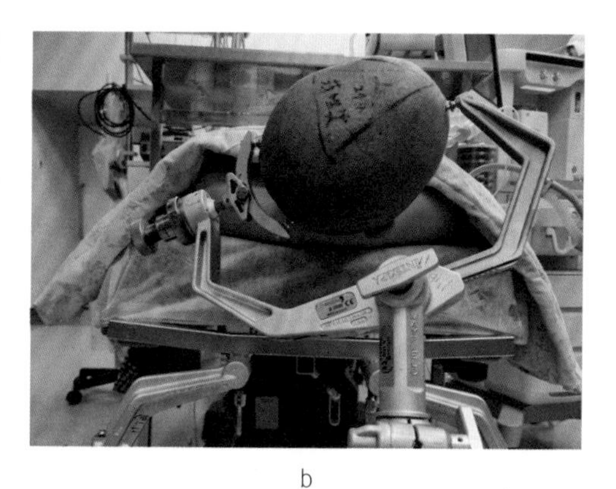

b

图4–1–1　仰卧位

【用物准备】

中单 1 个，枕头 2 个，凝胶垫 2 个，头圈或头架 1 个，头部延长木板 1 块，手术床 1 张。

【床单位准备】

1. 确定手术床、床垫完好，铺床单。

2. 将中单纵向折叠，平铺床单上，中单距床头的距离根据患者身高决定。

3. 延长木板从床头的床板和连接杆之间插入，枕头置于木板上。

【摆放方法】

1. 协助患者平卧于准备好的手术床上，肩部平床头边缘。

2. 固定患者上肢：要求上肢紧贴体侧，掌心朝向身体两侧，肘部微曲用布单固定，远端关节略高于近端关节。

3. 膝下宜垫软枕，足跟部放置凝胶垫。

4. 根据需要在骨突处（肩胛、骶尾、肘部、足跟）垫保护垫，以防局部组织受压。

5. 安置电刀负极板，系好约束带，替患者盖被保暖。

6. 放置器械桌，注意高度。

7. 去掉延长木板，协助手术医生上头架。

【护理要点】

1. 头部抬高 3～5cm，以保持前屈，利于颈部肌肉松弛和静脉回流。

2. 防止颈部过度扭曲。

3. 上肢固定不宜过紧。

4. 器械桌距患者身体不小于 20 cm，螺丝务必旋紧。

5. 仰卧位头偏向一侧时，应防止头部过分旋转至健侧而造成的颈静脉系统堵塞和颅压升高，应于患侧肩部下垫凝胶垫，将肩部稍抬高。

6. 踝关节部位垫小软枕避免足跟部受压。

仰卧位操作流程图
确定手术床，床垫完好，铺好床单
平铺中单于床单位上
插入延长木板于床头，放好枕头
协助患者平卧于准备好的手术床上，肩部平床头边缘
固定患者上肢
根据需要在骨突处(肩胛、骶尾、肘部、足跟)垫保护垫，以防局部组织受压
连接单极负极板，系好约束带，盖好被子
放置器械桌，注意高度
去掉木板，协助手术医生上头架

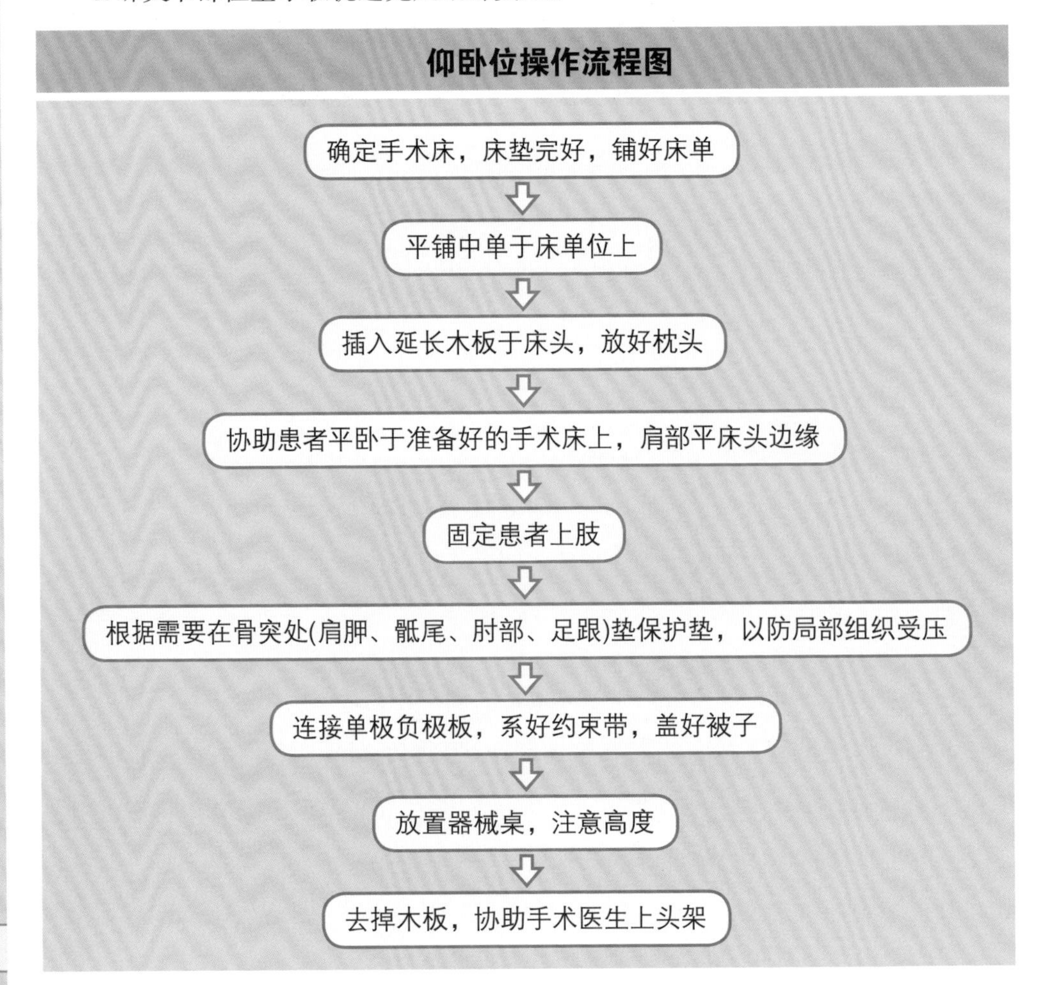

（二）侧卧位

侧卧位适用于小脑、脑干等后颅凹手术（图 4-1-2a、b、c）。

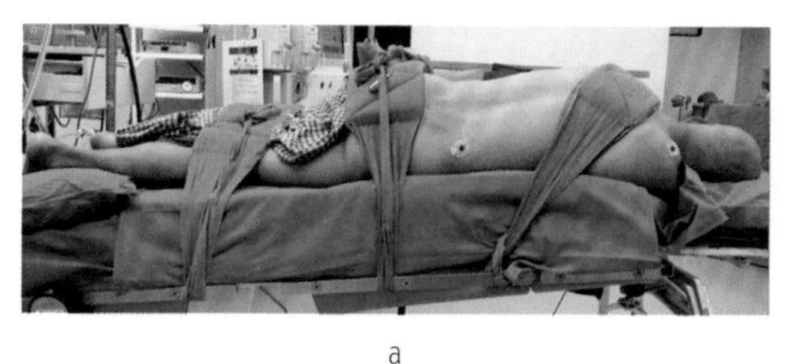
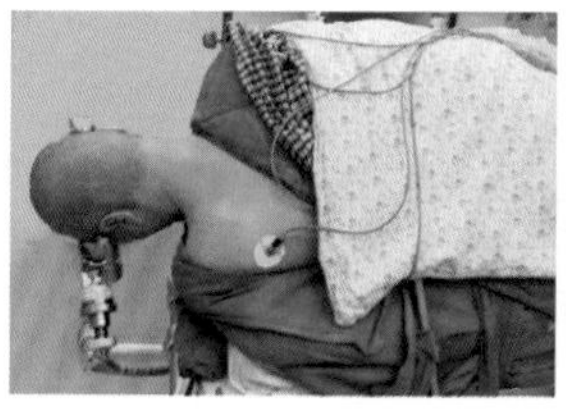
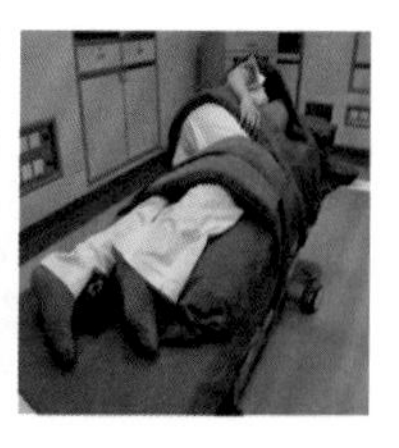

a　　b　　c

图4-1-2　侧俯卧位

【用物准备】

中单 2 个，枕头 3 个，凝胶垫 2 个，头圈或头架 1 个，延长木板 1 块，手术床 1 个，胸垫 1 个，拉肩带 1 个，宽约束带 2 个，圆枕 1 个，托手板 1 个。

【床单位准备】

1. 确定手术床，床垫完好，铺床单。

2. 胸垫置于床单上，胸垫距床头边缘的距离约患者上臂 2/3 宽。在其上纵向铺一中单，床头端预留足够的长度，以固定健侧上肢用。再在其上横向铺一对折中单，对折边置于患者健侧，对折边距离患者健侧边床缘的长度根据患者体型和侧卧位的角度来决定。

3. 延长木板从床头的床板和连接杆之间插入，枕头置于木板上。

4. 患者健侧边置托手板。

【摆放方法】

1. 患者麻醉后，且生命体征平稳时，巡回护士与麻醉医生、手术医生一同将患者翻身取侧卧位。病变侧朝上，背部稍靠手术床边缘，健侧腋下、肋部垫一软垫，其厚度以患者健侧上肢血管及臂丛神经不受压为宜。健侧上肢伸直于托手板上，用软垫衬托，约束带包裹固定。

2. 胸前区垫一大小合适的圆枕，圆枕从铺好的中单夹层中塞入，患者正侧或侧俯卧位由对折中单的下层来调节。正侧时，拉紧对折中单下层的末端，使圆枕靠近患者身体，侧俯时使其放松，患者身体侧趴在圆枕上。然后整平中单，将上下末端一并塞入床垫下。应注意圆枕勿压迫腹部而影响呼吸。

侧卧位操作流程图

确定手术床、床垫完好，铺床单

胸垫置于床单上，胸垫距床头缘的距离约患者上臂 2/3 宽

在胸垫上纵向平铺一中单，床头端预留足够的长度，以固定健侧上肢

在第一块中单基础上横向铺一对折中单，整边置于患者健侧

延长木板从床头的床板和连接杆之间插入，枕头置于木板上

患者健侧置托手板

查看手术部位标识，检查皮肤完整性

协助患者平卧于准备好的手术床上

3～4 人协同将患者以脊柱为轴心向健侧慢慢旋转 90°

患者侧卧，病变侧朝上，肩部及背部稍靠手术床缘

健侧上肢伸直于托手板上，用软垫衬托，约束带包裹固定

胸前区垫一大小合适的圆枕，圆枕从铺好的中单夹层中置入

健侧下肢伸直或微屈，患侧下肢稍向前屈压在软枕上

患侧肩胛、髋、膝部用约束带固定

头架用一次性包布包裹保护

3. 健侧臀下放一小软垫，其厚度为肋下垫的 1/3～1/2 。

4. 健侧下肢伸直或微屈，患侧下肢稍向前屈置于软枕上，双腿位置一前一后错开摆放，呈跑步状态，避免重叠。

5. 固定体位。用一拉肩带牵拉患侧肩胛部，固定带系于手术床两侧，髋、膝部用宽约束带固定。患侧肢体保持功能位置固定于体侧。

6. 头架固定时，确保头面部与健侧上肢之间有间隙，防止压伤面部器官或肢体皮肤，并用防水布置于其间隙，防止口鼻分泌物浸湿病服和床单。放置托盘器械桌。

7. 静脉输液通路建立在患侧大隐静脉为宜。

【护理要点】

1. 避免腋神经及臂丛神经的损伤。

2. 防止受压部位皮肤红肿及水疱的形成。

3. 健侧悬空的手臂加以保护。

4. 下肢避免受压。

5. 保证尿液引流及深静脉穿刺管路畅通。

6. 在麻醉状态下搬动患者应轻稳、协调，头架固定应牢靠，防止脊柱损伤。

（三）俯卧位

俯卧位以第 4 胸椎以上椎体手术部位体位摆放为例，适用于后颅窝和脊柱手术（图 4–1–3）。

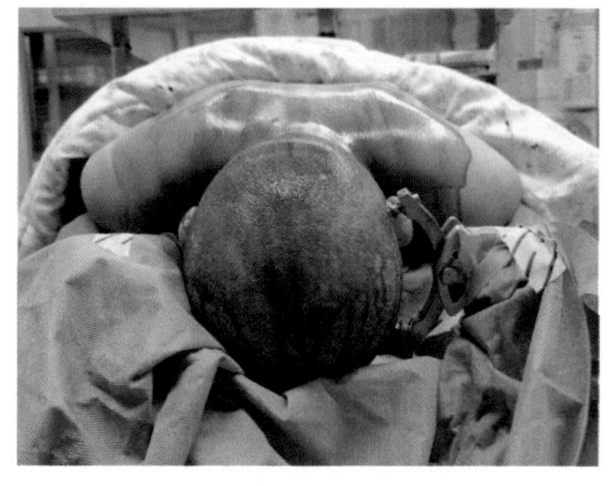

a

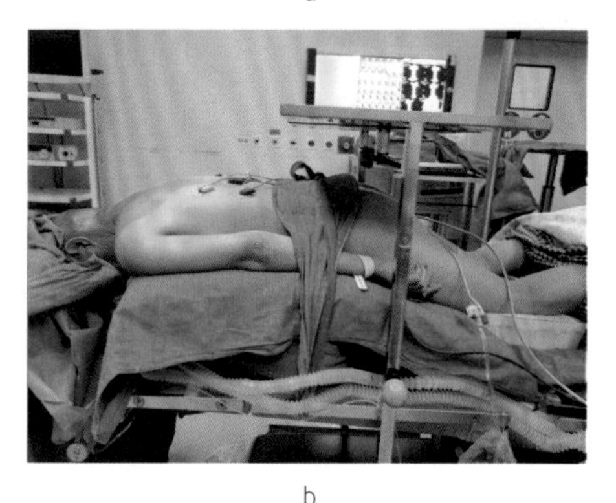

b

图4–1–3　俯卧位

【物品准备】

中单 1 个，枕头 3 个，凝胶圈 2 个，头圈或头架 1 个，木板 1 块，手术床 1 个，三角枕 1 个或俯卧模型垫 1 个，宽约束带 2 个。

【床单位准备】

1. 确定手术床、床垫完好，铺床单。

2. 三角枕置于床单上，三角枕尖端朝床头且平床头边缘，或俯卧模型垫齐床头放置于手术床上。在其上纵向铺一中单，床头端预留足够的长度，床尾靠近俯卧位垫处横向叠放两枕头。

3. 木板从床头的床板和连接杆之间插入，枕头置于木板上。

【摆放方法】

1. 患者在转运床上麻醉后，且生命体征平稳时，巡回护士与麻醉医生、手术医生一同将患者过床翻身。

2. 患者双上肢紧贴于体侧，缓缓转为俯卧位，使头、颈、胸椎在同一水平上同时旋转，使患者卧于三角枕或俯卧模型垫上，髂棘处卧于三角枕底部的横枕上，胸腹部悬空。

3. 膝下垫一小凝胶垫，足背部及双腿处各垫一软枕，双上肢固定于体侧，用中单包裹好，宽约束带固定双下肢、双上肢。

4. 头部头架固定或偏向一侧置于头圈上。

【护理要点】

1. 三角枕大小适宜，或调节俯卧模型垫位置，勿使胸腹部受压而影响呼吸与循环。

2. 保护男性外生殖器勿受压。

3. 三角枕软硬适中，枕套应平整。

4. 在麻醉状态下搬动患者应轻稳、协调，头架固定应牢靠，防止脊柱损伤。

5. 固定头部的头托或头圈上应垫软垫，并及时处理口鼻分泌物，保持头部布单清洁、干燥，条件允许时可定时变换头位局部间歇减压并在受压处如前额、颧骨做按摩，防止面部皮肤压力性损伤或压迫眼部造成视网膜脱离而失明。

6. 注意双手臂的保护。

（四）坐位

坐位适用于某些颈部或后颅窝手术（图 4-1-4），具体操作步骤及护理要点：

1. 将手术床调成两头高、中间凹的形状后倾 15°，防止因下滑而改变体位。

2. 双肩部用弹力绷带妥善固定。

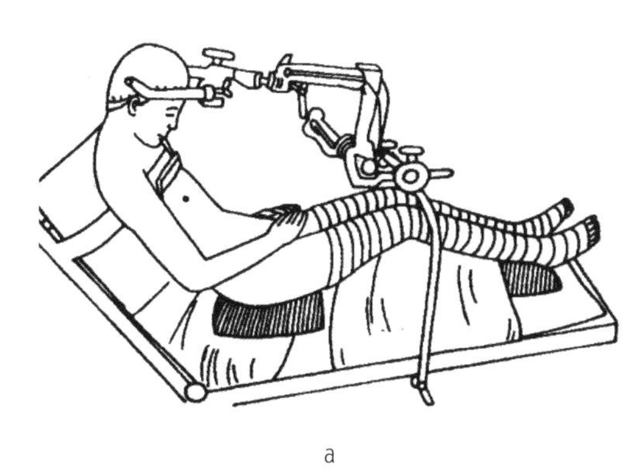

a

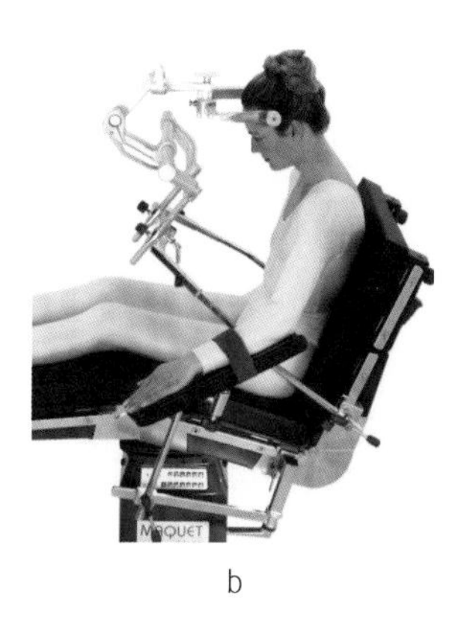

b

图4-1-4　坐位

俯卧位操作流程图

确定手术床、床垫完好，铺床单

↓

三角枕置于床单上，三角枕尖端朝床头且平床头缘

在其上纵向铺一中单，床头端预留足够的长度，靠近俯卧位垫横铺两枕头于床尾

↓

延长木板从床头的床板和连接杆之间插入，枕头置于木板上

↓

查看手术部位标识，检查皮肤完整性

↓

协同将患者以脊柱为轴心向健侧慢慢旋转 180°

↓

患者卧于三角枕或俯卧支架上，髂棘处卧于三角枕底部的横枕上，胸腹部悬空

膝下及足背垫以软枕，双上肢固定于体侧，用中单包裹好

↓

宽约束带固定双下肢、双上肢

↓

头部头架固定或置于头圈上

3. 双下肢均宜缠弹力绷带，暴露脚趾末梢，以便术中观察血液回流情况，绷带缠绕力度适中，以减轻周围静脉瘀血，防止绷带缠绕过紧而导致足趾发绀。

4. 升高背板，将背板按 15°、30°、45°、60°、75°及 90°逐步升高，以利机体逐步代偿和适应坐位下的生理改变。

5. 保持头部与颈椎在同一平面，利用头架或前托固定前额，注意勿压伤眼部。

6. 双上肢平放于身体前部或两侧托手板上。

7. 坐位虽有利于手术野显露清楚，静脉充血减少，有利于手术操作等优点，但因其对循环影响大、静脉空气栓塞、气颅的并发症容易发生，出血严重时，容易造成脑缺血，还可出现周围神经压迫性损害，四肢麻痹，骨科和皮肤科方面的问题，故较少采用，多以侧卧位代替。

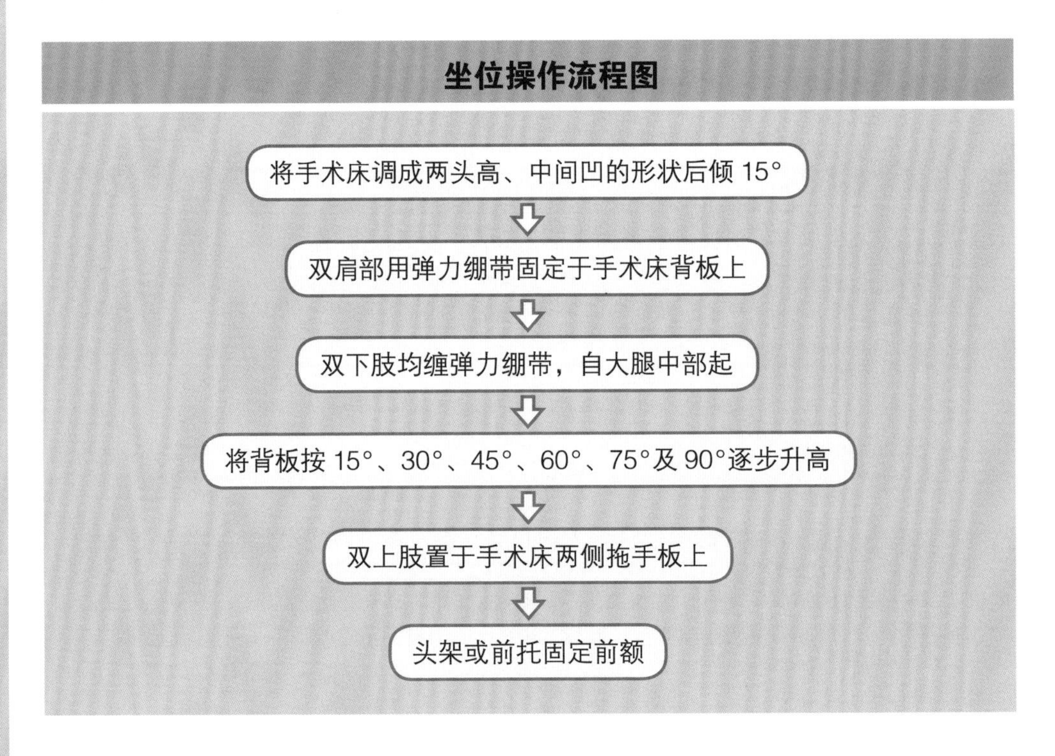

四 体位并发症的防范

针对神经外科手术时间长、术中不能轻易改变体位、动力系统的使用等特点，我们建议采取以下防范措施。

1. 做好术前访视：术前充分了解患者的病情、手术过程及要求，对患者身高、体重、皮肤的弹性、完整性、有无畸形、肢体的活动能力、有无瘫痪、手术时间长短、出血量等进行评估，以便有针对性防范体位并发症。

2. 检查手术体位设备和用品，对其完好性进行评估，并根据患者体型选择合适的型号。

3. 严格遵守手术体位摆放原则，按操作流程正确摆放体位。

4. 加强术中观察，病情允许时适当间隙性减压。

5. 术后认真交接。

第二节 输液管理

输液是临床上的一种应用广泛而又迅速有效的治疗手段，也是抢救危重患者的一种快捷而有效的给药途径。神经外科手术患者术中麻醉状态下必须生命体征平稳，维持有效的循环血量和水电解质平衡，术中输液的管理尤为重要。其原因有：①脑组织的能量代谢对脑血流量依赖程度大；②神经外科手术具有术野小、手术部位特殊、操作精细、手术时间长、出血多、并发症多等特点。

一 输液部位的选择

根据手术部位、手术体位选择穿刺部位，一般选择患侧下肢粗大静脉，由远心端向近心端选择穿刺，穿刺成功后固定好针头，记录穿刺时间。穿刺时避免同一部位、长时间、多次穿刺，减少对血管壁的损伤；避免选择循环较差的下肢静脉；使用静脉留置针，以减少多种药物同时使用增加对血管的刺激，防止药物外渗。

二 输液速度和量的管理

根据用药种类、输液量的多少确定输液通路的数量。一般情况下，出血少的患者（成人）开颅骨之前输液量不超过 500 mL；脑外伤患者为防止减张后突然低血压，在减压前应给予适量液体扩容。术中密切观察病情，输液量和速度原则上根据出血的量和速度决定。

三 输液加温

输液加温，防止术中低体温和静脉炎的发生。低体温是外科手术中较为常见的并发症。术中输入低于体温的冷液体或温度较低的库存血，对患者体液造成“冷稀释”作用，会加速患者体温的下降（图 4-2-1）。应用加温输液装置对输注液体进行加温，可有效防止或减少术中低体温的发生。

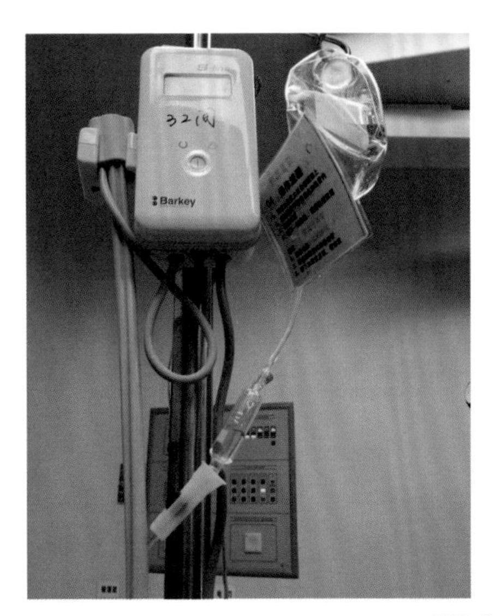

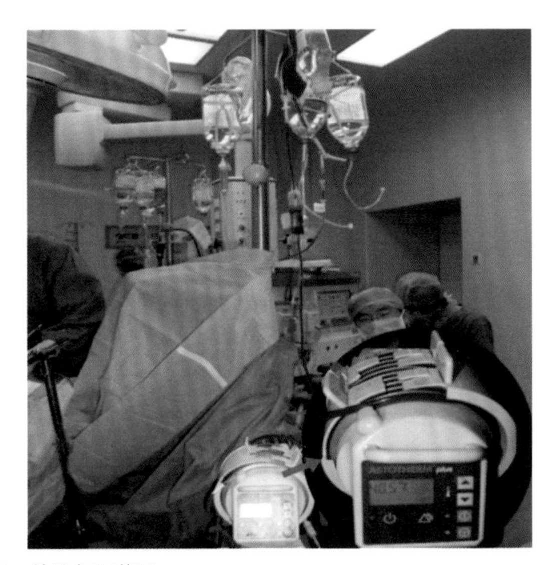

图4-2-1　输液加温装置

四 输液外渗的预防与处理

（一）掌握药物的特性，注意输注的速度及浓度

持续输入血管活性药物（多巴胺、间羟胺、肾上腺素、去氧肾上腺素、去甲肾上腺素等）时首选中心静脉给药，没有中心静脉通路时，应用留置针建立 2 条静脉通道，每隔 2 ~ 3 小时交替使用，以免造成局部组织坏死；输注高渗性（20% 甘露醇、50% 葡萄糖、浓氯化钠等）、刺激性大（碳酸氢钠、葡萄糖酸钙、氯化钙、氯化钾等）的药物必须确保针头在血管内才能滴入药物。

（二）加强责任心，多巡视患者输液通路

输液过程中要检查注射部位，发现药物外渗立即更换注射部位；尤其是危重患者，要多巡视输液通路。

（三）输液外渗的常规处理

1. 停止输液。

发现输液外渗应立即停止输液，用注射器连接输液针头将药物回抽，减少药液在局部组织的渗出量，降低渗出液对组织的损害，再抬高患肢。

2. 外敷及药物处理。

（1）组织刺激性小、容易吸收的药液外渗：可以用 50% 硫酸镁湿敷（硫酸镁适用于因血管通透性高引起的外渗），肿胀很快就会消退。

（2）组织刺激性药液外渗：如葡萄糖酸钙、氯化钙、氯化钾等，在 6 小时内进行冷敷，24 小时后热敷。但对血管收缩药则应早期采取保温、热敷，患侧肢体抬高。

（3）高渗性药液外渗：如 50% 葡萄糖、甘露醇、浓氯化钠等，应给予冷敷，使血管收缩减少药物吸收；严重者 1% 利多卡因 2 mL + 地塞米松 5 mg + 0.9% 氯化钠 2～5 mL 局部封闭。

3. 局部封闭方法。

用 1 mL 注射器针头在红肿皮肤的边缘呈点状扇形封闭。以 15°～20° 进针为宜，先沿外渗局部的边缘打封闭，进针约 1/2 针头，无回血后边退边注射药物，封闭外渗区域周边及外渗局部区域。

第三节　术中神经电生理监测技术

减少手术创伤，提高生活质量，已成为现代外科基本理念之一，即微创外科的理念。手术是一种有创性治疗方法，有潜在的引起神经系统损伤的可能，无法通过显微镜观察到，术者往往意识不到已经对神经系统造成了损伤。这些无法观

察到的神经系统损伤常伴有神经电生理改变，从而可通过神经电生理方法进行监测，及早地发现到这类神经功能的变化，让外科医生尽早确定是哪些步骤出现了问题并改变手术操作步骤，减少术后医源性功能缺损，反之可能造成术后神经系统功能的永久性损伤。随着神经电生理术中监测技术的不断发展，术中神经监测越来越广泛地应用于临床，使神经外科疾病患者术后的神经功能和生活质量得到了极大改善。

一 术中神经电生理监测的目的和基本原理

（一）术中神经电生理监测的目的

术中神经电生理监测通常用于可能造成神经系统永久性损伤的手术中，其目的是：

1. 尽早地发现和辨明由于手术造成的神经损害，并迅速纠正损害的原因，避免永久性的神经损伤。

2. 迅速发现手术中系统性的变化，如由于缺氧或低血压而引起的系统性改变。

3. 协助手术医生鉴别不明确的组织，特别是那些穿过或包绕在组织或肿瘤上的神经纤维。

4. 协助手术医生鉴别神经受损害的部位、节段并检查受损的神经或神经束是否还具备功能。

5. 协助鉴别神经组织，提供给手术医生神经电生理监测的依据，使术者明确正在进行的手术步骤会不会造成神经损伤。

6. 协助手术医生辨别感觉皮质和运动皮质，定位癫痫病灶，明确病变切除范围。

7. 手术中神经监测在心理上给患者和家属一种安全感，有助于缓解患者的疑虑和恐惧心理，有助于患者的术后恢复。

（二）术中神经电生理监测的基本原理

术中有很多造成神经系统损伤的因素，大致可分为两类：创伤性因素和缺血性因素。前者如对神经结构的牵拉、挤压和电灼，后者如血管的切断和电凝止血造成的血管闭塞。术中神经电生理监测就是要在不可逆损伤发生之前，及早提示术者采取措施挽救神经功能，减少损伤。其基本原理是对特定神经进行刺激，对存在损伤风险的神经通路中的特定神经结构的电反应进行记录。目前，已形成相对标准和成熟的术中神经电生理监测技术，其中，感觉系统功能的监测是最早使用的。监测感觉系统时，先给予一个适当的刺激，然后记录上行性感觉传导通路的电反应，通常是在头皮使用记录电极来记录脑内神经传导束和细胞核的远场电位。而运动系统功能的监测出现相对较晚，对运动系统的监测需通过电刺激运动皮质，记录下行运动传导通路产生的电位，最常用的是在肌肉记录所产生的肌电图。对运动神经的监测通常是在运动神经支配的肌肉上，记录其电活动。总之，就是根据感觉和运动传导系统的电生理信号改变，脑皮质生物电的变化以及脑部血流灌注的情况，客观有效地监测处于手术危险状态下患者神经功能的完整性。

二 术中神经电生理基本监测方法

术中监测手段主要包括肌电图、运动诱发电位、体感诱发电位、脑干听觉诱发电位、脑电监测、中央沟定位、F 波、唤醒手术等。

（一）术中神经电生理监测的基本设备

术中电生理监测需要使用电生理监测仪（图 4–3–1），其大致分为刺激系统、记录系统、分析处理与显示系统三大部分。刺激系统有监测电极及配件，如针电极（图 4–3–2）、螺旋电极（图 4–3–3）、表面电极（图 4–3–4）、硬膜外丝状脊髓电极（图 4–3–5）、各种电刺激探针及电极（图 4–3–6、图 4–3–7），可以提供电、声音、闪光等刺激。记录系统通过电极记录神经冲动的电信号，通过分析系统进行处理后显示出来，为监测及手术人员提供神经系统功能状态的信息。

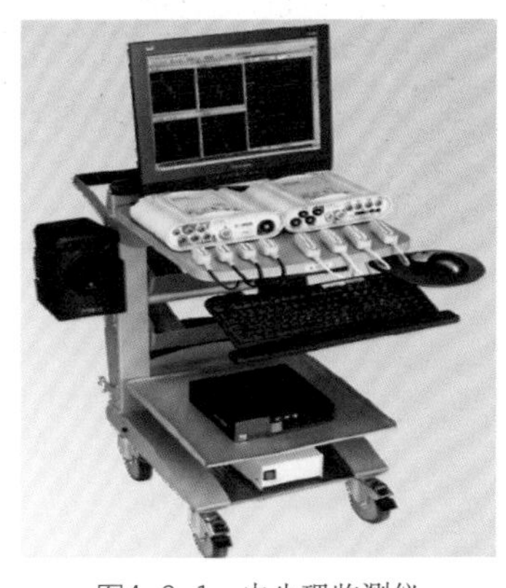

图4–3–1　电生理监测仪

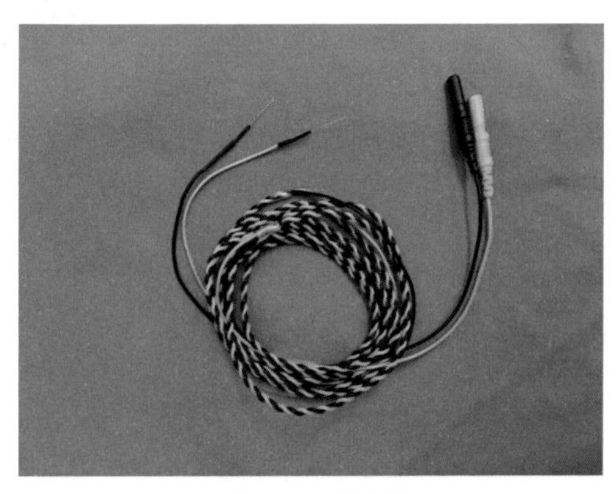

图4–3–2　针电极

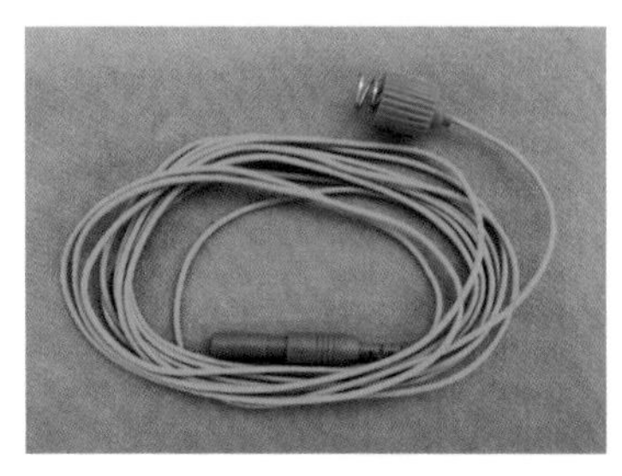

图4-3-3　螺旋电极

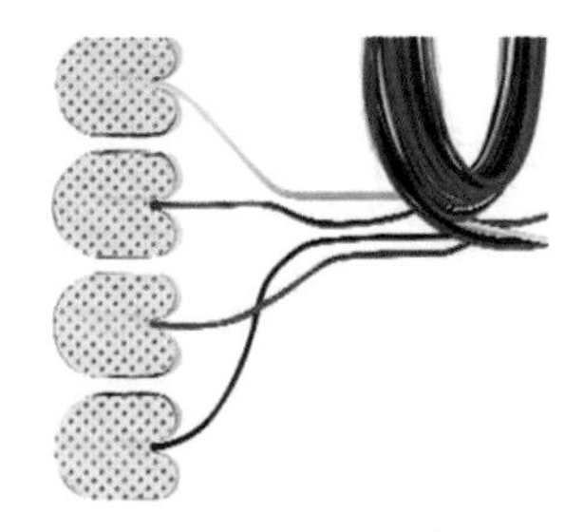

图4-3-4　表面电极

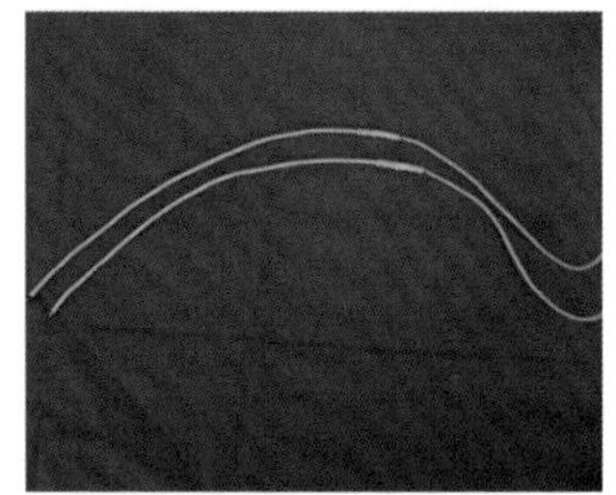

图4-3-5　硬膜外脊髓电极

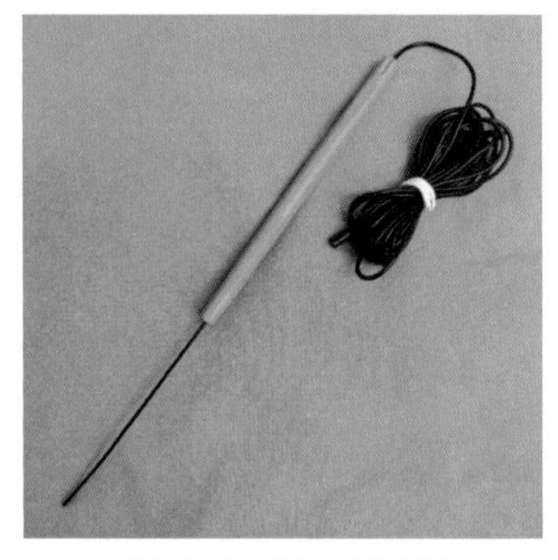

图4-3-6　单极刺激探针

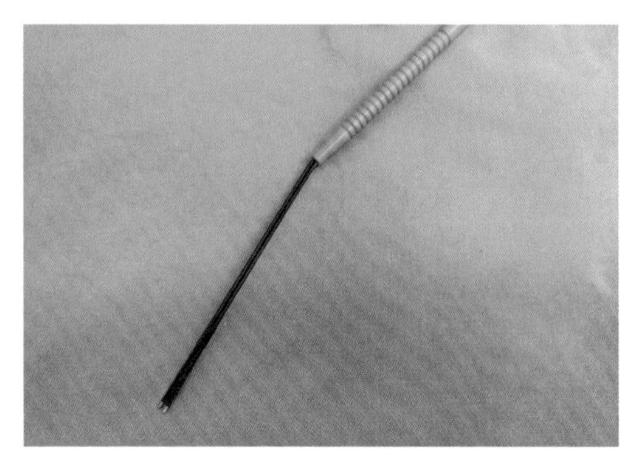

图4-3-7　双极刺激探针

（二）肌电图（EMG）

术中监测记录到的肌电活动间接反映了支配它的神经的功能状态，可分为自发 EMG 和诱发 EMG。

1. 自发 EMG 指神经受到刺激后，在该神经所支配的肌肉上记录到的电活动。对运动神经或神经根的钝性机械性损伤将引起其支配的肌肉上产生动作电位，可用它来提醒手术医生，防止损伤神经。当神经根受到术中的机械或者电刺激时，就可以在此神经支配的肌肉上记录到肌电爆发（图 4-3-8）。

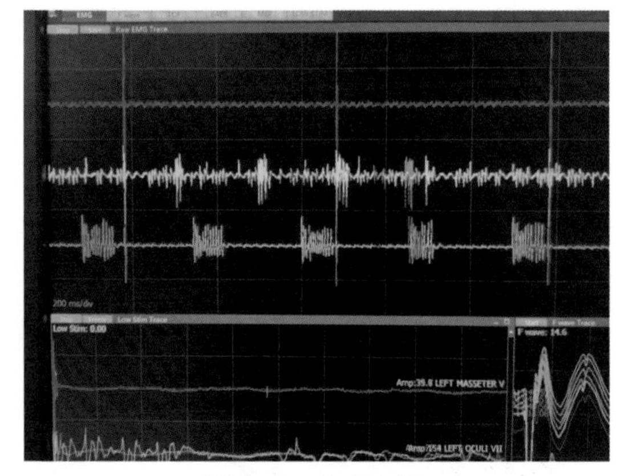

图4-3-8　自发肌电图

2. 诱发 EMG：指用电刺激正常的运动神经，在其支配的肌肉上诱发复合肌肉动作电位（CMAP，图 4-3-9）。因电刺激的分散可以造成假阳性，在刺激前应将刺激点的脑脊液和血液尽量吸除。刺激强度与神经根的受损伤程度呈正相关，而诱发电位信号波幅与神经损伤程度成反比。

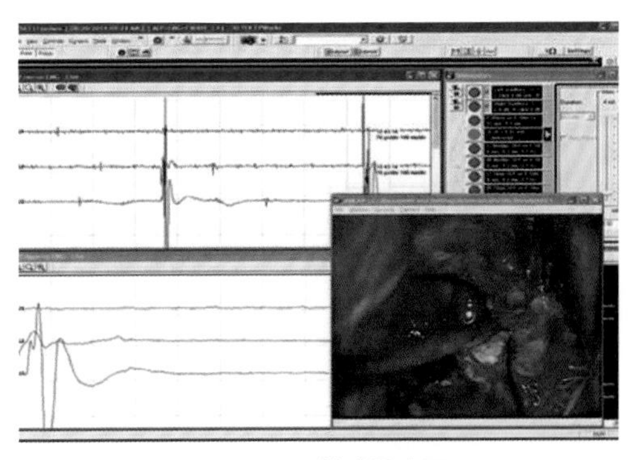

图4-3-9　触发肌电图

（三）运动诱发电位（MEP）

MEP 有经颅电刺激（ TES）和经颅磁刺激（TMS）两种模式，目前术中监测一般采用 TES。由于麻醉患者脊髓运动传导束较难兴奋，刺激模式采用短串电刺激。刺激电极可使用盘状电极、针电极或螺旋电极，其中螺旋电极最常应用（图 4-3-10）。

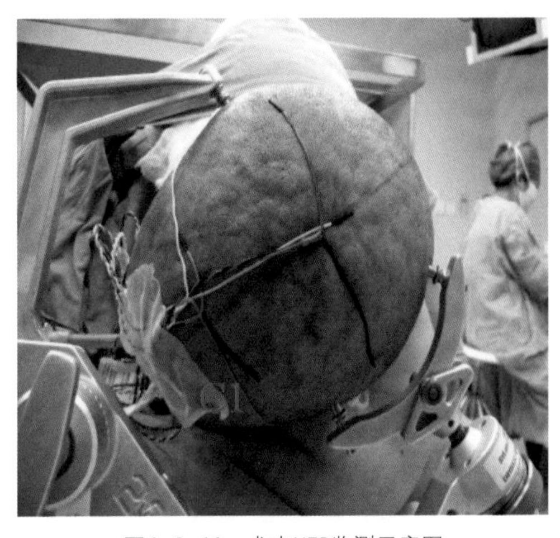

图4-3-10　术中MEP监测示意图

记录电极放置于对侧相应肌肉，由于皮质脊髓束支配肢体远端肌肉，因此记录电极应该选择放置在肢体远端的肌肉上。上肢通常采用伸指总肌、鱼际肌，下肢通常采用胫前肌、拇短展肌（图 4-3-11）。在经颅刺激后，如果运动通路功能正常，就可以在周围肌肉上记录到反应波形。这是一种复合肌肉动作电位（CMAP），使用这种记录方法时不能使用肌松药。

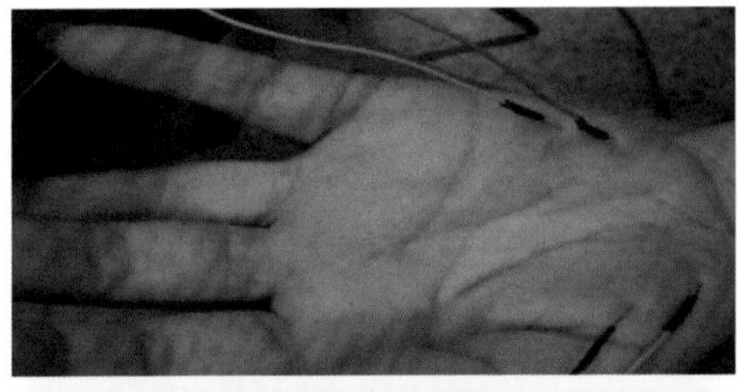

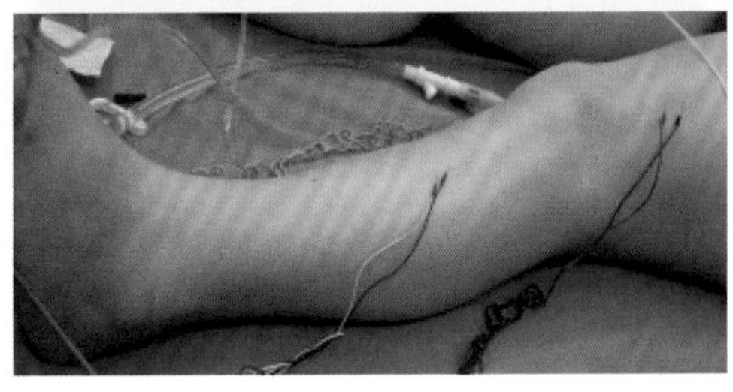

图4-3-11　运动诱发电位记录

（四）体感诱发电位（SEP）

本体感觉通过脊髓后索向上传递，SEP 是最常用的脊髓后索监测方法。在进行可能影响脊髓血供或涉及脊髓操作的手术时，可以通过电刺激周围神经来产生传入冲动，并在头皮放置记录针式电极来监测 SEP（图 4-3-12）。

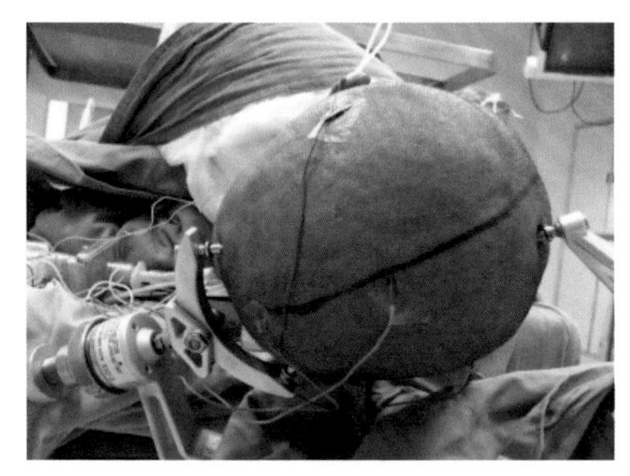
图4-3-12 术中SEP监测示意图

绝大多数术中监测均使用电刺激周围神经作为诱发 SEP 的方法。刺激电极置于上肢腕部正中神经、下肢踝部胫后神经和腓神经（图 4-3-13）。可以使用皮下针电极或表面电极来进行周围神经的电刺激，电极应贴近需要刺激的神经，在手术过程中保证电极的位置不移动。

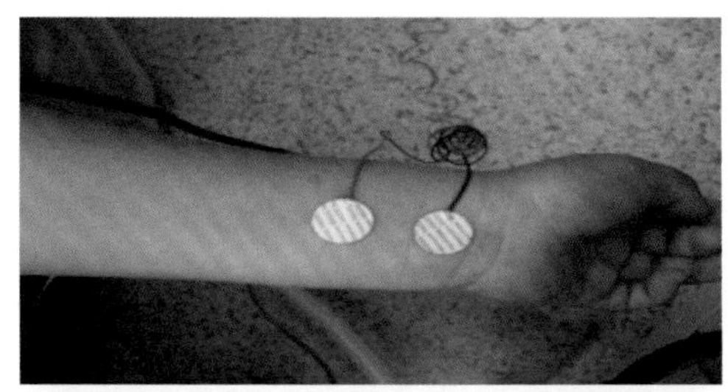
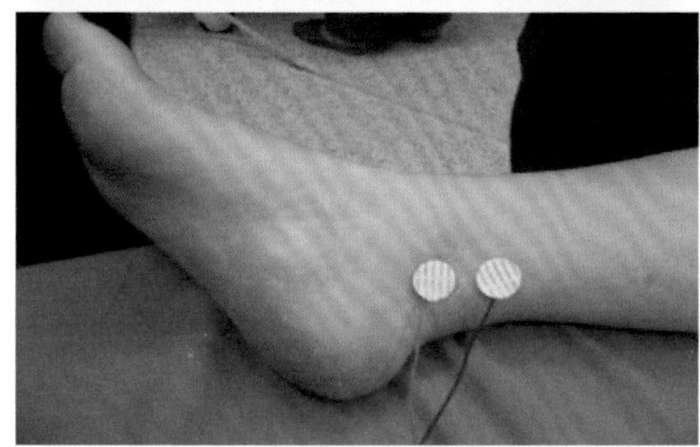
图4-3-13 体感诱发电位刺激电极位点

（五）脑干听觉诱发电位

通过声音刺激听神经，听觉传入冲动经第八对颅神经听觉部分进入耳蜗核，再经上橄榄核、脑干到达大脑听觉皮质产生的各种反应电位。当术中牵拉、暴露等原因造成脑干受压后，这些反应电位的波幅、潜伏期会出现相应的变化。术中连续监测脑干听觉诱发电位，可以及早发现脑干功能的变化，配合手术医生减少或防止脑干功能的损伤。在正常的脑干听觉诱发电位的记录中，通常以针电极进行记录，头顶电极（Cz）为阳极，耳垂（A1，A2）为阴极（图 4-3-14）。利用插入式耳机（图 4-3-15）给予 click 音

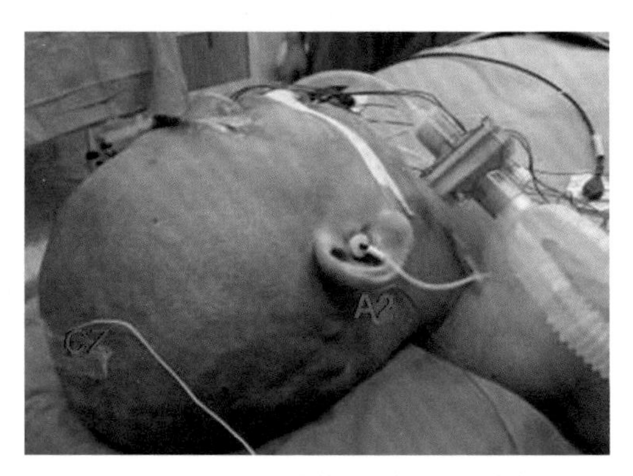

图4-3-14 脑干听觉诱发电位记录电极

刺激，对侧用白噪声掩蔽。采用罗马数字Ⅰ～Ⅴ分别命名脑干听觉诱发电位各个反应波峰（图 4–3–16）。

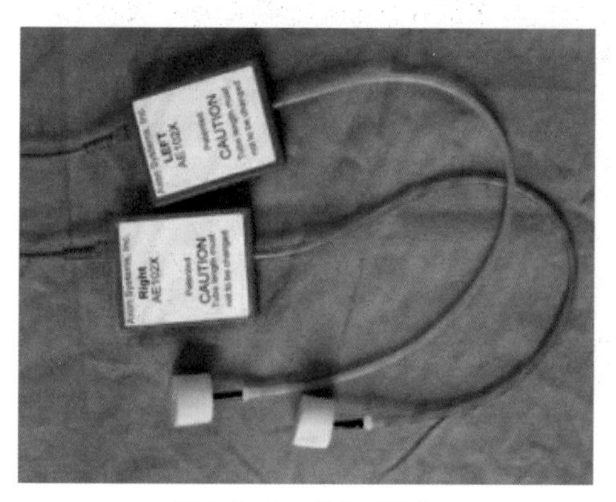

图4–3–15　插入式耳机

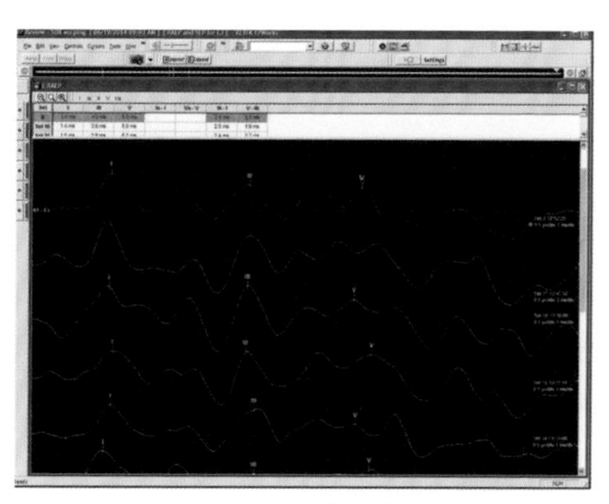

图4–3–16　脑干听觉诱发电位波形

（六）脑电监测

脑电图是从头皮上将脑的自发性生物电加以放大记录而获得的波形图。手术中使用脑电图监测可以定位癫痫病灶，评估脑缺血缺氧。不同种类的手术应选择不同类型的电极以适应手术和监测两方面的需要。如颈动脉内膜剥脱术中监测我们可采用皮下针电极固定在头皮上，而颅脑手术中脑电监测可以用条形电极放置于手术部位。放置电极的数量取决于手术部位。通常至少四个导联（图 4–3–17）。

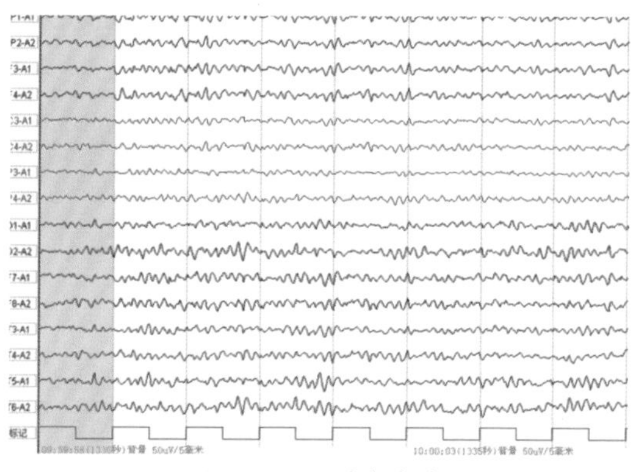

图4–3–17　脑电波形

（七）中央沟定位

中央沟是大脑的重要解剖标志，中央后回有初级躯体感觉皮质，中央前回有初级躯体运动皮质。在全麻状态下，我们可以使用电刺激和记录技术定位感觉和运动区域。原理是通过定位 SSEP 主要皮质翻转来定位中央沟。

（八）F波

F 波是周围神经在阈上超强刺激条件下，有逆行冲动引起的运动神经纤维的非突触性反应。F 波最显著的特点是能够反映神经全程的功能状态。尤其对整个神经特别是近端神经的运动传导功能可做出早期判断。面神经是人体在骨管内走形最长的脑神经，应用 F 波可全程、早期的检测其功能状态（图 4–3–18）。

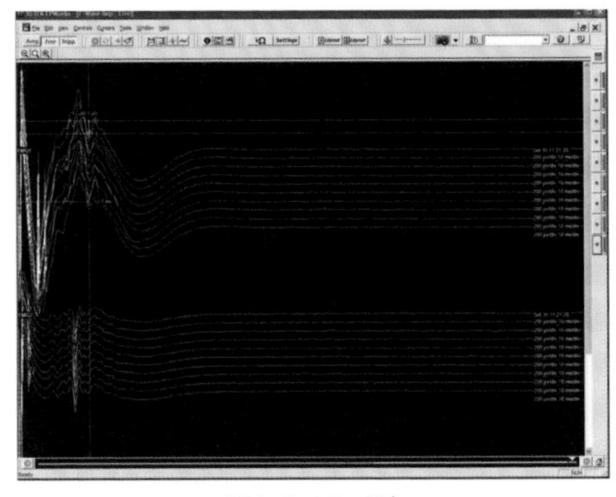

图4–3–18　F波

（九）唤醒手术

语言功能定位需要患者在唤醒麻醉下进行。定位是建立在电刺激会干扰刺激区域正常功能的假设基础上。患者在进行语言指令时，用电流刺激脑皮质区域，若患者对刺激有阳性反应（语言表达中断或错误）的部位为语言区。通常为了尽可能少地损坏语言功能，阳性区域周围 1 cm 的结构都会保留。

三 术中神经电生理监测应用

1. 大脑半球肿瘤、血管畸形或癫痫病灶切除术可以测定大脑皮质运动区和感觉区定位和 EEG 监测（图 4–3–19）。

2. 脑干和颅底肿瘤手术监测 BAEP、SEP 及 EMG 判断脑干功能以及颅神经情况，避免神经功能损伤（图 4–3–20，图 4–3–21）。

3. 脊髓病变可以通过 SEP，MEP，EMG 和 BCR 保护重要的神经功能（图 4–3–22，图 4–3–23）。

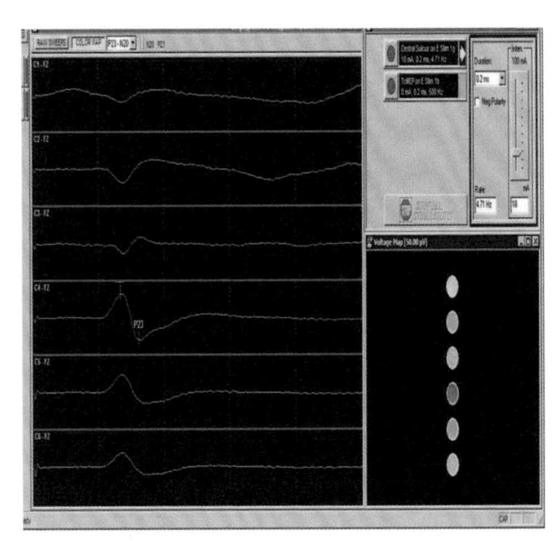

图4–3–19　术中功能区定位

4. 颈动脉内膜剥脱术、动脉瘤、血管畸形手术中可以根据 EEG、SEP 及 TCD 结果了解大脑血供情况（图 4-3-24、图 4-3-25）。

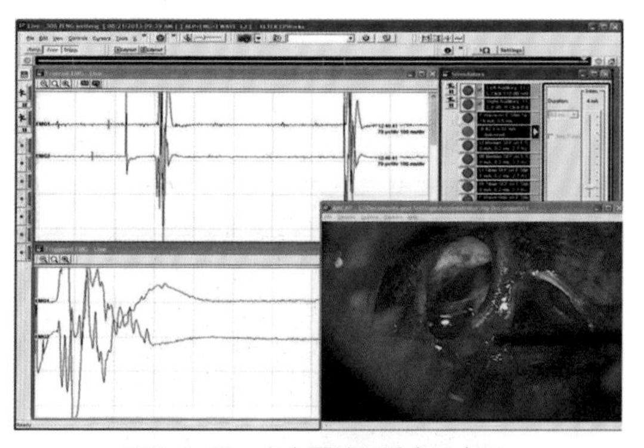

图4-3-20　术中面神经诱发肌电图

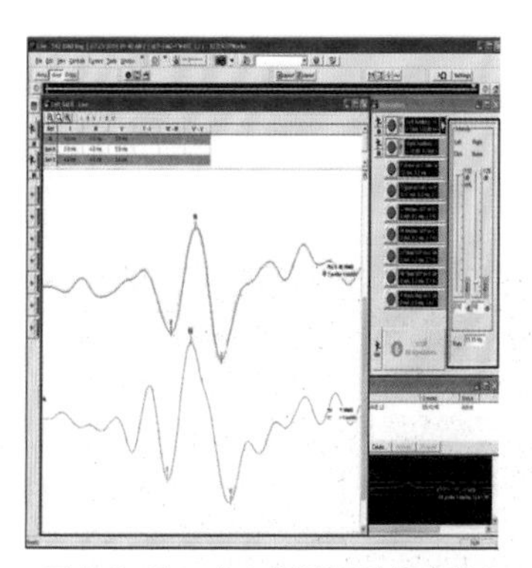

图4-3-21　术中蜗神经动作电位

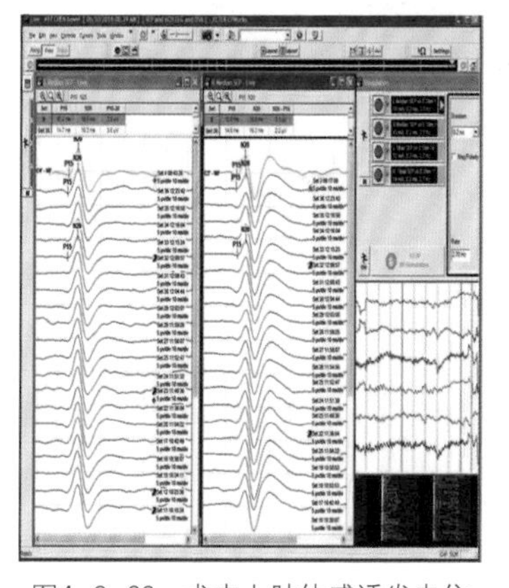

图4-3-22　术中上肢体感诱发电位

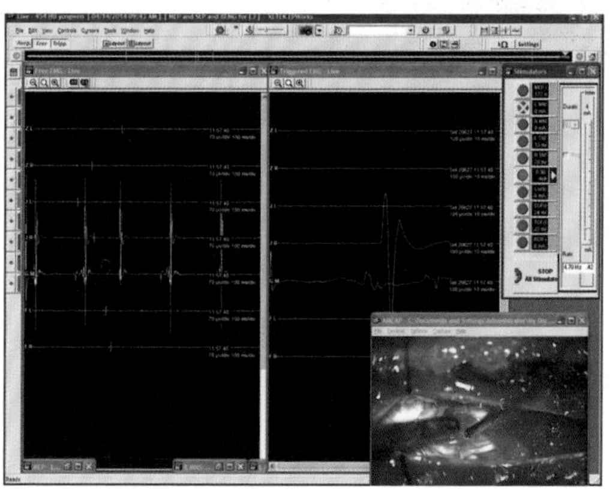

图4-3-23　术中自发肌电图和触发肌电图

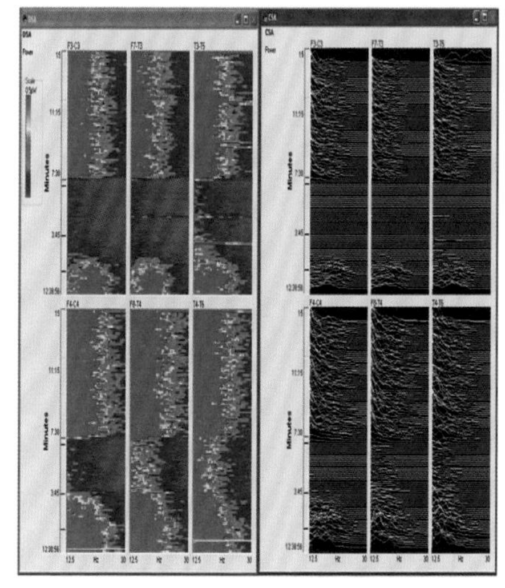

图4-3-24　术中脑电频谱

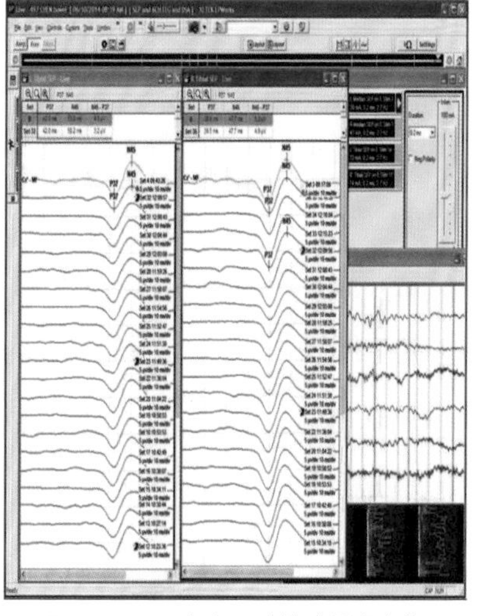

图4-3-25　术中下肢体感诱发电位

5. 颅神经显微血管减压术及脑干肿瘤切除术：监测神经功能和预估减压效果（图 4-3-26）。

6. 选择性神经根切除手术：根据肌电图选择性神经根切除，如斜颈手术、神经根性疼痛感觉根损毁术（图 4-3-27）。

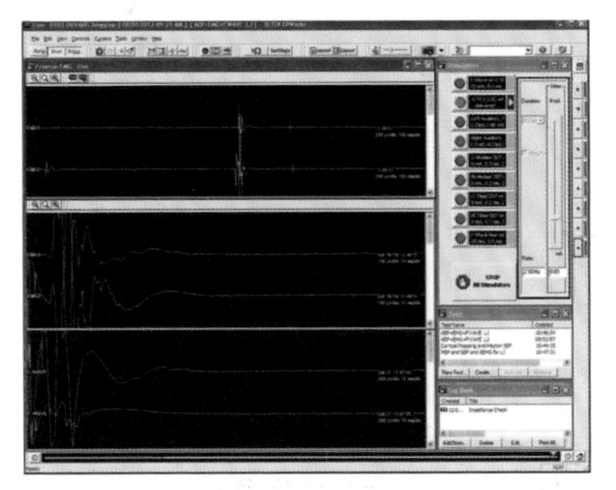

图4-3-26　术中面神经F波和诱发肌电图

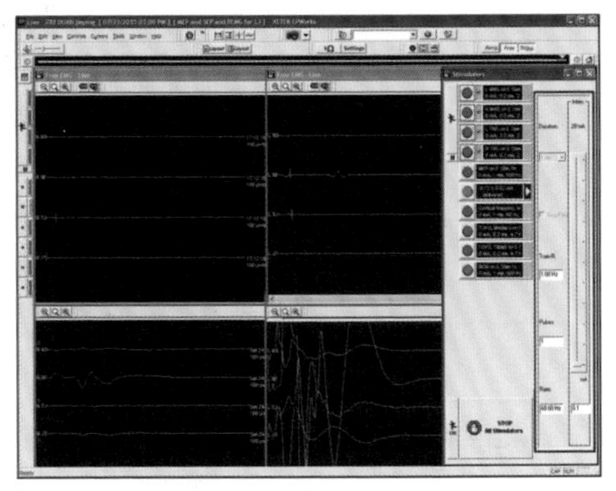

图4-3-27　术中脊神经根肌电图

四 术中神经电生理监测的影响因素

1. 非手术因素：手术台、手术显微镜、手术冷光源、手术动力系统、血液保温器、电热毯、冷热对神经的刺激都能影响神经电生理监测信号，还有负压吸引器、钻孔设备的 60 Hz 声电干扰等。

2. 技术因素：电极脱落、移位或断裂，海绵耳塞脱落，胶管扭曲，耳机线断裂使声音无法传入，眼镜无闪光，刺激器失灵断裂，导线连接错误，电极安错边等。

3. 病理生理因素：脑血流，脊髓供血，颅内压的改变，低氧血症，患者血压下降、血氧饱和度下降、二氧化碳潴留等影响因素；通气、温度，体温下降 1℃，潜伏期延长 0.4～1.5 ms。

4. 麻醉因素：各种麻醉药对电生理监测都有不同程度的影响，应尽量减少吸入麻醉药和肌松药的使用，全静脉内麻醉是术中电生理监测的理想麻醉方式。

（1）做肌电监测时控制肌松剂的剂量。

（2）做 SEP 不控制肌松剂，但控制吸入药及大脑皮质抑制剂，如安定类。

（3）做 MEP 时，既要控制肌松剂又要控制吸入剂，最好用全静脉麻醉。

PART
FIVE

第五章

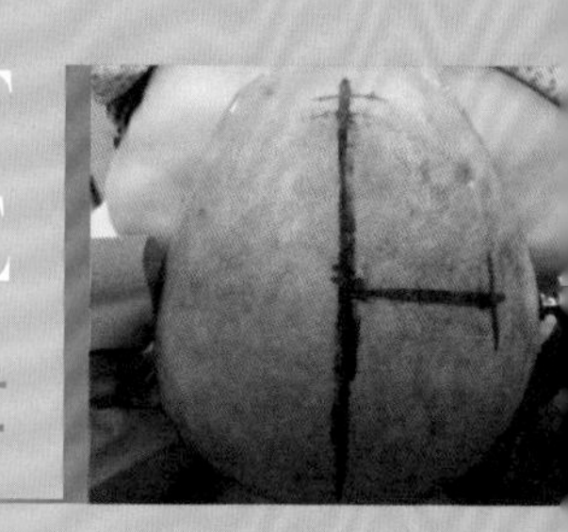

神经外科手术麻醉护理

大脑中枢是维持生命和意识的重要器官，也是神经外科的原发疾病、外科手术和全身麻醉药物的共同作用靶点。这一特点使得神经外科比其他专科手术的风险明显增加。某些颅脑疾病可能影响患者的精神和意识状态，给手术团队准确判断药物作用和围术期患者的评估造成困难。因此，我们应熟练掌握中枢神经系统相关的生理、病理和药理学基础理论知识，认真、准确地进行术前评估，仔细地进行术前准备，并注意根据相应的病情特点制订合理的护理计划。

第一节 麻醉对神经系统的影响

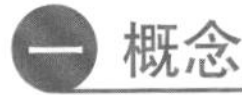

概念

1. 脑血流量：一般用单位时间内单位质量脑组织的血液灌注量来表示。脑组织血流量非常丰富，正常情况下，脑组织质量约 1400 g，占体重的 2%，但脑血流（CBF）却占心输出量的 12%～15%，相当于每 100 g 脑组织血流量为 50～70 mL/min。高血流量灌注是脑组织的一个显著特征。脑血流量与以下因素有关：①脑灌注压（CPP）和脑血管阻力（CVR），CPP 与平均动脉压（MAP）和颅内压（ICP）密切相关，CPP=MAP-ICP，正常生理状态下颅内压基本保持恒定，对脑血流影响不大。当无器质性病变，MAP 在 50～150 mmHg 时，脑血流量可随脑血管的自动调节机制而保持恒定。脑缺血、创伤、低氧、高碳酸血症、水肿和吸入麻醉药等均可使自动调节作用减弱或消失，使病变区的血流依赖于 MAP。②颅内压：当各种原因引起颅内压升高时。通过库欣反射引起血压升高、心跳加速，以维持足够的脑血流量。但当颅内压超过 30～40 mmHg 时，脑血流量随颅内压的升高而下降。③动脉血二氧化碳分压（$PaCO_2$）在 25～80 mmHg 范围内变动时，脑血流随 $PaCO_2$ 增加而线性增加。$PaCO_2$ 每增减 1 mmHg，可引起每 100 g 脑组织血流量增减约 2 mL/min。当 $PaCO_2$ 降至 20 mmHg 以下时，即有可能发生脑缺血。④当动脉血氧分压（PaO_2）$<$ 50 mmHg 时，脑血流量会迅速增加并达到最大值，同时引起颅内压明显升高。氧分压增大对脑血流量影响轻微，仅在高压氧条件下可引起脑血

流和颅内压轻度增加。⑤血黏度：血细胞比容在 35%～45% 时，其改变对脑血流的影响很小，超过这一范围，会引起脑血流的明显变化。在局部脑缺血时，通过血液稀释使血细胞比容为 30%～34%，此时血管阻力较小，脑血流增加有利于改善氧供。⑥血管活性药物：临床常用的降低血压的药物如硝普钠、硝酸甘油及钙通道阻滞剂因其可舒张脑血管，所以尽管血压下降，但脑血流仍可维持正常。

2. 脑代谢：脑是机体代谢率最高的器官，高代谢是脑组织的另一显著特征。无论是在睡眠还是在清醒状态下，脑组织耗氧量均占全身总耗氧量的 20% 左右，这一比例高于脑血流量占全身总血流量的比值。因此，脑组织对血液的氧摄取率远高于机体其他器官。同时，脑组织的能量几乎完全依靠葡萄糖的有氧氧化提供，其能量储备十分有限，故对缺氧耐受性极差。氧和能量储备不足是脑组织的第三个特征。

3. 颅内压：是指颅腔内容物对颅骨所产生的压力。正常人平卧时脑室内压力为 70～200 mmH_2O（相当于 5～15 mmHg）。成人的颅腔是由颅骨构成的刚性腔隙，没有任何伸缩性。正常情况下，脑组织、脑血流和脑脊液的体积与颅腔相适应，保持颅内压相对稳定。颅内任何成分的体积发生变动，均可能影响颅内压力。当颅内容积变动的范围在 5% 以内时，可以通过三者之间的相互代偿而不引起颅内压发生显著变化，但当颅内容积的变化超过 5% 或存在代偿功能障碍，如脑脊液循环不畅时，可以引起颅内压力的剧烈变化。

二 麻醉对脑血流、脑代谢和颅内压的影响

（一）静脉麻醉药

1. 巴比妥类：巴比妥类药物是目前已知对脑代谢抑制作用最强的麻醉药，它甚至在意识消失前就可使脑代谢率明显降低。它同时还有增强脑血管阻力的作用，因此巴比妥类药物麻醉使脑血流量下降明显。动物实验表明，严重低血压或低氧血症时，应用巴比妥类药物麻醉对缺血和缺氧的脑组织有保护作用，能减轻神经后遗症或延长动物存活时间。

2. 依托咪酯：与巴比妥类药物相似，依托咪酯能引起脑血流、脑代谢和颅内

压剂量相关性下降。但两者不同之处在于依托咪酯注射初期首先引起脑血流急速下降，即其引起的脑血流降低先于脑代谢率的降低，其原因可能是依托咪酯直接收缩脑血管所致。

3. 丙泊酚：与巴比妥类药物一样呈剂量相关性抑制脑血流和脑氧耗，不影响脑血管对二氧化碳的反应性。丙泊酚降低或不改变颅内压，可降低平均动脉压或脑灌注压。此外，丙泊酚还可抑制兴奋性氨基酸的释放，减少钙离子内流和清除氧自由基，从而降低兴奋性氨基酸的神经毒性，保护细胞膜，对脑缺血再灌注损伤有保护作用。丙泊酚靶控输注是神经外科较理想的麻醉维持用药。

4. 咪达唑仑：呈剂量依赖性降低脑血流和脑代谢，但存在封顶效应，可能与其特异性受体达到饱和有关。对颅内压的影响轻微，使颅内压保持不变或轻度下降。

5. γ-羟基丁酸钠：静脉滴注时，随着剂量的增加，可出现酸血症，引起脑血管收缩，脑血流和颅内压降低。羟基丁酸钠同时还明显抑制脑代谢，故不会造成明显脑组织缺血，适合于神经外科手术患者的麻醉，特别是颅内压升高或顺应性降低的外伤患者。

6. 氯胺酮：是静脉麻醉药物中唯一可以增加脑血流和脑代谢的药物，它具有独特的脑功能激活作用。氯胺酮不影响脑血流的自动调节机制，但脑血管对 $PaCO_2$ 的反应性增加，且氯胺酮能直接扩张脑血管，从而引起颅内压显著升高。过度通气、硫喷妥钠或苯二氮卓类药物能部分阻断或减弱氯胺酮的这种作用，但氯胺酮不推荐用于神经外科患者的麻醉，尤其是颅内压升高或顺应性降低的患者。

7. 阿片类药物：目前对该类药物是否影响脑血流和颅内压的看法尚不完全一致，但一般认为该类药物单独应用时对脑血流、脑代谢和颅内压的影响不大。

（二）吸入麻醉药

所有挥发性麻醉药均导致剂量依赖性脑血管扩张，使脑血流量增加，颅内压升高。其扩张血管程度的顺序是氟烷 > 恩氟烷 > 异氟烷 > 地氟烷 > 七氟烷。部分吸入麻醉药还抑制脑血管自动调节，干扰其对二氧化碳的反应，以氟烷和恩氟烷最为显著，而异氟烷的影响轻微。氟类吸入麻醉药可引起脑代谢降低，而氧化亚氮却可增强脑代谢。

（三）肌肉松弛药

肌肉松弛药不能通过血脑屏障，对脑血管无直接作用。一般认为肌肉松弛药对脑血流、脑代谢和颅内压影响轻微。非去极化肌肉松弛药尚可因肌肉松弛作用引起有效循环血量减少，而使颅内压轻微下降。但泮库溴铵可阻滞窦房结、交感神经节和交感神经末梢中的 M 受体，或通过抑制交感神经末梢对去甲肾上腺素的正常摄取而使交感活动增强，诱发暂时性血压升高。若存在脑血管自动调节功能受损的情况，就可能导致脑血流和颅内压升高。此外，去极化肌肉松弛药琥珀胆碱由于引起肌纤维成束收缩也有可能导致颅内压一过性增加。

第二节 颅内高压的处理

一 概念

健康成年人平卧时颅内压为 5～15 mmHg，持续超过该值上限就称为颅内高压。它表明颅内容物的体积与颅腔容积之间失去平衡，并超过了生理代偿限度。颅内高压是神经外科手术时最常碰到的问题，对其病因和处理必须熟练掌握。颅内高压的典型症状是头痛、喷射性呕吐和视神经盘水肿，即所谓颅内高压“三联征”。头痛开始为阵发性，间歇时间长、发作时间短，随后逐渐演变为持续性头痛，伴阵发加剧。头痛的性质呈“炸裂样”或“铁圈勒住样”；典型的喷射性呕吐常与剧烈头痛同时发作，可伴有脉搏缓慢、血压升高等症状；在急性颅内压升高的早期视神经盘水肿表现可不明显，一般在颅内压力显著增高后数小时可出现轻度视神经盘水肿，数天至数周演变成重度水肿。长期的视神经盘水肿可继发视神经萎缩，导致视力进行性下降。根据颅内压力升高程度的不同，临床上将颅内高压分为轻、中、重 3 个等级：15～20 mmHg 为轻度颅内高压；20～40 mmHg 为中度颅内高压；40 mmHg 以上为重度颅内高压。颅内压超过 40 mmHg 时，将严重损伤脑血管的自动调节机制，严重时导致大脑中线偏移或形成脑疝。颅内压升高的主要危害是导致脑组织缺血、缺氧，急性颅内压升高比慢性颅内压升高危害性更大。

二 颅内高压的常见原因

临床上多种原因可以引起颅内压力升高，粗略地分为颅内因素和颅外因素两大类。

（一）颅内因素

1. 颅内占位性病变：颅内脓肿、血肿、肿瘤等。

2. 脑组织体积增加：主要见于创伤、炎症、中毒以及脑组织缺血缺氧等原因导致的脑组织水肿、血流量增加。

3. 脑脊液循环障碍：脑脊液由脑室的脉络丛分泌，速度为 0.3 ~ 0.5 mL/min。脑脊液循环从侧脑室经室间孔流入第三脑室，再经中脑导水管流入第四脑室，然后通过正中孔和两个侧孔流入小脑延髓池和侧池。绝大部分脑脊液经基底池和环池流到大脑半球的蛛网膜下腔，被脑表面静脉窦旁的蛛网膜绒毛吸收，约 10% 的脑脊液进入脊髓蛛网膜下腔而被吸收。正常情况下，脑脊液的分泌与吸收处于动态平衡。脑脊液增多、循环通路阻塞或蛛网膜绒毛吸收障碍时即可因脑脊液增多而导致颅内压力升高。

（二）颅外因素

1. 颅腔狭小：如颅底陷入症、先天性狭颅症。

2. 动脉血压或静脉压持续升高、恶性高热、输血输液过量等。

3. 胸、腹内压长时间升高：如长期进行正压通气、腹腔内巨大肿瘤等。

4. 体位不当、缺氧、二氧化碳蓄积均可引起颅内压升高；某些能扩张脑血管或增加脑血流的药物，如氯胺酮也可增加颅内压。

三 颅内高压的处理

颅内高压的原因和发病机制各不相同，降低颅内压的措施也随之不同，临床治疗时应根据具体情况合理选择。基本原则是：①对慢性颅内高压要明确原发病因，对症治疗。颅内压升高只是一项常见的临床症状，只有明确其诱发病因，采取针对性措施，才能做到标本兼治，从根本上解除颅内高压。②对于威胁生命安全的严重颅内高压必须采取紧急措施处理，同时要维持循环系统稳定和呼吸道通畅，以确保脑组织灌注和充分供氧。③要注意掌握降低颅内压的时机：急性颅脑外伤尚未考虑手术处理的患者，盲目降低颅内压可引起颅内血肿迅速扩大或使本已制止的颅内出血再次发作，进一步加剧颅内压升高，甚至引起死亡。根据颅内压产生的机制，目前临床上用于降低或有助于降低颅内压的措施如下：

（一）药物降低颅内压

1. 渗透性脱水剂：此类药物的代表为20%甘露醇溶液，现一般主张用小剂量，如0.25～0.5 g/kg于15～45分钟内静脉输注完毕，必要时可6～8小时重复1次。甘露醇输注后10～15分钟颅内压开始下降，30～45分钟达到作用高峰，持续1小时后逐渐回升，4～6小时后颅内压可回升到用药前的水平。①甘露醇仅在血脑屏障未受损时才有效，若其进入脑实质会加重脑水肿。②甘露醇在降低颅内压的同时也降低脑灌注压，故低动脉压、败血症、肾衰竭、心功能不全的患者应慎用。③出现小脑幕裂孔疝或者非颅外原因所致的进行性神经功能恶化的患者，在应用颅内压监护之前，应限制甘露醇的使用，必要时用3%生理盐水替代。

2. 髓襻利尿药：抑制髓袢升支粗段对原尿水分的重吸收，使到达远端肾小管和集合管的尿液增多而产生利尿作用。它可以与渗透性脱水药产生协同作用，脱水药使细胞内多余的水分进入血管，而髓襻利尿药使其排出体外。常用的髓襻利尿药是呋塞米，一般以20 mg静脉注射，必要时可重复，直至尿量明显增多为止。静脉注射后30分钟开始发挥降低颅内压的作用，可持续5～7小时，缺点是容易引起电解质紊乱，需注意监测。

3. 肾上腺皮质激素：能加强和调整血脑屏障功能，降低毛细血管通透性，减少脑脊液的产生。临床上治疗脑水肿首选地塞米松，一般10～30 mg静脉注射或静脉滴注，也可以选择氢化可的松100～300 mg静脉滴注。肾上腺皮质激素对脑水肿的预防作用强于逆转脑水肿的作用，因此应在创伤早期或手术前应用，效果较好。

（二）其他降颅压措施

1. 过度通气：$PaCO_2$对脑血流有调节作用。$PaCO_2$每降低1 mmHg大约可使脑血流量减少2%～4%。临床上常通过过度通气，将$PaCO_2$维持于25～30 mmHg，以有效控制颅内压。但是，长时间的持续过度通气或 $PaCO_2$ 过低可使脑血管收缩造成脑缺血。并且，由于脑内细胞外液对碳酸氢根浓度有缓慢的适应性改变，经过 6～8 小时后，$PaCO_2$ 对脑血流的作用减小。因此，一般认为不应将 $PaCO_2$ 降至 25 mmHg 以下，每次过度通气时间不宜超过 1 小时，可采用间断过度通气措施。

2. 低温疗法：低温可降低代谢率，体温每降低 1℃，脑耗氧量降低约 5%，同时脑血流量减少，脑容积缩小和颅内压下降。低温还降低脑细胞通透性，从而减轻脑水肿。低温疗法最适用于严重脑外伤患者，可增加未被损伤的脑细胞对缺氧的耐受力，尤其是伤后早期（3 小时内）就开始以头部为重点的降温措施疗效较好。临床上用于治疗颅压增高时的温度不宜过低，以 32℃～35℃为准。降温前先给予吩噻嗪类药，或使用哌替啶，以抑制机体御寒反应，避免代谢增加。降温措施常用降温毯或头戴冰帽并配以冰袋置于四肢大动脉处。

3. 脑室外引流：多用于严重急性脑外伤，宜在伤后 72 小时以后进行。引流管高度高出眼睑外侧与外耳道连线中点上方 10～15 cm，以免引起脑室塌陷而出现颅内血肿。

4. 调整体位：采用头高足低位，可降低脑组织的静脉压和脑灌注压，从而降低脑血流量，对颅内压升高有辅助治疗作用。

5. 维持循环稳定：血压波动对颅内压增高患者的影响比较大。应保持循环稳定以维持稳定的颅内灌注。当血脑屏障破坏时，血压过高可使脑水肿加重。

第三节 常见颅脑手术的麻醉特点

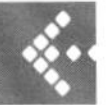

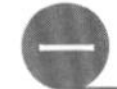

一 颅脑创伤

颅脑创伤包括软组织开放性损伤、颅骨骨折、脑实质挫裂伤、急慢性硬膜外和硬膜下血肿、脑内血肿等。颅脑外伤患者的特点如下：

1. 伤者多为饱胃，甚至有酗酒史，伤后部分患者已发生反流、呕吐和误吸，或者麻醉诱导期反流、误吸可能性大。

2. 患者多数伴有颅内压升高和意识障碍，难以配合检查和治疗。

3. 丘脑、脑干和边缘系统损伤或脑疝患者常出现生命体征不稳，随时可能发生呼吸、心跳停止。

4. 可能伴随全身多器官功能的严重损伤。

5. 多伴有低氧血症及凝血功能障碍。

其紧急治疗流程包括：①采用 Glasgow 昏迷评分法对患者意识障碍程度做出准确判断，Glasgow 得分越低表示意识障碍程度越严重，8 分以下为重度脑损伤，并需对患者的瞳孔大小、对光反射和四肢运动功能的对称性做出迅速评价。②对伤情做出全面判断，对实质性内脏器官破裂、重要血管破裂、失血性休克等严重威胁生命的情况应首先进行处理。③建立气道行机械通气。④早期开始液体复苏，必要时给予缩血管药物维持血压稳定，保证脑灌注。⑤降低颅内压。

处理原则：保证脑灌注及氧合，降低颅内压，减轻脑水肿，避免继发性脑损伤。选择药物时应考虑其对脑血流、脑代谢、脑血管自身调节功能和 CO_2 的反应性的影响，同时还要考虑对术后处理的影响。丙泊酚复合阿片类是较理想的选择。有躁动者可适当给予镇静剂，并在麻醉诱导时适当增加用药剂量，但对于存在呼吸抑制或呼吸道不通畅，或考虑用药后控制气道有困难者要谨慎；对于深昏迷患者可直接或仅在肌肉松弛药的辅助下进行气管内插管，控制气道后根据具体情况确定用药种类和剂量。单纯硬膜外或硬膜下血肿清除术持续时间不长，在麻醉诱导和维持时注意选择起效快、作用时间短、苏醒完全的药物，使患者术后尽快恢复意识状态，便于判断伤情和预后。术后应注意严密监护，随时了解病情发展，保持患者安静和呼吸道通畅，待患者神志完全清醒后方可拔除气管导管。对有反流、误吸情况的患者，尤其要警惕肺部并发症的发生。

二 后颅凹手术

后颅凹疾病多为肿瘤，包括小脑肿瘤、第四脑室肿瘤、脑桥小脑角肿瘤及脑干肿瘤。后颅凹邻近脑干，与呼吸循环中枢、运动传导通路、感觉传导通路、上行网状激活系统等特殊结构联系紧密，该部位病变可引起生命体征不稳定或意识障碍。小脑肿瘤还容易累及第四脑室和中脑，阻塞脑脊液通路导致脑积水和严重颅高压，甚至引起小脑扁桃体疝，晚期可出现阵发性去大脑强直和意识丧失。舌咽及迷走神经周围肿瘤可能破坏呕吐反射，增加误吸危险。由于后颅凹部位邻近生命中枢，手术大多属于显微操作，时间长，难度大，并发症多，死亡率高，风险也极大。

1. 麻醉诱导要求平稳，避免呛咳、屏气等引起颅内压升高的因素。第四脑室肿瘤有一定范围的活动性，行气管插管或摆放手术体位过程中，可因肿瘤移位导致第四脑室出口阻塞，出现急性脑脊液梗阻，颅内压急剧升高、血压升高、心律失常甚至呼吸停止。遇此情况应立即施行脑室穿刺引流脑脊液，缓解颅内压升高，以免因脑干受压时间过长而发生不可逆损伤。

2. 后颅凹手术常用体位有坐位、俯卧位或侧卧位。坐位有利于暴露手术野，出血少，不易损伤脑干，但易引起气管导管滑出，还可能因脑静脉压力降低而发生空气栓塞。术中若出现低氧、高碳酸血症及呼气末二氧化碳分压突然降低、低血压、听诊心前区发现特殊的“磨轮音”或压迫颈静脉时手术野开放血管有泡沫溢出，是空气栓塞形成的可靠征象。对空气栓塞的处理，应立即报告术者压迫颈内静脉，帮助查找空气栓塞来源并予以封闭；用生理盐水冲洗术野，阻止气体继续进入血循环；经中心静脉抽出栓塞气体，加强静脉输液，维持血流动力学稳定及提高脑静脉压。出现严重心血管和呼吸功能异常者，按心肺复苏处理。近年来，临床上提倡侧卧位下施行后颅凹手术，安全性较前有所提高。

3. 后颅凹手术过程中常要求保留患者的自主呼吸，以便在分离肿瘤和脑干粘连时，及时发现手术操作是否触及呼吸中枢，避免造成脑干损伤。在麻醉平稳状态下，若呼吸突然发生变化，应及时通知术者，暂停操作。对保留自主呼吸的患者，还应注意监测呼吸功能，尤其是潮气量、呼吸频率和呼气末二氧化碳分压。

4. 在排除体温升高、缺氧、二氧化碳蓄积及血容量不足等因素的情况下，手术过程中出现的心率及心律的变化，常见的原因为牵拉脑干引起，暂停手术操作即可复原。不要盲目使用抗心律失常药。

5. 术后保持头位相对固定，特别是术前脑干已被肿瘤挤压移位的患者，术后短期内应保持与术中相同的头位。在搬动患者的过程中若头颈部活动幅度过大，可能导致脑干移位而出现呼吸、心脏骤停。在气道管理方面，要警惕有无后组颅神经的损伤。

三 脑血管手术

脑血管疾病的发病率逐年增高，且呈年轻化趋势。该病的死亡率高，后遗症多，手术治疗风险极大。临床上常见的脑血管手术有高血压动脉硬化性脑出血、颅内动脉瘤和脑动、静脉畸形。

1. 高血压动脉硬化性脑出血：长期高血压引起颅内小动脉痉挛或闭塞，形成软化灶，使血管周围组织的支持作用减弱。当各种原因引起血压波动时就可能因血管破裂而发生出血。临床常表现为突然发作的剧烈头痛、呕吐和不同程度的意识障碍。意识障碍的程度与出血量和出血部位有关，出血量大或出血部位位于脑干者，将快速出现深度昏迷，发病数小时即可死亡。脑出血和脑梗死鉴别诊断，脑出血一般在清醒状态下发病，且大多有运动、咳嗽、情绪波动等诱因，意识障碍严重而定位神经体征不明显；脑梗死多在安静或睡眠状态下发生，一般有明确的神经定位体征而意识障碍发生率低，可经 CT 检查而确诊。脑出血常需施行紧急手术进行止血和清除颅内血肿。术前要注意患者有无饱胃及反流、误吸，搬运患者过程中动作要轻柔。诱导前首先要求清理呼吸道，确保气道畅通。要求麻醉诱导平稳，尤其要注意避免血压大幅度波动，以免加重出血或使脑血管发生二次破裂，增加手术复杂性。术中要尽量维持血压平稳，由于高血压患者脑血管自动调节功能已经发生了变化，为防止引起正常脑组织缺血，一般不采用控制性低血压，如必须施行，降压幅度不要超过麻醉前水平的 30%，并应尽量缩短降压时间。过度通气虽能降低颅内压，但减少脑血流量，有加重脑缺氧的危险，应慎用。苏醒期应尽量保持患者安静，避免躁动、呛咳，必要时可辅以镇静剂。患者术后若能耐受气管导管，可保留气管导管回病房，视意识恢复情况，再考虑拔除气管导管或气管切开。饱胃患者，即使不能耐受气管导管，如意识恢复不好，仍保留气管导管，必要时使用镇静剂。

2. 颅内动脉瘤是自发性蛛网膜下腔出血的最主要原因，常以自发性蛛网膜下腔出血为首发症状。通过头部 CT 和磁共振扫描（MRI）可以早期确诊。颅内动脉瘤多进行瘤体切除或夹闭术。麻醉诱导要求平稳，避免呛咳等使颅内压力增加的因素，以免致命性瘤体破裂或使本已破裂的瘤体出血加重。应注意避免瘤体透壁压增高［平均动脉压–颅内压（ICP）］，降低瘤体破裂的风险。术中分离瘤体时为便于手术操作和清晰暴露视野，必要时进行控制性低血压，保持患者血压在可接受的低限范围，一旦瘤体夹闭或切除，应逐步将收缩压提升至术前水平，避免脑缺血发生。术后应采用尼莫地平、罂粟碱等扩张脑血管的药物治疗，防止脑血管痉挛。

四 垂体瘤手术

垂体瘤患者因血中激素和皮质醇水平可能有差异，所以麻醉药量也不相同。生长激素腺瘤患者常有下颌突出、舌体肥大等体征，很可能发生气管内插管困难，需做好困难插管的准备。手术结束后一定要等患者完全清醒后才考虑拔除气管导管，拔管的同时应做好重新插管或气管切开等急救准备。

垂体瘤手术的路径有两种，开颅手术入路，病灶显露困难，对脑组织的牵拉容易使患者发热、呼吸循环紊乱；经蝶窦入路，手术暴露良好，较易止血和控制出血，术后恢复也快，但出血容易积聚于口鼻腔内，应当严密观察。尤其是拔除气管导管后，要防止血液进入气道或血块引起上呼吸道梗阻。若高度怀疑肿瘤侵蚀海绵窦，则头高 15°，预防静脉气体栓塞形成，同时应监测呼气末二氧化碳分压。不少垂体腺瘤患者肿瘤侵蚀了垂体柄或者因术中牵拉，尿量迅速增加，必须及时处理，防止尿崩症发生。术前合并糖代谢紊乱者，术中应动态监测血糖变化。

五 脑膜瘤摘除术

脑膜瘤是常见的颅内良性肿瘤，它的特点是血液循环丰富，术中可能出血多，特别是窦旁脑膜瘤。为了减少出血，必要时可在术前结扎或暂时阻断颈外动脉，在处理肿瘤时辅助实施控制性低血压。手术过程要求平稳，适时调节麻醉深度，切忌血压波动过大，做好直接动脉测压、中心静脉压和出入量监测，备两条静脉通路，及时补充血容量。术中血液回收，对于大出血的患者，必要时还可实施控制性低温，以避免脑组织损害。

第四节　脊髓手术的麻醉特点

脊髓是中枢神经系统的一部分，大部分白质是由灰质内神经元发出的轴突以纤维束形式所构成的上行传导束和下行传导束。主要功能是将外界对机体的各种刺激信号传递到大脑皮质，并将神经中枢发出的冲动传递到效应器。

常见脊髓手术有脊髓外伤、椎管内肿瘤和脊髓血管畸形。脊髓损伤患者由于椎体骨折、移位或骨片嵌入脊髓，手术目的是尽早恢复脊柱的稳定性和解除脊髓压迫，阻止脊髓损伤的进一步发展。椎管内肿瘤可以是原发于脊髓或脊神经组织，也可能是远隔器官的转移病变，可位于硬脊膜外、硬脊膜下和脊髓实质，以髓外良性肿瘤最多见。其主要临床表现是肿瘤压迫而引起的脊髓和神经根功能受损，轻者表现为神经根刺激症状，重者可发生截瘫，治疗手段主要是肿瘤摘除。脊髓血管畸形多见于下胸段、腰段和骶段，畸形血管可破裂引起脊髓蛛网膜下腔出血或脊髓内血肿。根据脊髓病变的节段不同，患者可出现不同程度的心、肺功能受损，如心动过缓、心肌收缩力降低，呼吸、咳嗽乏力，胃肠道弛缓、电解质紊乱、深静脉血栓及低温状态。高位损伤者，由于不能增加交感神经张力，对麻醉药物的心血管抑制作用异常敏感，术前应对患者做出全面评估。

膈神经来源于第三到第五颈神经前支，以第四颈神经为主，该部位脊髓病变或损伤时，可因膈神经功能障碍而发生呼吸肌麻痹，咳嗽无力，分泌物排出困难，导致严重通气量不足而窒息死亡。第六颈椎以下节段脊髓损伤时，虽膈肌功能尚保存，但因肋间肌麻痹，仍将导致通气量明显减少，可产生缺氧或二氧化碳蓄积。

颈段脊髓损伤早期，由于失去大脑中枢的抑制作用，患者可表现为血压升高、心率增快等循环高动力状态，但很快可因心脏、静脉和大血管反射而转入抑制状态，出现低血压、心动过缓，甚至心律失常。

脊髓手术可干扰血流动力学的稳定性，常采用侧卧或俯卧体位，对患者呼吸、循环管理的难度增大，因此手术尽量选择气管内插管全麻，术中采用机械通气以确保供氧和排出二氧化碳。颈段脊髓损伤或病变的患者，麻醉诱导期应注意保持原有位置，禁止使头颈部前倾或后仰，必要时可在纤维内镜引导下实施气管内插管，否则有加重原有损伤的可能。注意避免使用去极化肌肉松弛药琥珀胆碱，以免引起血钾升高。脊髓手术操作精细，时间较长，术中麻醉维持要求平顺，且保持适当的麻醉深度，避免呛咳和体动，以免妨碍手术进行或导致意外损伤。对出血量大的患者应及时进行输血，防止长时间低血压，保证脊髓灌注。对有可能损伤脊髓的手术，可做脊髓功能相关监测，常用的有术中唤醒实验、躯体感觉诱发电位和运动诱发电位。凡术前有呼吸功能紊乱，高位颈椎损伤，血流动力学不稳定，手术时间长或持续神经肌肉无力者，应延迟拔除气管导管，术后给予机械通气治疗。

第五节 颅脑手术麻醉的配合

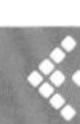

一 麻醉前的护理配合

1. 麻醉前患者的禁饮、禁食：为了避免患者在全麻过程中呼吸道误吸或窒息，成人择期手术患者应在麻醉前禁食 12 小时，禁饮 4 小时。小儿一般应禁食固体食物并禁奶 8 小时。1～5 岁的小儿可在麻醉前 6 小时进少量清淡液体。新生儿至 1 岁婴儿麻醉前 4 小时可进少量清淡液体。护士在术前访视时应向患者及其家属（特别是小儿的家属）解释清楚禁饮、禁食的目的和要求，以及不进行禁食、禁饮的危害，以免产生误解致食用未予指明的食物。对于饱胃而又需做全麻的患者，一般采用“清醒气管内插管”的方法来主动控制呼吸，保证其免受呕吐物误吸。

2. 做好心理护理：手术前患者对麻醉和手术常感到紧张和恐惧，必然引起患者机体内环境的紊乱，可严重影响患者对麻醉和手术的耐受力。手术护士在麻醉前访视时应针对患者的心理问题做好心理护理，尊重患者的人格和知情权，适当介绍所选麻醉用于该患者的优点、麻醉过程、安全性和安全措施及手术治疗的重要性，回答并合理解释患者及其家属提出的问题，指导患者如何配合麻醉与手术，增强患者对手术治疗的信心。

3. 设备及药物的准备：麻醉前应准备适用的麻醉机及相应的气源，气管内插管用具（面罩、气管导管、麻醉喉镜、插管钳、牙垫），负压吸引装置及吸引管，听诊器和胶布，监测血压、脉搏、心电图、血氧饱和度、体温等生理监测仪，不同型号的动、静脉留置针，各种静脉液体。同时准备足够的常用麻醉药和肌肉松弛药、心血管药和其他急救药等。

4. 麻醉前核对患者：核对其病室、床号、姓名、年龄、性别、禁食情况、麻醉前用药、药物过敏史、麻醉方式、拟施手术、各种同意书（麻醉同意书、手术同意书、输血同意书、特种手术同意书）中患者或家属的签字、各种化验结果、血型与合血单、患者所携带的用物（CT 片、MRI 片、抗生素或其他特殊药物等）。

5. 对有活动性义齿的患者，应检查义齿是否已取出，对女患者要注意指甲染色和唇膏是否已擦拭干净。

二 麻醉诱导期的护理配合

1. 根据病情及手术方式确定建立静脉输液的途径，保证术中输液输血和药物的及时供给。备好急救设施和药物。

2. 保持手术室内的安静，使麻醉医生和有关人员能集中注意力，同时避免喧闹对患者的不良刺激。

3. 协助安置好常用的监测装置，以确保在有连续监测的情况下进行诱导。

4. 连接负压吸引装置，备好吸痰管，保持负压吸引管道的通畅。协助麻醉医生连接好麻醉机，根据患者情况选择适合的气管导管，必要时准备插管钳或纤维支气管镜协助插管，危重患者麻醉前应用注射器抽好急救药物。

5. 协助安置好患者的体位，除特殊情况外，全麻诱导时患者的体位均为仰卧位，头部垫一高约 10 cm 薄枕，使患者感到松弛和舒适，肩背靠紧手术台，调整手术台高度，使患者颜面与麻醉医生剑突平齐。

6. 麻醉诱导插管时，巡回护士守护床旁，密切观察患者病情变化，插管困难时协助传递特殊插管用具，注意保持呼吸道通畅，并观察各种监测指标，出现意外及时配合抢救。

三 麻醉期间的体温管理

正常的体温是机体进行新陈代谢和正常生命活动的必要条件，人体通过自主性和行为性体温调节功能维持体温的恒定。围术期核心温度低于 36℃称为低体温。麻醉期间行为性体温调节能力丧失，容易产生体温失衡情况，无论体温升高或降低都会对人体的内环境、正常的生理功能和药物代谢速率造成影响。因此，术中应进行体温监测，对于老人、小儿、危重症及大手术患者应进行连续体温监测，及时发现和处理体温异常情况。

1. 围术期保温措施：手术护士在术前应根据病情、年龄、手术种类、手术时间及皮肤的完整性等评估术中体温下降的可能性及下降的程度，制定有效的保温措施，患者入室后立即采取保温措施。①寒冷天气接患者时被服应预热保持暖和，不能让患者感觉寒冷，更不能让患者寒战。②体表加温：调节室内温度在 21℃～25℃；使用变温毯和加温垫，调节其温度为 38℃～40℃；覆盖充气暖被。③输入液体加温：使用加温器将输入液体和血液进行加温，或将输入液体在恒温箱内加温至 38℃～40℃后输入。④使用恒温液体冲洗术腔和手术切口。

2. 围术期体温升高的防治：①连续监测体温，及时发现体温的变化，及早处理。②调节合适的室内温度和湿度，室温 21℃～25℃，相对湿度 30%～60%。③麻醉诱导和维持要求平稳，维持正常的循环和呼吸功能，避免缺氧和 CO_2 蓄积。④发现体温升高可采用物理降温方法，如冰袋、冰帽及醇浴等维持正常体温。

四 麻醉期间生命体征监测

除常规监测血压、心电图、脉搏、氧饱和度外，有条件的应尽量监测中心静脉压、颅内压、呼气末二氧化碳浓度、麻醉深度、血气分析、体温和尿量变化。

五 麻醉期间呼吸通道管理

颅脑手术患者术中一般采用机械控制呼吸，以确保供氧和排出二氧化碳。同时，还可以通过适当的过度通气降低颅内压力；对于术中依靠观察呼吸来了解病情和手术损伤情况的患者，应予保留自主呼吸。但同时应注意及时给予辅助，以免呼吸肌疲劳而影响术后恢复，或因自主通气功能不足而引起缺氧及二氧化碳蓄积。

六 控制性低血压

适当降低患者血压可减少手术出血，减少血制品的使用。尤其是对于颅脑深部手术，可以提供清晰的手术视野，有利于手术的进行。因此，控制性低血压技术应用越来越广泛。但应注意长时间的血压降低有可能引起脑灌注压下降而导致脑组织缺血，因此要注意低血压的程度和持续时间，一般在关键操作结束后即尽早使血压恢复至接近正常水平。

七 调控颅内压

神经外科手术围术期调控颅内压的主要任务是降低颅内压。强调麻醉诱导平稳、确保呼吸道畅通、避免缺氧和二氧化碳蓄积是有效预防颅内压升高的重要措施。对于术前已经存在颅内高压的患者，还应积极采取脱水、利尿、控制液体入量和辅助体位调节等措施，使颅内压尽量降至接近正常水平。同时也要防止本来颅内压不高的患者因过度脱水和限制液体入量而致颅内压降低，引起脑神经损伤。

八 液体管理

总原则是：维持正常血容量，保证脑组织及其他脏器灌注；维持高于正常的血浆渗透压，降低脑组织水含量；除非特殊需要应限制使用含糖溶液，避免加重脑损伤及糖代谢后产生水分增加脑组织水含量。术中严格记录患者的出入量，根据血压、中心静脉压、血气分析和尿量监测结果，及时调整输液的种类和速度。若血脑屏障受损，如严重低氧、脑外伤、肿瘤等，胶体液和晶体液均可进入脑组织细胞外液，对脑水肿及颅内压的形成效应相同。如需大量补液，等渗晶体液 0.9% 生理盐水优于低渗液乳酸钠林格液，但大量生理盐水会引起代谢性酸中毒，亦应在严密监测下使用。

九 体位管理

神经外科手术应安置舒适、安全、稳妥的手术体位，才能保证手术顺利进行，并有效防止皮肤压力性损伤等各种并发症的发生。

安放体位应遵循的原则：①术野暴露最佳以便于操作。②便于全面监控，不影响患者呼吸循环的功能。③让患者感觉舒适，肢体处于功能位置。④头部最好与心脏水平或稍高，有利于静脉回流。⑤受压部位得到妥善有效保护，防止压疮发生。

某些颅脑手术术中可能要求变换体位，要注意避免患者肢体损伤，尤其要保护好气管导管，在体位变动前、后仔细检查，并妥善固定。平卧位头部抬高 15°～30°有助于静脉回流和脑脊液引流。后颅凹等特殊部位的手术有时还要求患者采取坐位，此时由于脑组织静脉血管压力降低，有形成空气栓塞的可能，适当提高液体输入量和采用正压通气对空气栓塞的发生有预防作用。坐位手术还应积极预防低血压，措施有：双下肢用弹力绷带“绑腿”样包扎，适当补充血容量，必要时给少量升压药。

十 脑功能保护

围术期脑缺血是发生脑功能障碍的主要原因。脑组织自身不能储备能量，完全依赖血液中的葡萄糖供给。当脑血流停止超过 5 分钟即可导致不可逆性损伤。脑组织保护主要达到以下目的：降低脑代谢、加强能量供应、维持脑血流。

脑组织保护的治疗主要采用药物，包括：①巴比妥类药物：通过抑制神经元电活动，最低限度降低脑代谢率。②挥发性麻醉药：研究表明异氟烷、七氟烷及地氟烷可能具有脑保护作用。③钙离子通道阻滞剂：尼莫地平可增加低灌注区的脑血流，对蛛网膜下腔出血后的血管痉挛有缓解作用。④胰岛素：控制血糖在 150 mg/dL（8.3 mmoL/L）以下，注意防止低血糖。脑缺血缺氧后，葡萄糖的无氧代谢会产生过多乳酸，加重细胞内酸中毒，进而加重缺血后的脑损伤。此外，还可通过浅低温（33℃～35℃）降低脑代谢率以及血液稀释使 HCT 控制在 32%～34%，以提高血氧运输来达到脑组织保护。

十一 苏醒过程中患者的管理

体位的变化对麻醉后患者的循环功能影响很大，尤其是在血容量不足时，故在转运前应根据病情适当加快输液速度，补足血容量；在搬动过程中，应有 4 人以上人员参加，动作应轻柔、缓慢、协调，特别是术中侧卧位或者俯卧位的患者，搬动时应以脊柱为轴线在同一水平上旋转，防止脊柱的损伤，确保各种管道的妥善固定，防止脱出；对有呕吐可能者，应将其头偏位；对全麻未清醒的患者应在人工呼吸的状态下转送；一般患者的转送，可在自主呼吸状态下转送；对大手术、危重患者，则应在吸氧及严密循环、呼吸监测下转送。

PART
SIX
第六章

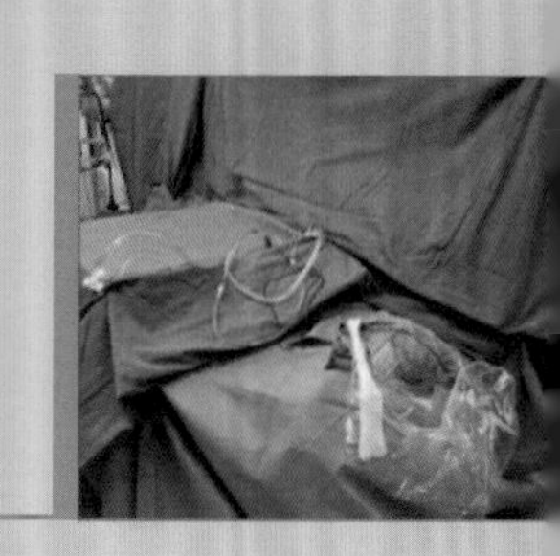

神经外科手术护理程序

护理评估

护理诊断

护理措施

护理评价

神经外科手术是局部结构复杂、功能意义重大、诊治需要精确定位的高难度手术。相对其他专科手术而言，患者的担心焦虑程度、设备器械的准备和管理、术中手术体位的摆放、并发症的防治等方面情况都复杂得多。因此，术前对患者的病情、心理状态、手术方式应有一个深入的了解，评估患者术中有哪些可能出现的护理问题，计划怎样进行护理是非常重要的，必不可少的。按照护理程序，手术室护士主要遵循护理评估、护理诊断、护理措施和护理评价 4 个步骤对神经外科手术患者进行手术全期护理。

第一节 护理评估

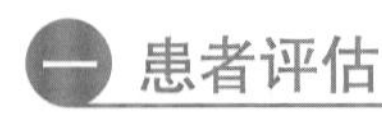

一 患者评估

1. 一般资料：性别、年龄、精神心理状态、经济状况、社会文化状况、对神经外科手术的认识、麻醉史、手术史、药物过敏史、遗传史等。

2. 病情危重程度评估。患者生命体征是否平稳，瞳孔大小和对光反应是否正常，是否存在颅高压症状。观察患者体质和营养状况，心、肺、肝、肾等器官功能情况以及营养状况，局部皮肤状况（水肿、破损），电解质的情况等。注意患者是否有精神异常状况、癫痫、神志是否清楚，视力、听力是否正常，有无肢体活动障碍或躁动等。观察患者是否有颅后窝和小脑病变的特殊症状：患侧肢体共济失调（肌张力下降、腱反射消失）；眼球震颤，颈项强直，颅神经压迫症状（三叉神经痛、面瘫、视力下降、复视、听力下降）等。观察患者是否有内分泌功能障碍，是否有因垂体腺瘤相应激素分泌异常导致的闭经或月经失调、泌乳、不育；巨人症或肢端肥大、向心性肥胖等；或因相应激素分泌不足导致肾上腺和甲状腺功能低下，对性腺和生长等抑制。确认患者是否有运动障碍、截瘫或肌肉萎缩等，是否皮肤感觉减退或消失，是否大小便失禁或潴留等；对高位截瘫、呼吸功能不全者，应注意观察患者生命体征变化，对老年人尤应注意。了解病因属于脑外伤、炎症、肿瘤为原发或者转移，肿瘤血运状况，动脉瘤的大小及形态等。

3. 术前准备是否完善：手术区备皮情况、禁食禁饮、术前用药（抗生素、降压药等）、影像资料（MRI 片、CT 片、DSA 片、CTA 片或 CTV 片）等。

4. 手术切口和手术体位：手术切口部位是否做好标识，过度手术体位或过长手术时间对患者病情或皮肤的影响。

二 手术用物的评估

1. 仪器设备：①检查头架的各部件是否齐全、性能是否良好。②检查、调整双极电凝，使用前先试机，双极镊和电线等附件是否灭菌备用。③检查显微镜性能是否良好，使用前调整好显微镜的平衡、焦距及瞳距，套上已消毒好的显微镜镜套备用。④成套的导航设备，与设备配套的附件是否灭菌备用。⑤检查超声乳化吸引刀的各部件是否齐全、性能是否良好，附件是否灭菌备用，选用合适尺寸的刀柄。⑥检查骨动力系统、高频电刀、电生理监测系统、血液回收系统、立体定向设备等性能是否良好，附件是否灭菌备用。⑦成套的内镜设备，如监视器、摄像主机、数据连接线、冷光源等，检查内镜设备背面所有接口，与设备配套的附件，如摄像头、导光束、镜头等是否灭菌备用；成套的内镜手术器械盒是否灭菌备用，特殊内镜器械是否灭菌备用。⑧输液加温器性能是否良好。

2. 神经外科手术特殊无菌物品：成套脑组织自动牵开器、成套显微手术器械包、成套的经鼻蝶手术特殊器械、止血材料、特殊缝线、无菌保护套、头皮夹、人工硬膜、颅骨锁或者颅骨连接片等。

3. 神经外科手术基础器械包：如开颅手术器械包、血肿清除手术器械包、微血管减压手术器械包、经鼻蝶入路手术器械包、椎管手术器械包、敷料包、布类包等是否备齐，并已灭菌备用。

4. 常用一次性物品：如刀片、缝线、切口膜、抽吸管、手套、孔被等。

5. 体位用物：根据手术需要准备体位摆放的辅助用物，如头圈、胸垫、软枕、约束带、凝胶垫、三角枕或模型垫等。

6. 手术药品：术中所需的各种静脉液体及药物是否足够，种类齐全。

三 手术团队人员的评估

1. 术者的资质、手术的熟练程度。

2. 术者、助手和专科护士对神经外科专科设备、器械的性能、连接安装、故障排除的熟练程度。

3. 器械护士或巡回护士对神经外科手术专科护理的掌握程度。

4. 麻醉医生配合神经外科手术的熟练程度，对手术的特殊要求和术者习惯知晓程度。

5. 电生理监测技术人员对手术步骤、特殊要求和术者习惯知晓程度。

四 环境评估

1. 手术间是否进行过清洁，回风口是否定期清洁，是否处于打开状态。空气净化是否达到要求。

2. 手术间的基础设施是否齐全、功能完好，如手术床、无影灯、负压吸引器、氧气等。

3. 手术间的温度、湿度是否符合要求，手术人员人数和着装是否符合要求。

4. 参观人员的人数和着装是否符合要求。

5. 手术间内布局、照明是否符合要求。

第二节 护理诊断

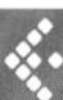

1. 焦虑、恐惧：与手术和麻醉意外、疼痛、肿瘤的性质和部位、担心失血过多以及经济承受能力、对微创的认识不够、陌生的环境和手术治疗效果担忧等有关。

2. 有血容量不足的风险：与病变部位血供丰富，器械设备选择不当或功能不佳导致失血过多，而补液、输血不及时有关；或与术中静脉快速输注脱水剂降颅压有关；或与垂体功能异常发生尿崩有关。

3. 有潜在并发症的风险：感染与手术时间长、手术创伤、机体抵抗力低、人工植入物及无菌操作、手术入路等有关。

4. 有脊柱、脊髓损伤的可能：与手术损伤或椎管手术体位摆放和恢复操作有关。

5. 有皮肤完整性受损和肢体功能受损的风险：与病情轻重、体位摆放不当或长时间强迫体位、截瘫患者肌肉萎缩，皮肤血运减少等有关。

6. 有发生术中低体温的风险：与失血过多、保温措施不当等有关。

7. 有发生尿崩的可能：与手术损伤垂体后叶有关。

8. 有坠床的风险：与患者精神、神志异常或中枢神经功能障碍有关。

9. 有发生肿瘤种植的风险：与不严格执行肿瘤不接触融离操作有关。

10. 有呼吸道阻塞的风险：与血液、分泌物堵塞气管有关。

第三节 护理措施

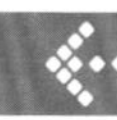

一 手术前护理措施

1. 了解手术方式和特殊要求，并做好相应准备。

2. 术日热情接待患者，了解患者的心理顾虑，给予相应的心理护理和指导。态度和蔼、语气轻柔，实施各项操作前给予适当的解释，取得患者的理解和合作。

3. 麻醉前仔细核对患者的各项资料。

4. 详细核查手术所需的一切用物是否到位，并确认其功能完好、连接可靠、灭菌合格。

5. 神经外科手术间布局：手术间设备和手术台的位置摆放需要精心考虑。常规设施包括手术间的大小、门的位置、电源插座、器械台的位置、骨动力系统、高频电刀、双极电凝、超声吸引刀、导航系统、电生理监测系统、麻醉机接口中心吸引装置等。手术台的位置和方向需根据手术间的大小和手术要求适当调整。如果经内镜手术，内镜摆放位置应遵循的原则为直接指向病灶的位置，而术者则在相反方向，直接面向主监视器。如进行神经内镜下第三脑室底造瘘术，内镜应摆放在患者头部的患侧，术者则站在患者头部的健侧；如进行鼻内镜下鞍区病变切除手术时，内镜应摆放在患者头部的正中，术者站在患者两侧。

6. 手术无菌区域布局：运用无菌单将手术无菌操作区域与台下操作区域严格分开，避免交叉。

二 手术中护理措施

1. 选择合适型号的静脉留置针在合适的部位进行穿刺，一般选择下肢大隐静脉，协助麻醉医生做好各项插管穿刺工作，妥善固定好各种管道。

2. 预防手术感染：认真检查无菌物品的灭菌质量；按医嘱及时给予抗生素。

3. 预防低体温的发生：调节手术间温度在 21℃～25℃；注意覆盖非手术部位，减少皮肤散热；根据需要使用输液加温器和加温毯维持体温。

4. 根据手术要求正确摆放手术体位。

（1）头垫高仰卧位：患者平卧，双臂伸直，紧贴体侧，用预先横放于胸背部的中单卷裹做固定。腘窝部用软垫垫高 20°利于腹壁肌肉松弛，膝关节用宽约束带固定。头垫高 30°左右，适用于神经内镜下手术。

（2）头高脚低仰卧位：患者平卧，肩平床头，双臂伸直，紧贴体侧，用预先横放于胸背部的中单卷裹做固定。腘窝部用软垫垫高 20°利于腹壁肌肉松弛，膝关节用宽约束带固定。头抬高 15°～20°。适用于鞍区、额颞顶叶手术。

（3）垂头仰卧位：患者平卧，肩平床头，双臂伸直，紧贴体侧，用预先横放于胸背部的中单卷裹做固定。膝关节用宽约束带固定。头下垂 15°～30°，头圈固定，床头摇高 15°～20°。适用于显微镜下经口咽开颅、经鼻蝶开颅及颈椎前路手术。

（4）侧卧位：患者侧卧，患侧朝上，背部稍靠手术床缘，健侧腋下、肋部垫一软垫，其厚度以患者健侧上肢血管及臂丛神经不受压为宜。健侧上肢伸直于托手板上，用软垫衬托，约束带包裹固定，患侧肢体固定于体侧。健侧下肢伸直，患侧下肢弯曲压在软枕上，固定骨盆、下肢、患侧肩部。适应于颞叶、枕叶、小脑、脑干、后颅凹手术。

（5）俯卧位：患者卧于三角枕或俯卧位支架上，髂棘处卧于三角枕底部的横枕上，胸腹部悬空。膝部和足背部各垫一软枕，固定双下肢，双上肢固定于体侧，头部头架固定或置于头圈上。适应于后颅窝和脊柱手术。

（6）坐位：患者平卧，肩平床头，手术床调成两头高、中间凹的形状后倾15°。双肩部用弹力绷带妥善固定。双下肢均宜缠弹力绷带或穿露趾弹力袜，绷带缠绕力度适中。将背板按15°、30°、45°、60°、75°及90°逐步升高，以利机体逐步代偿和适应坐位下的生理改变。双上肢固定在坐位专用的托手板上。头架安装于身前龙门架上固定头部，注意勿压伤眼部。适应于某些颈部或后颅窝手术。

5. 认真清点核对敷料、缝针，仔细检查器械上的螺钉、螺帽，避免异物遗留。

6. 严密观察患者生命体征变化，观察其尿量、出血量，及时准确执行术中医嘱，如输血、输液、检查血气。

7. 严密观察手术进展，适时调节设备功率、提供台上物品等。

8. 保管好标本，及时送病理检查。

9. 手术结束后，按要求整理好设备各附件，平稳安全运送患者。

第四节 护理评价

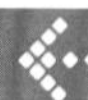

1. 是否有耐心细致的心理护理，鼓励患者战胜疾病的信心，患者能主动配合麻醉和手术。

2. 是否对精神障碍和意识模糊的患者麻醉前坚持守护或及时有效的约束，对体质差、营养不良、预计手术时间长、有特殊体位要求的患者准备了各种防护垫。

3. 摆放体位是否动作轻柔，使患者头、颈、胸椎在同一水平上旋转，以防损伤脊柱。体位固定是否牢靠，有无预防压疮形成的有效措施。

4. 是否实施保温措施，有无术中低体温的发生。

5. 术中是否根据手术进程，及时配合连接电动颅骨钻、显微镜等，并密切观察患者生命体征的变化，保持输血、输液、负压吸引通畅，遵医嘱及时注入20%甘露醇、地塞米松，及时输血、输液维持血压稳定。

6. 是否妥善保护肿瘤标本、及时面交术者，是否确保了标本名称正确，无混乱现象。

7. 手术安全、顺利完成，是否发生因用物准备不齐、功能不良、护士配合不当和器械消毒不严而延误手术或延长手术时间。

8. 器械护士和巡回护士是否熟悉手术步骤，是否配合熟练、反应敏捷并及时有效地协助处理手术中发生的意外情况。

9. 手术器械是否完整无损，器械、缝针、脑棉片等需要清点的物品是否准确无误。特殊情况增减时，是否有明显标示和详细记录的习惯。

10. 对设备和器械的安装使用是否熟练，能否及时排除设备故障。

11. 是否密切关注尿量，并准确记录，及时报告术者，必要时及时补充液体。

12. 是否注意闭合眼睑保护角膜。

13. 是否密切观察高颈段肿瘤患者生命体征的变化，并及时报告术者，积极配合处理。

14. 是否重视脑干显微手术易伤及主要神经核团和传导束，显微器械是否质量轻、细长、头尖、占空间小、操作省力，特别是器械护士操作要稳、准、轻、快。

15. 是否用盐水纱布保护好取下的骨瓣并放置稳妥，防止滑落。

16. 手术中是否严格执行无菌操作和不接触隔离原则，是否有效防止术后切口感染。

17. 是否了解脑干呼吸中枢手术要保留患者的自主呼吸，以便观察呼吸变化。调整手术操作，并用脑干诱发电监护。了解呼吸是否通畅，二氧化碳分压是否过高，心率是否大幅波动，血压是否突然升高，这些易导致颅内压增高。是否足够重视并准备随时配合救护。

PART
SEVEN

第七章

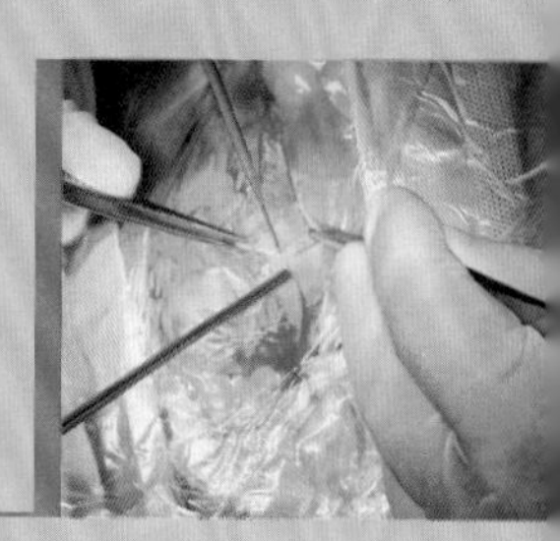

神经外科
一般应用解剖

头颅部分

脊柱部分

第一节 头颅部分

头颅部可分为颅顶部和颅底部。

一 颅顶部

颅顶部为眉间、眶上缘、颧弓、外耳孔、乳突基部、上项线和枕外粗隆连线以上部分。由颅顶骨和覆盖于颅骨之外的软组织构成。

（一）头皮

1. 头皮的分层：头皮是覆盖于颅骨之外的软组织，在解剖学上可分为 5 层：即皮肤、皮下组织、帽状腱膜、腱膜下层和颅骨骨膜。皮下脂肪层被许多腱膜纤维分隔，其将皮肤和帽状腱膜紧密地连接起来，头皮的主要动静脉和神经穿行于此层。此 3 层不易分开，术中常同时切开。帽状腱膜前连额肌，后连枕肌，均为皮肤肌，是形成头皮软组织张力的主要组织，缝合创口时必须要缝合此层。帽状腱膜下层为疏松组织，术中分离软组织与颅骨时即由此层分开。颅骨骨膜与颅骨骨缝处贴附紧密外，其余部位连接较松，术中可由颅骨上分离。

颅顶两侧颞区皮下脂肪组织疏松，帽状腱膜在此变薄，形成颞浅筋膜，其下为颞筋膜，再下层为颞肌及供应颞肌的血管神经，颞肌下为骨膜（图 7–1–1）。

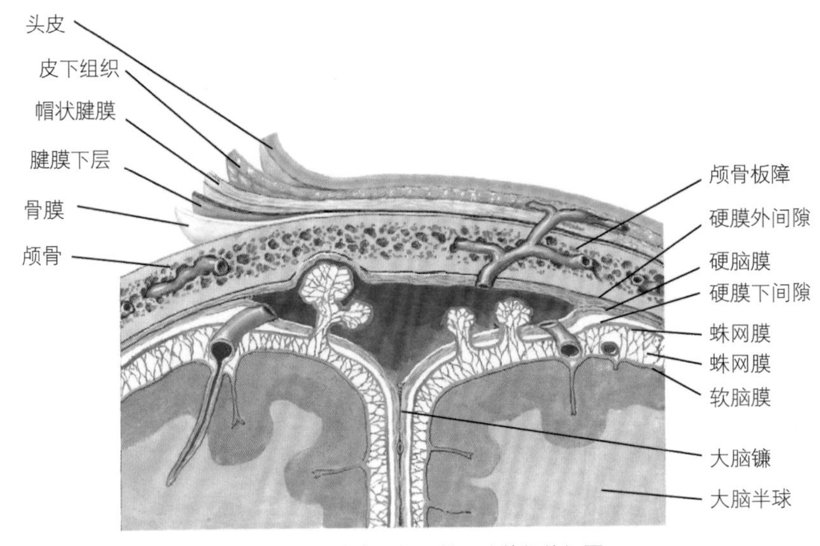

图 7–1–1 头皮、颅顶骨及脑的额状切面

2. 头皮的血液供应：颅顶软组织血运丰富，所有血管均自下而上向顶部呈放射状行走，相互间形成致密的吻合网。头皮神经干也伴随血管行走，手术时切口方向应呈放射状，瓣状切口皮瓣基部向下，应包含至少一支供血动脉（图 7-1-2）。

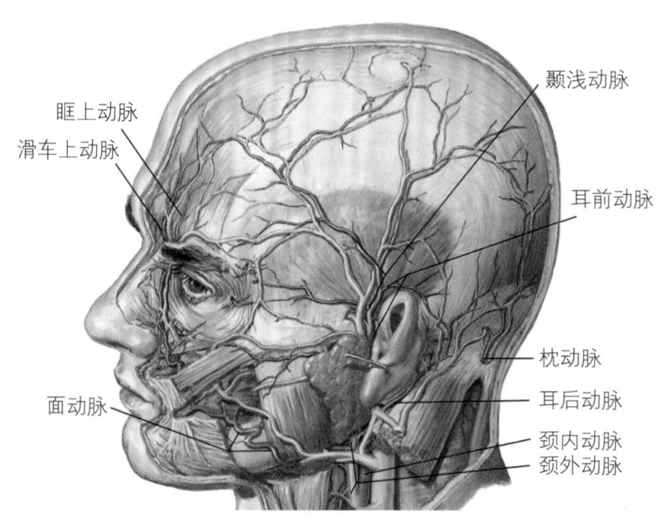

图 7-1-2　头皮主要的供血动脉及其广泛的侧支

（二）颅顶骨

颅顶骨为扁平膜状骨，各由外板、板障和内板 3 层组成。各颅骨间形成骨缝，这对选择手术切口有意义。确定颅缝的方法如下：

1. 眉间：双眉间内侧之间的中点。

2. 枕外粗隆：后枕部中线处突出的颅节。

3. 矢状线：为眉间与枕外粗隆间的连线，是上矢状窦和大脑纵裂的表面标志，成人在此线上距眉间 13 cm 处是矢状缝前端，婴儿即为前囟。

4. 人字缝尖：成人枕外粗隆上 6.5 cm 处为矢状缝后端与人字缝的交界点。由前囟点至人字缝尖点间的矢状线即为矢状缝。

5. 翼点：是额、顶、颞及蝶骨大翼四骨汇合处。在颧弓中点垂直线与眶上缘水平线交点处，位于额骨角突后方 3.5 cm，颧弓上缘上方 4 cm 处。连前囟与翼点，大致代表一侧冠状缝的位置。

6. 星点：是枕、顶、和颞骨乳突部汇合处，相当于人字缝下端，位于外耳道中心的后方 3.5 cm 与上项线 1.5 cm 汇合处。其深部为横突与乙状突交接点。

利用上述各连线也可大致标志出大脑的主要沟裂。在矢状线后 1.25 cm 处与翼点连线代表该侧大脑半球中央沟的位置。翼点与顶结节连线的前 2/3 段即为该侧大脑外侧裂的位置（图 7-1-3，图 7-1-4）。

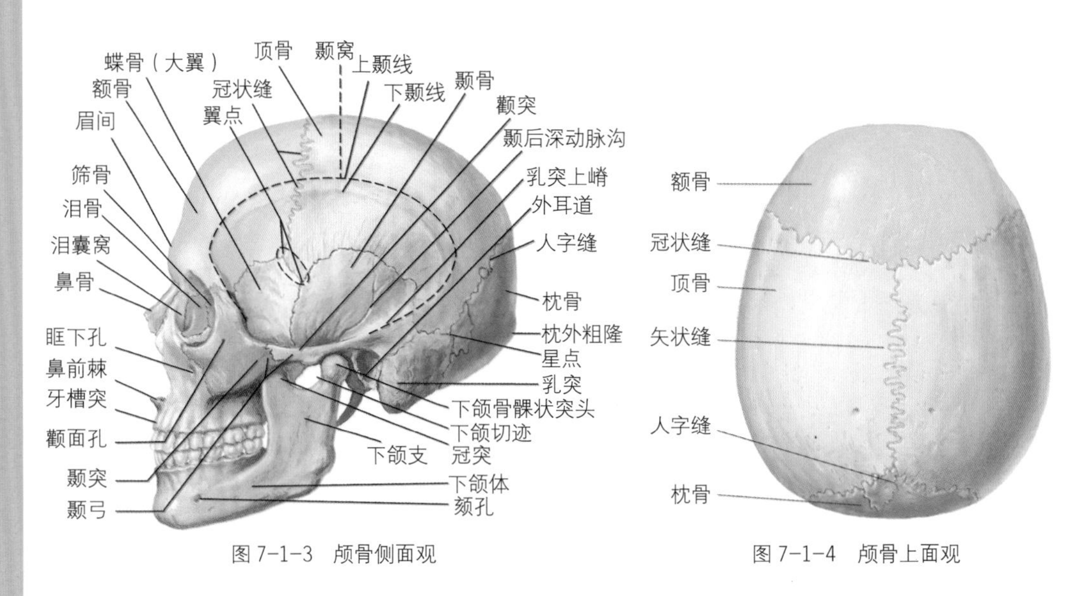

图 7-1-3　颅骨侧面观

图 7-1-4　颅骨上面观

二 颅底部

颅底部由不规则的软骨组成。颅底内表面由蝶骨嵴和岩骨嵴由前向后将颅底分为阶梯形的颅前窝、颅中窝和颅后窝，前高后低。颅前窝前为额骨垂直部后以蝶骨小翼和蝶嵴与颅中窝为界。两侧为眶板，中央突起的骨嵴称鸡冠，为大脑镰前端附着处。鸡冠两侧低洼处称嗅窝，容纳两侧嗅球，其下为筛骨筛板，嗅神经由其上的筛孔入颅。颅中窝前界为蝶骨小翼和蝶嵴，后界为蝶鞍背和两侧颞骨小嵴，两侧为颞鳞。颅中窝两侧凹洼对称，容纳大脑颞叶，中央为蝶骨体构成的蝶鞍，容纳垂体。颅底的骨孔和骨缝大多位于颅中窝，包括视神经孔、眶上裂、圆孔、卵圆孔、棘孔和破裂孔。颈内动脉、第 2 至第 6 颅神经、眼动脉和硬脑膜中动脉分别经此处裂孔出入颅腔。颞骨岩尖前上面有三叉神经压迹，为三叉神经半月节所在处，此神经节位于内外两侧硬脑膜间形成的 Meckle 囊内。颅后窝前方为枕骨体形成的斜坡和颞骨岩部后面，后面为枕骨鳞部。枕鳞内面有十字形骨隆起，其水平线相当于外表面的上项线，中央交叉点为枕内粗隆，为窦汇所在区域。颅后窝体积小，容纳脑干和小脑，下方经枕骨大孔与椎管相通，上方借小脑幕与大脑相隔，前部有卵圆孔形小脑幕裂孔（小脑幕切迹）与幕上颅腔相通（图 7–1–5）。

颅底外表面以枕骨大孔前缘为界分为前、后两部分，前半部大部被面部诸骨覆盖。后半部枕外粗隆、上项线以下部分称枕下区，是手术通向颅后窝的途径。

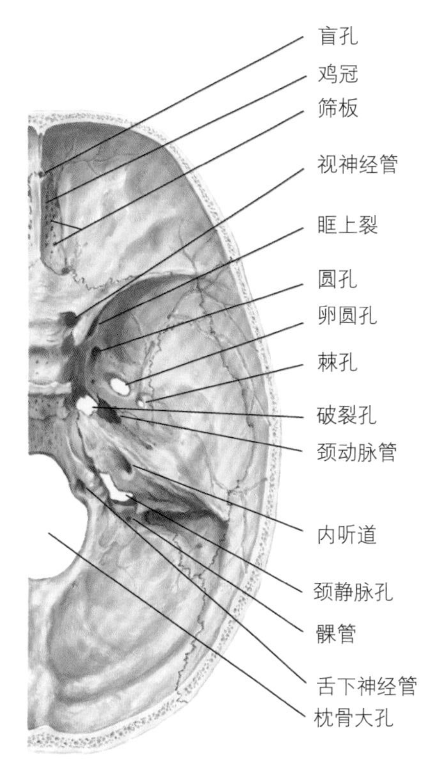

图 7–1–5　颅底结构内面观

三 枕下区

枕下区与颈部无明显界线。皮肤为枕部皮肤的延续，皮下组织层厚而坚实，其下为颈浅筋膜。此筋膜在上端附着于上项线和乳突，下方移行于项筋膜，深面形成各项部肌肉的筋膜鞘。颈筋膜下部为肌肉层，这些肌肉被牢固的项韧带分为左、右两组。项韧带附着于枕骨中线，上自枕骨粗隆，下达枕骨大孔，在颈部附着于颈椎棘突。在颈枕区做正中切口时，在两组肌间沿项韧带进入，出血很少，因此处极少血管分布。枕下区肌肉分 4 层，最表层为斜方肌上部，第 2 层为头夹肌、颈夹肌和肩胛提肌，第 3 层由头半棘肌、项半棘肌和头长肌组成，最深层为头短肌群，即头后大直肌、头后小直肌、头侧直肌、头上斜肌和头下斜肌。头颅借助由枕骨和寰椎、枢椎间联合形成的复杂的关节韧带结构而固定在椎上。椎动脉由寰椎孔穿出后，弯向后、内走行于寰椎后弓上的椎动脉沟内，在寰枕关节内侧向前穿过寰枕筋膜入颅。枕部软组织供血均来自枕动脉。静脉自上向下形成 3 个静脉丛，分别位于乳突后方、头夹肌下面、枕骨寰椎间和寰椎与枢椎间。

四 脑

（一）脑的形态结构

脑位于颅腔内，脑可分为大脑、间脑、中脑、脑桥和延髓。通常把中脑、脑桥和延髓合称为脑干。延髓与脊髓连接（图 7–1–6），在腹侧面它与脑桥间有桥延沟相分隔，脑桥上端与中脑、大脑相连，脊髓的中央管开放成延髓、脑桥和小脑间的共同室腔（第四脑室）。中脑的导水管下通第四脑室、上通间脑的第三脑室。导水管的背侧为四叠体的下丘和上丘，腹侧为中脑的被盖和大脑脚。自室间孔到视交叉前部的连线，为间脑和大脑的分界线，自后联合到乳头体后缘的连线为中脑和间脑的分界线。大脑向前、向上、向后扩展，并覆盖间脑、中脑和小脑的一部分。大脑两半球内的室腔为侧脑室，它借室间孔与第三脑室相通。

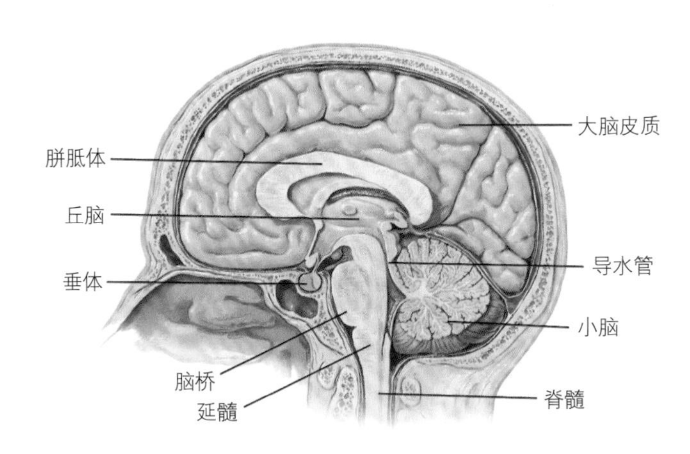

图 7–1–6　脑的解剖示意图

（二）脑血液循环

1. 脑循环系的特点是：有成对的颈内动脉和椎动脉互相衔接成动脉循环；静脉系多不与同名动脉伴行，所收集的静脉血先进入静脉窦再汇入颈内静脉；各级静脉都没有瓣膜。

2. 颅脑的动脉：脑的动脉血供应来自颈内动脉和椎动脉。颈内动脉供应大脑半球的前 2/3 及间脑的前部，主要分为大脑前动脉、大脑中动脉、后交通动脉。椎动脉供应大脑半球的后 1/3，间脑后部、脑干和小脑。椎动脉入颅后形成基底动脉，其分支与颈内动脉发出的交通支相吻合，形成大脑动脉环，有调节脑血液供应的平衡作用。当动脉环的血流阻断时，侧支循环即可起到代偿作用以保证脑组织的血液（图 7–1–7，图 7–1–8，图 7–1–9）。

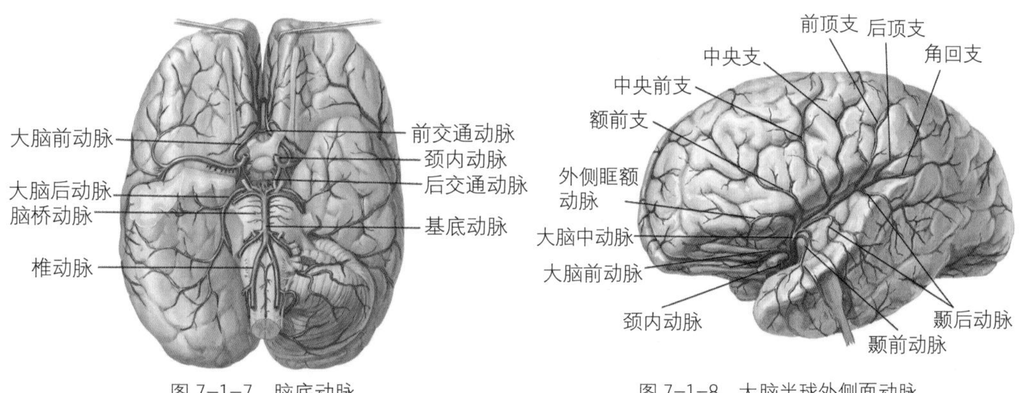

图 7–1–7　脑底动脉

图 7–1–8　大脑半球外侧面动脉

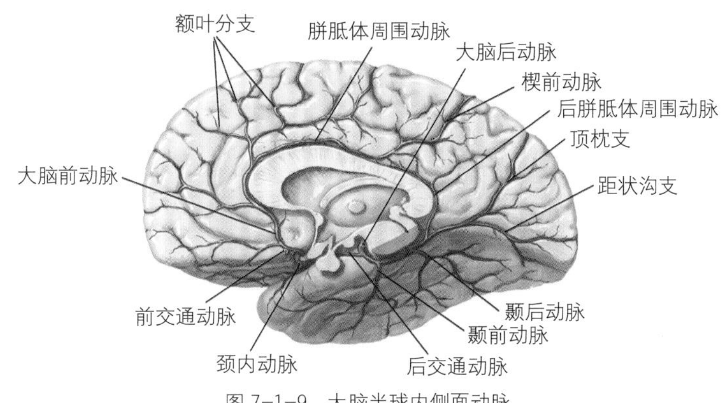

图 7–1–9　大脑半球内侧面动脉

3. 颅脑的静脉：脑静脉不与动脉伴行，可分浅、深两种。浅静脉位于脑的表面，收集皮质及皮质下白质的静脉血，深静脉收集大脑深部的静脉血。两种静脉均注入附近的硬脑膜窦（图 7–1–10，图 7–1–11）。

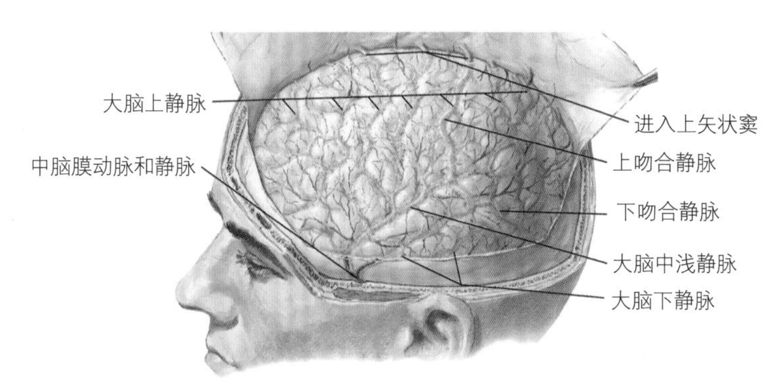

图 7–1–10　大脑外侧浅静脉

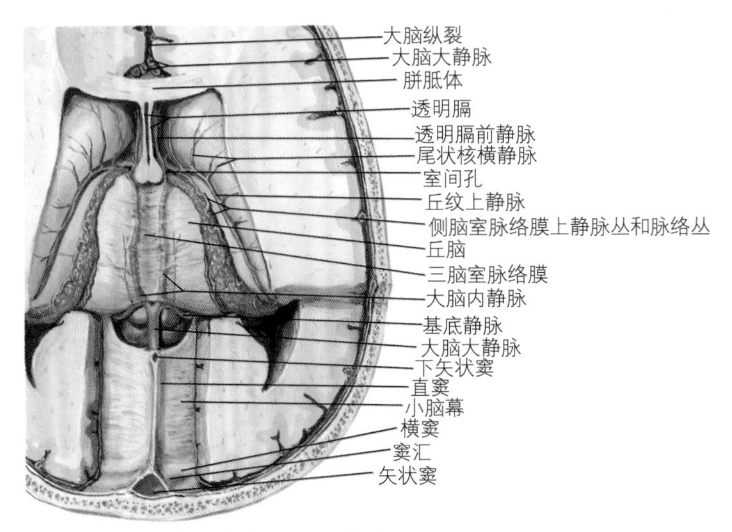

图 7-1-11　大脑深静脉

五 脑膜

脑膜是脑组织外的 3 层覆盖膜，即硬脑膜、蛛网膜和软脑膜。

1. 硬脑膜有两层，中间为一层薄的网状组织，血管和神经行走在此层。硬脑膜内层在颅腔某些部位向颅腔内突起，形成硬脑膜结构，有大脑镰、小脑幕、鞍隔和小脑镰。

在硬脑膜内层反折处形成静脉窦，静脉窦壁厚且缺乏弹性，破裂时止血困难。主要静脉窦有：上矢状窦、下矢状窦、横窦、乙状窦、直窦、汇窦、海绵窦、岩上窦、岩下窦、枕窦和环窦（图 7-1-12）。

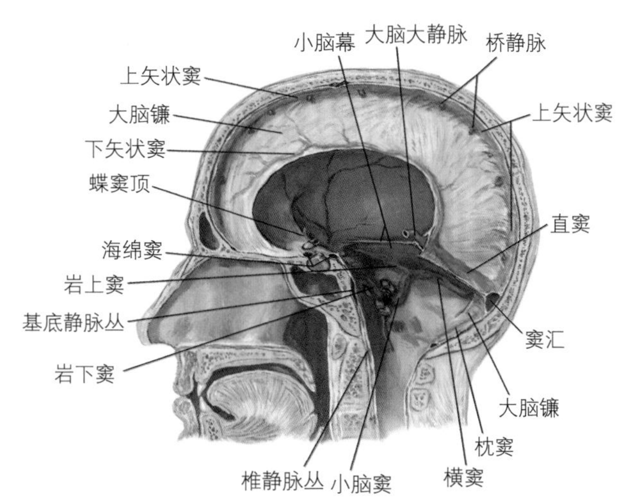

图 7-1-12　硬脑膜及硬脑膜窦（右侧面观）

2. 蛛网膜：位于硬脑膜下，两者间为硬脑膜下腔。蛛网膜薄而透明，缺乏血管和神经，覆盖于脑表面，不进入脑沟，但进入脑裂。

3. 软脑膜：紧贴脑表面，深入脑的所有凹陷和沟裂，在一定部位形成皱襞，与室管膜愈合形成脉络膜组织，进入脑室形成脉络丛（图 7-1-13）。

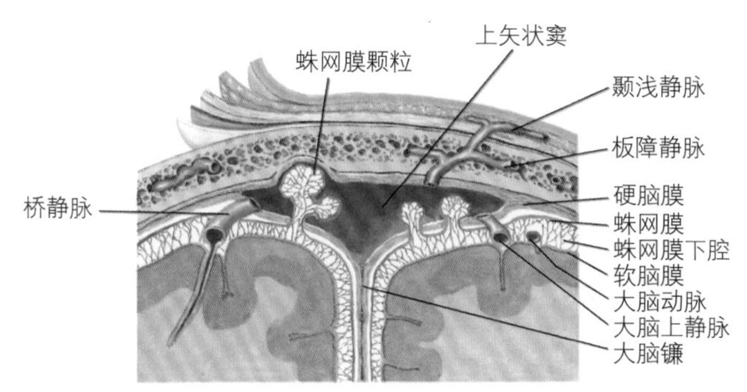

图 7-1-13　脑膜

六 垂体

垂体呈椭圆形，约黄豆大，重约 0.5 g，女性较男性稍重。位于颅底蝶骨体的垂体窝内，借漏斗连于下丘脑。根据垂体功能和结构特点又分成腺垂体和神经垂体两大部分（图 7-1-14，图 7-1-15）。垂体的毗邻关系如下。

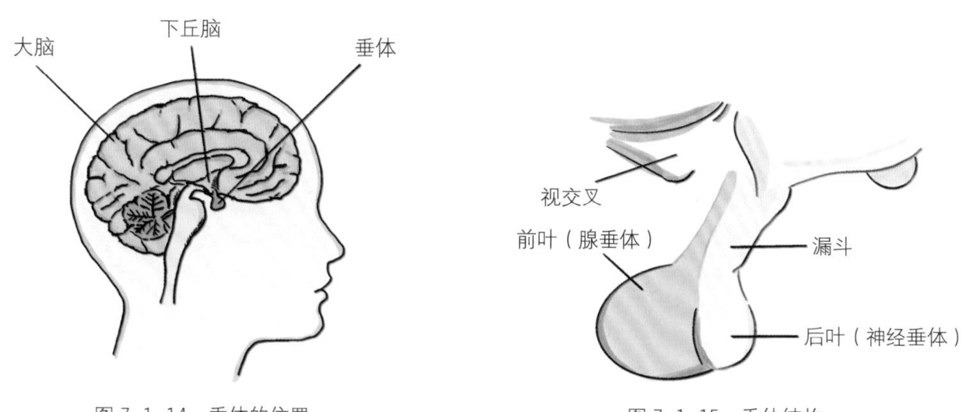

图 7-1-14　垂体的位置

图 7-1-15　垂体结构

1. 顶：为与颅腔之间隔一层由硬脑膜构成的鞍膈，中央有孔，垂体柄由此通过。其前上方有视交叉和视神经。它与鞍膈之间为视交叉池，垂体前叶的肿瘤可将鞍膈的前部推向上方，压迫视交叉，出现视野缺损。

2. 底：仅隔一薄层骨壁与蝶窦相邻。垂体病变时，可使垂体窝的深度增加，甚至侵及蝶窦。

3. 前：鞍结节。

4. 后：鞍背。垂体肿瘤时，两处的骨质可因受压而变薄，甚至出现骨质破坏现象。

5. 两侧：蝶鞍两旁为海绵窦，内含颈内动脉，第Ⅲ、第Ⅳ、第Ⅵ颅神经及三叉神经第一支，垂体肿瘤向两侧扩展时，可压迫海绵窦，发生海绵窦瘀血及脑神经受损的症状（图 7–1–16）。

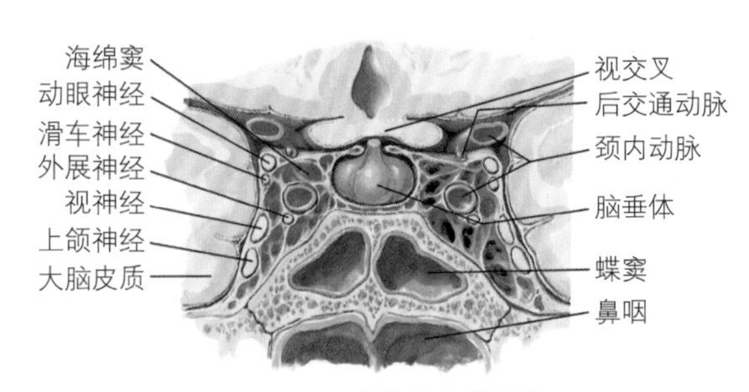

图 7–1–16　垂体的毗邻关系

七 鼻腔

蝶筛隐窝位于中鼻甲的后外侧及蝶窦的近端，经鼻内镜手术入路是在鼻中隔与鼻甲间进行的，由于蝶窦位于中鼻甲及鼻中隔邻近，在中鼻甲前方为钩突，钩突下方为一个沟槽，称为半月裂。沿着半月裂的后下方为筛泡。上颌窦的开口位于半月裂尾端以及中鼻甲侧方。进入蝶窦，蝶鞍在中心，鞍结节在顶端，视神经管隆起位于两侧。犁骨是一粗大的三角骨，形成鼻中隔的下半部分，将鼻子分成左右鼻孔（图 7–1–17）。

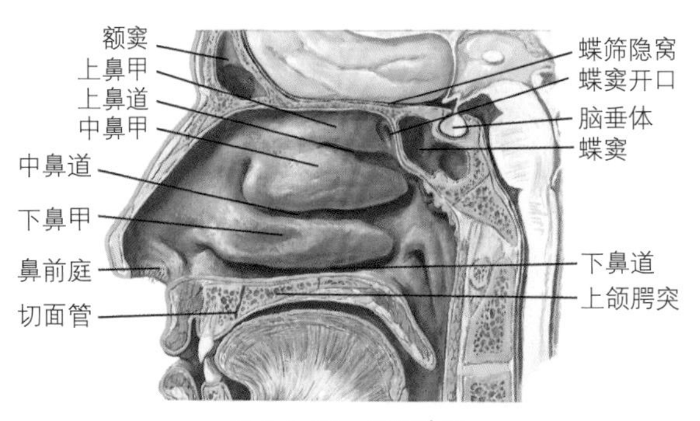

图 7–1–17　鼻腔外侧

第二节　脊柱部分

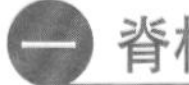

一 脊柱、椎管

脊柱是人体的中轴支柱，由椎骨、椎间盘、椎间关节和椎旁各韧带、肌肉紧密连接而成。椎管（图 7–2–1）由各椎骨的椎孔连贯而成，内容脊髓。各椎体之间还形成椎间孔，其内走行神经根。

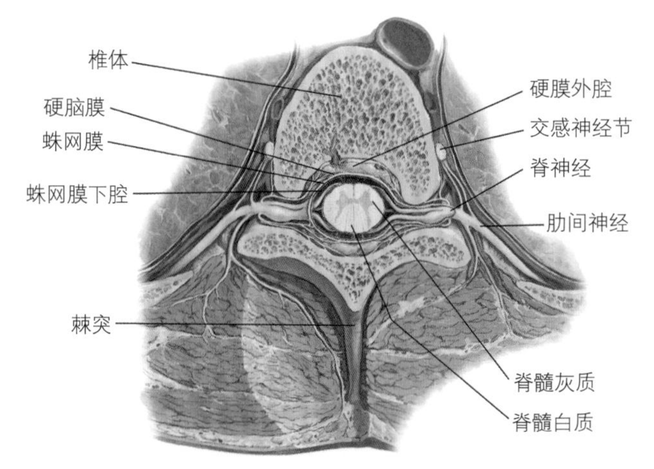

图 7-2-1　椎管横切面

脊柱由颈椎、胸椎、腰椎、骶椎、尾椎 5 部分组成。胸段最长，位于两端的寰、枢椎及骶椎有独特的结构，其余的椎体则较为相似。

1. 颈椎：由 7 节组成，包含 2 个特殊的椎体：寰椎和枢椎，形状相对特殊，它们起到了连接脊椎与颅骨的作用。寰椎两个侧块分别与颅骨的枕结节及枢椎的侧块形成寰枕关节及寰枢关节，寰椎前弓与齿状突形成关节参与头部的转动。第 2 至第 7 椎体的后部构成了椎弓结构，由椎弓根、椎板、棘突组成。椎弓根通过小关节来连接脊柱，小关节由上、下关节突组成。神经根孔的上、下界由上、下相邻的脊椎的椎弓根组成，前壁由椎间盘间隙及邻近的钩突组成，后壁则由关节突组成，在寰枕间走行的是颈 1 神经根，没有相应的神经根孔，而寰枢之间颈 2 神经根走行于寰枢侧块关节的后方，其外侧方有椎动脉走行。颈椎有寰枢韧带、前纵韧带、后纵韧带、黄韧带、棘突间韧带及棘上韧带。由十字韧带、齿突尖韧带、翼状韧带从后方使齿突牢固地与寰椎前弓形成寰枢内关节。前、后纵韧带分别从寰椎到骶椎的前、后方表面起到连接椎体的作用，前纵韧带起自枕大孔水平的寰枕前膜，后纵韧带由枕大孔后方的覆膜延续而成。椎体后方的黄韧带、棘间韧带、棘上韧带对脊柱的稳定起到重要作用。黄韧带参与椎间关节囊的组成。在颈椎走行血管由椎动脉及静脉丛组成。

2. 胸椎：有 12 节，12 节胸椎椎体的高度自上而下逐渐增加，椎间盘较颈、腰部扁薄，椎间孔位于侧方，椎弓根起自椎体的上半部，椎管呈圆形，脊椎形成轻度生理性后凸，硬脊膜囊及脊髓在胸椎管上部呈轻度前移。胸椎与其他部位不同的是与肋骨形成胸肋关节，第 2 至第 10 肋骨头与椎体的后、侧表面形成关节，一半的关节面位于上位脊椎，一半的关节面位于下位脊椎。第 1、第 11、第 12 肋仅和相应椎体的上部形成关节。此外，第 1 至第 10 肋结节与相应节段的横突表面形成肋横突关节。胸椎的椎板相对颈椎来讲要窄，椎管也相对要小。胸腰椎的椎管外静脉丛非常特殊，由于脑脊液在神经根袖处通过静脉回吸收，当胸腔及腹腔内压力变化时，可通过吻合血管影响到椎管内硬脊膜外静脉丛并对脑脊液压力产生影响。此外椎管外静脉丛还与奇静脉相通，构成绕过上、下腔静脉的平行引流体系。

3. 腰骶椎：腰椎有 5 节，与胸椎形态相似。椎间孔的后界由关节突组成，关节突相对较长并形成冠状位走行的小关节，在腰椎上半部椎管呈卵圆形，在下半部呈类三角形，其前侧方的骨性隐窝由小关节的上关节突切迹构成。骶骨是由 4 个或 5 个椎体融合形成的一个三角形整体，侧方与髂骨形成骶髂关节。腰神经根袖在椎弓根水平走行于硬脊膜囊的前外侧并进入神经根孔的上半部，椎间盘在其下方。硬脊膜外脂肪包含丰富的静脉丛和结缔组织。静脉丛可伴行神经根，经神经根孔下部与外部静脉丛交通。

二 脊膜

1. 硬脊膜：硬脊膜由胶原纤维和弹力纤维组成。在枕大孔水平，脑硬脊膜和外骨膜合并形成硬脊膜。硬脊膜在椎骨上有黄韧带或骨膜与之分隔，两者之间有结缔组织，硬脊膜形成长管状鞘囊，鞘囊下端达骶 2 或骶 3，再向尾端成为终丝的外膜，附着于尾骨骨膜上。硬脊膜和椎管壁之间有间隙，称硬膜外腔，腔内充满富含脂肪的疏松结缔组织，其组织内有椎内静脉丛和动脉血管网，手术分离硬膜外间隙时，易伤及这些血管而出血。硬脊膜外部粗糙，有胶原纤维组织和硬脊膜外的结缔组织连结并形成小梁后，再与椎管壁连接。在椎管的前正中部，硬脊膜与后纵韧带连接较紧密而使硬膜鞘固定于椎管前部。

2. 蛛网膜：为一层含有胶质、弹力纤维、网状纤维的结缔组织，蛛网膜很薄，与软脊膜之间的间隙称为蛛网膜下腔，内有脑脊液，向上在枕骨大孔处经正中孔和外侧孔与小脑延髓池相通连，蛛网膜下腔的下端特别扩大而成为终池，内有马尾，常在此部位进行腰椎穿刺，抽取脑脊液、注射麻醉药或注射碘剂进行脊髓造影等，因在此部位进行穿刺不易损伤脊髓。

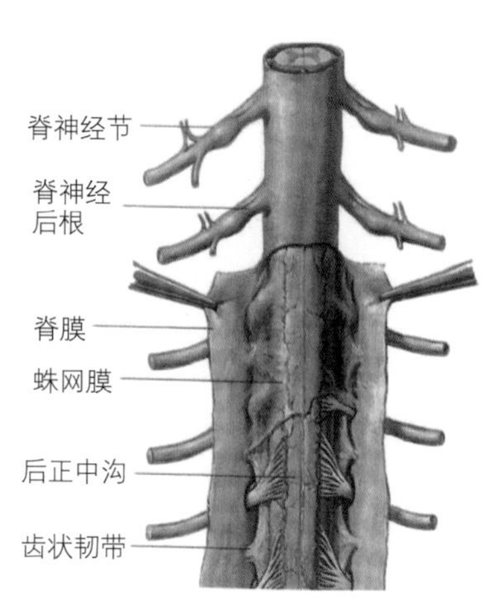

图 7-2-2　脊膜的 3 层结构

3. 软脊膜：柔软而富有血管，其内面紧贴于脊髓表面，并发出纤维隔进入脊髓组织。脊髓的血管沿纤维隔进出于脊髓组织，此纤维隔还组成血管周围间隙的外壁，在脊髓前方正中部，软脊膜深入前正中裂。在脊髓两侧的前根和后根之间，软脊膜的外表变厚，向侧方形成隔膜，纵行于脊髓，直达圆锥，隔膜的外缘形成扇形齿状突起，并与之一块附着于硬脊膜上。此扇形齿状突起称为齿状韧带，对脊髓起悬吊作用，脊髓借齿状韧带和脊神经根固着于椎管内（图 7-2-2）。

三 脊髓和脊神经

（一）脊髓

脊髓外观（图 7-2-3）圆柱形，前后稍扁，位居椎管中央，上端在枕骨大孔水平与延髓相连，成人脊髓下端终止于第 1 腰椎下缘，女性脊髓下端位置较男性略低。脊髓有两个梭形膨大部分，即颈膨大和腰膨大，前者位于脊髓颈 5 至胸 1 节，后者位于脊髓腰 2 至骶 2 节。脊髓在腰膨大以下急骤变细，下端呈圆锥状，称为脊髓圆锥。自此以下，脊髓变成细长的终丝，终丝在第 2

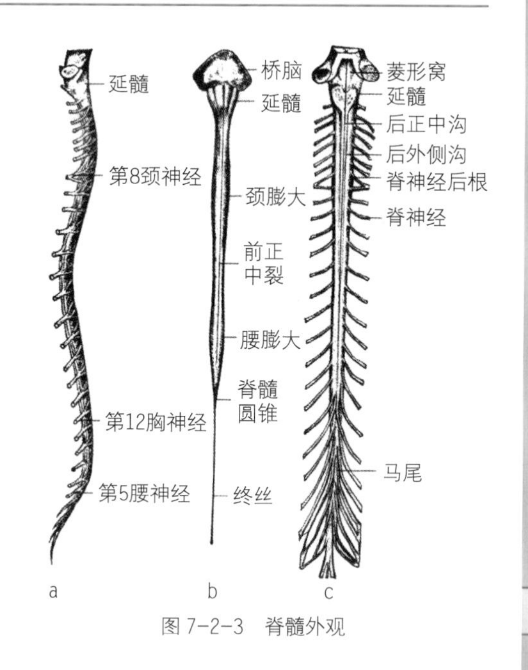

图 7-2-3　脊髓外观

骶椎水平终止于硬脊膜囊，随后穿出硬脊膜，外面包有一层硬脊膜组织，延为硬膜终丝而止于尾骨后面的骨膜。脊髓自第 1 颈节至圆锥末端的平均长度，男性为 45 cm，女性为 43 cm。

脊髓由白质及灰质组成。白质由轴突、少突胶质细胞及纤维星形细胞组成，分为后索、侧索、前索；灰质由神经元细胞、树突、少突胶质细胞及星形细胞组成，呈蝴蝶形位于脊髓中央，其中间有脊髓中央管。灰质富含血管，轴突排列成束完成运动和感觉功能。后方正中的薄束、楔束各自传导上、下肢的深感觉及精细触觉至大脑中央后回。感觉神经纤维自后根进入后柱，来自下肢节段的纤维向上走行到后索内侧，在脊髓后表面有一浅沟可区分出薄束与楔束。在白质侧索内走行的重要传导束有脊髓小脑束、脊髓丘脑侧束、皮质脊髓侧束，其排列由内到外是有序的，依次为颈、胸、腰、骶部纤维。在白质前索内走行的有皮质脊髓前束和脊髓丘脑前束。

（二）脊神经

感觉纤维通过后根经旁正中进入脊髓，运动纤维则经前根在相应节段的脊髓腹侧发出，在相邻节段的蛛网膜下腔内有 61% 存在后根神经的交通吻合，而在前根则较少见，只占 21%。

前、后根自蛛网膜下腔侧方走行，多分别由各自的神经根套袖包绕穿出硬脊膜。蛛网膜伴随前、后根于脊神经节前几毫米处融合于硬脊膜神经根囊处。脊神经节位于神经根孔后方，硬脊膜囊的两侧，在前、后根汇合的中间，手术中有误认为是椎旁肿瘤的可能。结缔组织、脂肪、血管结构在神经根孔处包绕神经根（图 7–2–4）。

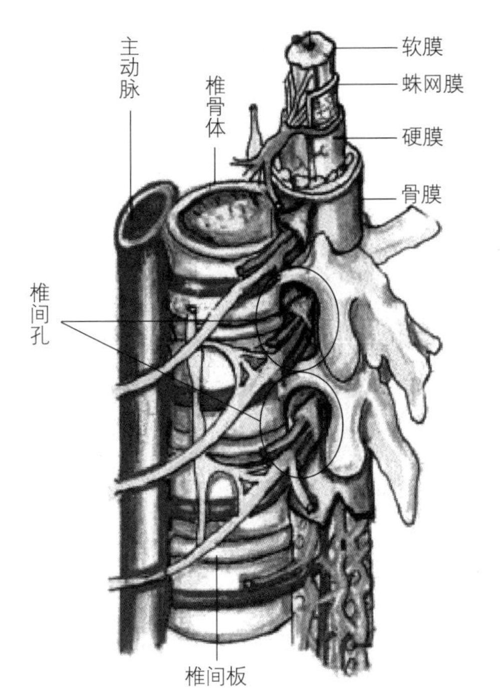

图 7–2–4　颈椎水平神经根与椎间孔、椎动脉间的关系

自主神经功能方面，交感传入和传出纤维是可分辨的，胸髓和腰髓上部中间外侧核和中间内侧核的神经元发出传出纤维，终止于相同节段的交感神经干、相邻的交感神经节或颈交感神经节。

四 脊髓的血管

（一）脊髓的动脉

脊髓的血液供应来自脊髓前动脉、脊髓后动脉及脊根动脉，源自椎动脉、主动脉的肋间动脉、腰动脉，走行于神经根的前方表面，构成脊髓前动脉和成对的脊髓后动脉。在颈段脊髓前动脉来自两侧的椎动脉分支，其他节段供应脊髓的血管变异很大，多数病例可见到 2～3 根脊根动脉分支进入颈髓，前脊根动脉在颈段加入脊髓前动脉，后脊根动脉供应脊髓后动脉。供应脊髓前动脉的脊根动脉多位于左侧，前动脉走行于脊髓前正中沟，通过脊髓背外侧表面的吻合血管与后动脉交通，穿支供应白质前部、灰质前角、灰质后角的基部以及侧索。胸段中央动脉间的间隔较圆锥及颈髓长得多。髓内动脉为终动脉，相互间没有吻合。脊髓后部的其余区域由脊髓后动脉分支供应，脊髓后动脉为两根，在其中间为脊髓后静脉（图 7–2–5）。

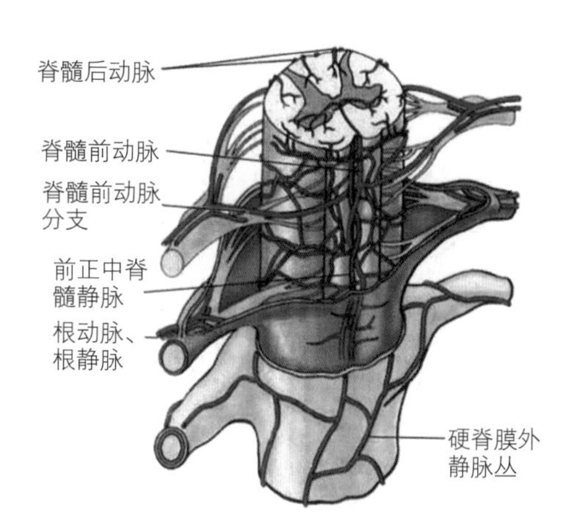

图 7–2–5　脊髓的静脉、动脉

（二）脊髓的静脉

静脉纵向走行于脊髓表面，随神经根汇入硬脊膜外静脉丛，1/3～1/2 的神经根有根静脉伴行。

PART
EIGHT

第八章

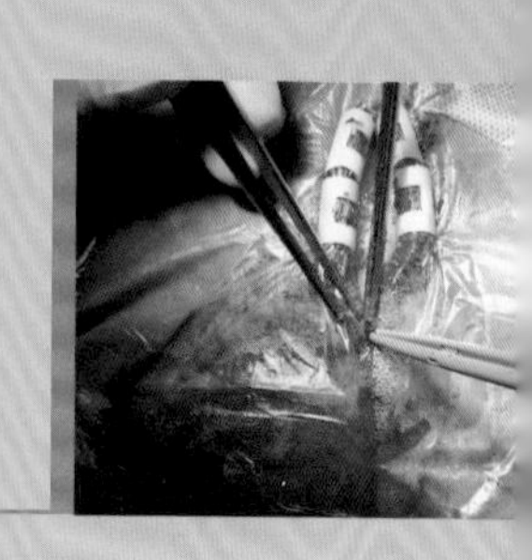

脑血管病手术护理

第一节 颅内动脉瘤夹闭和包裹术

颅内动脉瘤（图 8-1-1）是颅内动脉壁上的异常膨出，是一种高发、高危的疾病。通过夹闭动脉瘤瘤颈将其排除在体循环之外，同时保留载瘤动脉的通畅性，既能消除动脉瘤再出血的威胁，又能保持正常的脑循环模式。多数情况下手术不需要广泛分离动脉瘤及周围结构，只需分离瘤颈周围，创伤很轻，是颅内动脉瘤手术治疗的最好方式。

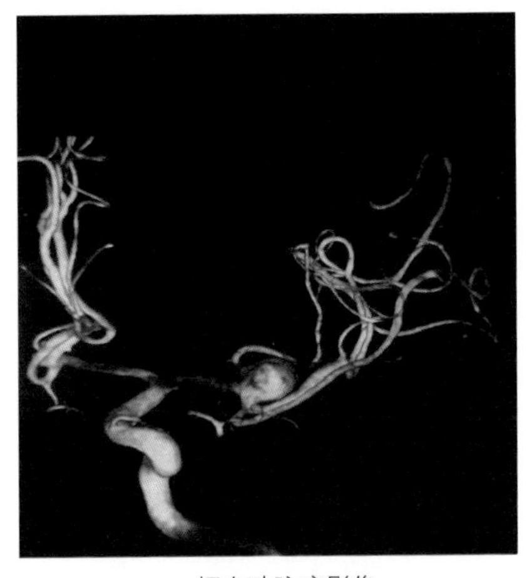

a. 颅内动脉瘤影像

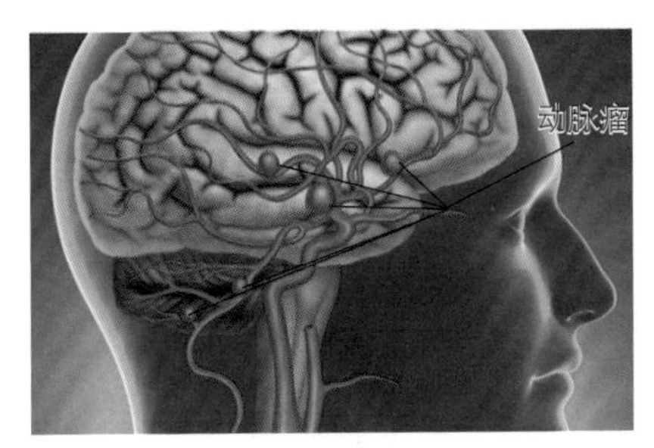

b. 颅内动脉瘤示意图

图 8-1-1 颅内动脉瘤

动脉瘤包裹术是针对不能通过瘤颈夹闭等措施处理的一种治疗措施，适合于难以夹闭的动脉瘤；难以控制的出血，压迫止血后将显露的动脉瘤包裹；位于颅内大动脉干的微小动脉瘤，即使使用微小动脉瘤夹也容易滑脱者；瘤颈夹闭后形成的少量动脉瘤颈残留，可以将残留部分完全包裹。由于动脉瘤解剖位置的限制，绝大部分不能夹闭的动脉瘤也很难将其整个分离暴露，因此真正能被包裹的瘤体范围有限，存在很大的局限性。

本节以颈内动脉 - 后交通动脉瘤为例，浅谈动脉瘤夹闭和包裹术。颈内动脉 - 后交通动脉瘤常见，占颅内动脉瘤的 25% 以上。后交通动脉与动眼神经紧密毗邻，后交通动脉瘤破裂或增长后，动眼神经麻痹是最常见症状。85%～90% 后交通动脉瘤起源于后交通动脉起始段远侧，10%～15% 后交通动脉瘤起源于后交通动脉近段。颈内动脉 - 后交通动脉瘤从颈内动脉发出向外侧、后方、下方不同方向生长。常见下面几种情况：

1. 后交通动脉瘤破裂后病情较轻，属于 Hunt–Hess 分级Ⅰ～Ⅲ级者，可在 3 天内进行手术。

2. 后交通动脉瘤破裂后病情较重，属于Ⅳ～Ⅴ级者，待病情稳定或有改善时进行手术。

3. 后交通动脉瘤破裂后发生威胁生命的颅内血肿者，应立即进行手术。

4. 偶然发现的未破裂的后交通动脉瘤。

【用物准备】

1. 基本用物：开颅手术器械包、头钉包、显微器械包、敷料包、铺巾包、手术衣包、神外特殊布类包。

2. 一次性用物：20 号、11 号刀片；2–0 丝线；4–0 带针丝线；8 × 20 角针；抽吸管、孔被、导尿包、纱布、手套、粘贴手术巾、头皮夹、输血器、明胶海绵若干、骨蜡、冲洗器、显微镜套、电刀笔、10 mL 注射器。

3. 特殊用物：持夹钳、临时阻断夹（图 8–1–2）、动脉瘤夹（图 8–1–3）、罂粟碱（5mg/ 支）数支、干燥脑棉片 1 片、加温毯、加温输液器、显微镜、铣刀、高频电刀、双极电凝、蛇形牵开器、颅骨固定材料、头架。

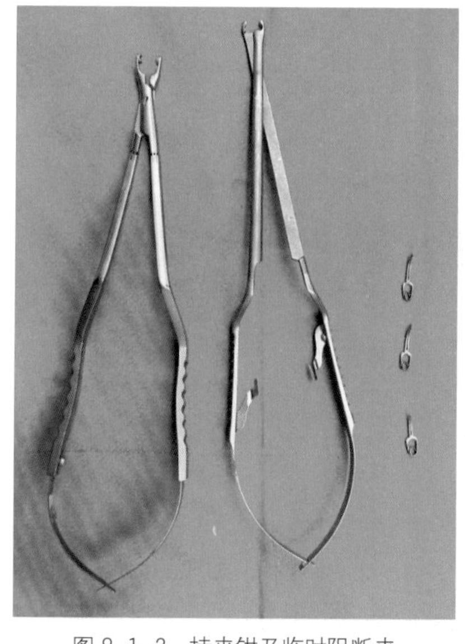

图 8–1–2　持夹钳及临时阻断夹

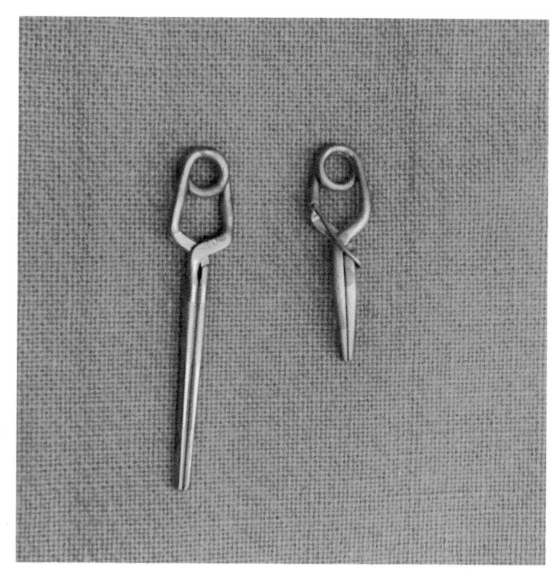

图 8–1–3　动脉瘤夹

【体位】

取仰卧位，头偏向对侧约 15°，并稍下垂 20°，使颧突部处于最高点，以利脑的额叶因自然重力下垂离开眶顶，减轻牵拉的力量，便于显露动脉瘤。头架固定。

【切口】

手术切口自颞骨颧突向上延伸，弯向前，终止于通过眶上缘中点的垂直线与发际交界处。必要时颈部暴露颈内动脉。

【步骤与配合】

1. 消毒铺单（图 8-1-4）：皮肤消毒剂消毒头皮，协助术者铺无菌单，覆盖粘贴手术巾。固定吸引管、电刀笔、双极电凝。

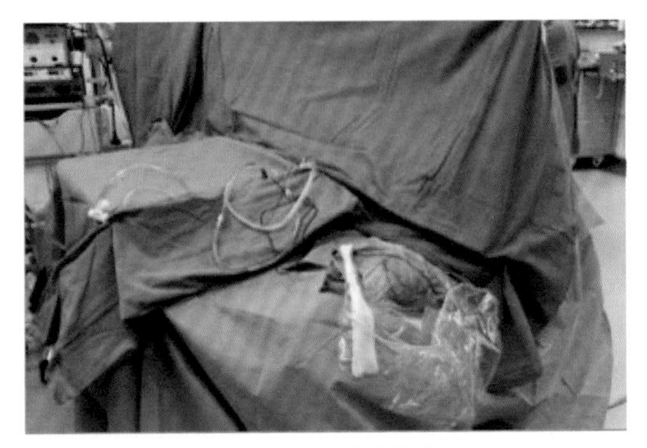

图 8-1-4 消毒铺单

2. 切开头皮至帽状腱膜（图 8-1-5）：沿切口线两侧铺干纱垫，20 号手术刀切开头皮，电刀切开帽状腱膜及腱膜下层，头皮夹钳夹切缘止血，出血点用电凝止血。

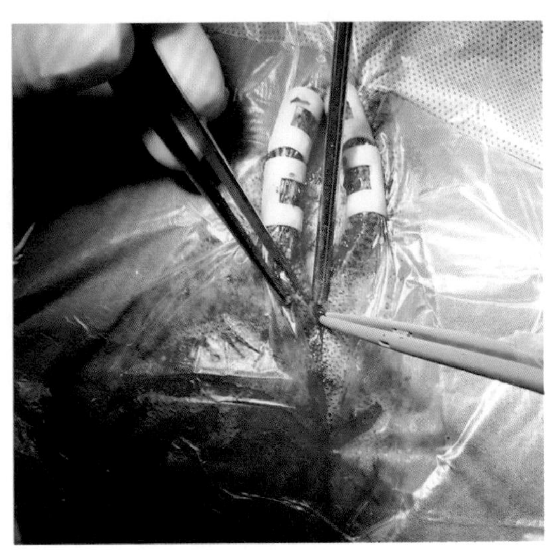

图 8-1-5 切开头皮至帽状腱膜

3. 处理皮瓣（图 8-1-6）：骨膜分离器或纱布钝性或锐性分离帽状腱膜下疏松组织层，皮瓣向基底部翻转。皮肤腱膜瓣内面用双极电凝止血，用纱垫垫于基底部外面，以防止皮肤反折角度过大出现血运障碍，湿盐水纱布覆盖于其内面，头皮拉钩或角针、2-0 丝线缝线牵引固定皮瓣。

4. 去骨瓣（图 8-1-7）：20 号手术刀和骨膜分离器，沿切口内侧切开和剥离骨膜。颅骨钻钻孔，骨刮刮除孔内内板碎片，适当明胶海绵封窦，用线锯导板引导线于两骨孔间锯开颅骨或者铣刀锯开颅骨。骨膜分离器或脑压板探入骨瓣下，向上揭起骨瓣，骨蜡涂抹骨窗，双极电凝烧灼硬脑膜上出血点，或用明胶海绵及脑棉片压迫止血。骨瓣清理后用湿纱垫包裹放入无菌塑料袋内妥善保存。

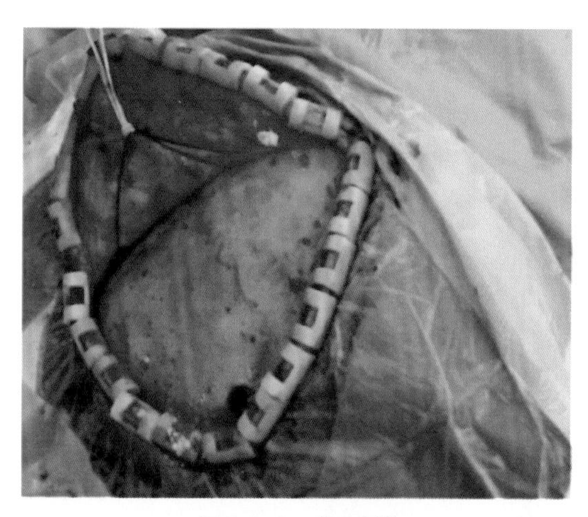

图 8-1-6　成形皮瓣

5. 切开硬脑膜（图 8-1-8），准备显微镜：双极电凝行硬膜外止血，脑膜有齿镊提起脑膜、11 号刀片在脑膜上切开一小口，脑膜剪扩大切口，环绕动脉瘤边界 1 cm 处剪开硬脑膜，用 4-0 带针丝线悬吊硬脑膜。准备蛇形牵开器，包好无菌显微镜套。

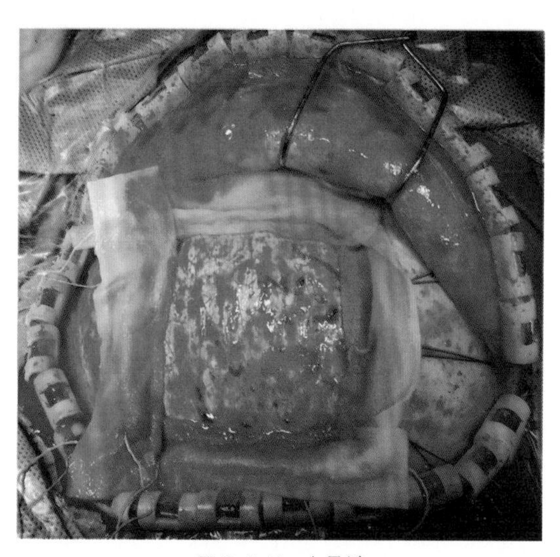

图 8-1-7　去骨瓣

6. 分离动脉瘤、准备临时阻断夹（图 8-1-9）：递动脉瘤探针或显微分离器分离动脉瘤颈时，先从瘤颈对侧的颈内动脉分离，然后分离近侧角，最后分离远侧角，递双极电凝止血，游离动脉瘤。

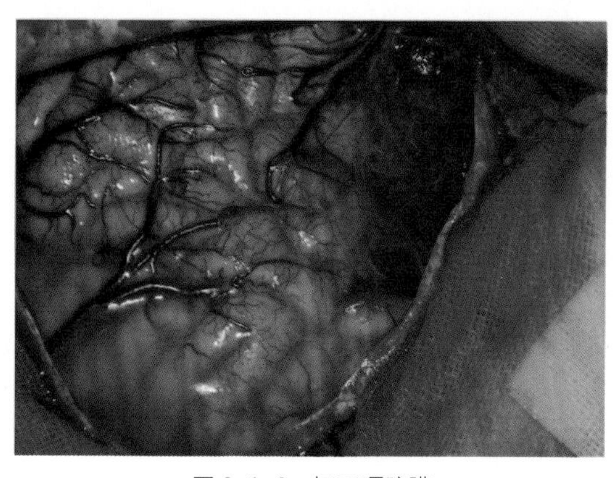

图 8-1-8　切开硬脑膜

7. 于瘤颈处夹闭动脉瘤（图 8–1–10）:

（1）通过释放脑脊液和尽可能地清除有占位效应的颅内血肿来降低颅内压。

（2）放置临时阻断夹，对载瘤血管近端和远端进行控制。

（3）在临时阻断载瘤血管的情况下，游离瘤颈。

（4）进一步将动脉瘤体从包绕的周围结构中松解下来，且尽可能行瘤体塑形。

（5）递合适的动脉瘤夹永久夹闭动脉瘤，并确认完整夹闭载瘤血管。

（6）清理术野，必要时清除残余的颅内血肿。

（7）局部浸泡罂粟碱液，防止血管痉挛。

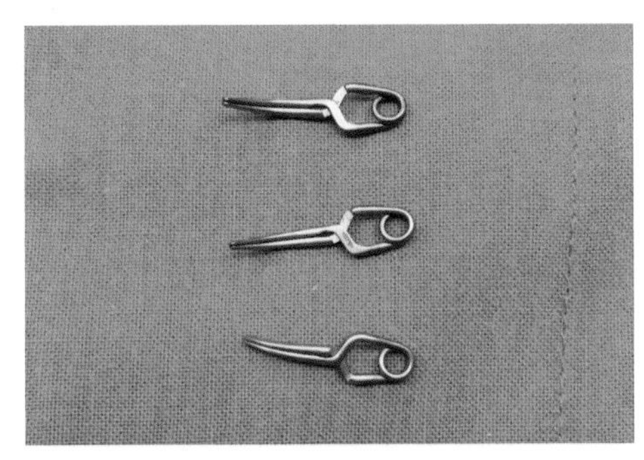

图 8–1–9　临时阻断夹

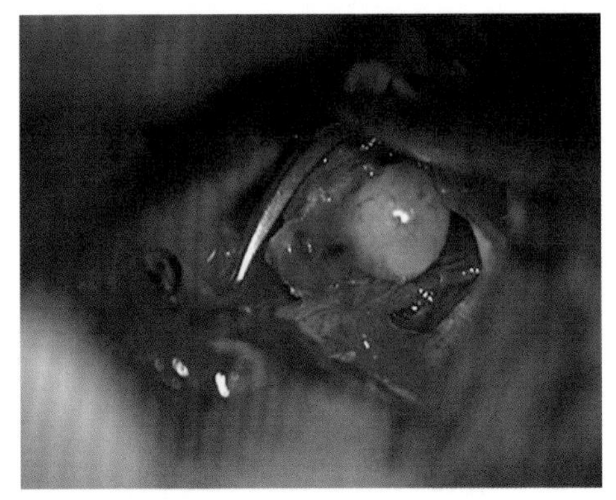

图 8–1–10　夹闭动脉瘤

（8）夹闭动脉瘤后，注意保护动眼神经，必要时递明胶海绵隔开动眼神经和动脉瘤。

8. 包裹动脉瘤：在不增加任何损伤的情况下尽可能显露整个动脉瘤，用明胶海绵（图 8–1–11）或自身肌肉、筋膜或棉花丝（图 8–1–12）将动脉瘤尽可能地全部包裹。

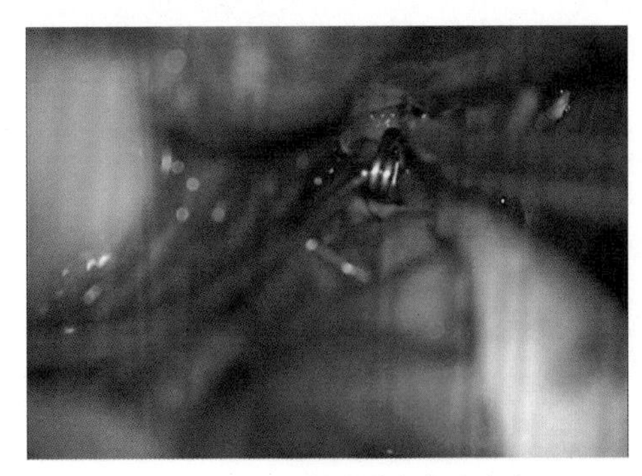

图 8–1–11　明胶海绵包裹动脉瘤

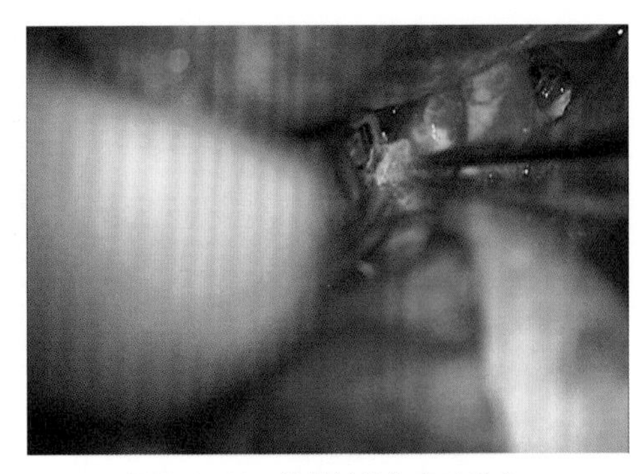

图 8–1–12　棉花丝等包裹动脉瘤

9. 止血，清理手术野：生理盐水冲洗手术野，用双极电凝彻底止血，必要时配合使用止血材料。

10. 缝合硬脑膜：清点缝针、敷料，用 4–0 带针丝线缝合硬脑膜，根据需要置引流管于硬膜下或硬膜外。

11. 回放颅骨：放回骨瓣，钛板钛钉固定，4–0 带针丝线缝合骨膜。

12. 缝合帽状腱膜、皮肤：皮肤消毒剂消毒切口周围皮肤，8 × 20 角针、2–0 丝线缝合帽状腱膜、皮肤。切口再次用皮肤消毒剂消毒。

13. 包扎伤口：覆盖敷料，绷带包扎。

【护理要点】

1. 注意患者情绪，避免紧张和激动。

2. 避免疼痛刺激引起血压上升，保障一条静脉通路，条件允许则麻醉后再行穿刺，建立两条静脉通路。

3. 注意患者血压，不可过高：手术开始将血压控制在正常偏低水平，控制液体输入量，剥离动脉瘤和夹闭瘤颈时用药物将平均动脉压降到 9.3 ~ 10.3kPa，对老年和有高血压者，降压不可过低，否则可致脑缺血。

4. 剪开硬膜后，500 mL 生理盐水中配 2 ~ 4 支罂粟碱（5 mg / 支）局部外用，防止血管痉挛 。

5. 动脉瘤夹闭前，一般输液不超过 500 mL；动脉瘤夹闭后，开放输液，补充血容量。

第二节 颅内动静脉畸形切除术

脑动静脉畸形是脑血管畸形中最多见的一种，位于脑的浅表或深部。畸形血管是由动脉与静脉构成，有的包含动脉瘤与静脉瘤，脑动静脉畸形有供血动脉与引流静脉，其大小与形态多种多样。临床上常表现为反复的颅内出血、部分性或全身性癫痫发作、短暂性脑缺血发作和进行性神经功能障碍，也是引起颅内自发性蛛网膜下腔出血的第二位病因。

【用物准备】

1. 基本用物：开颅手术器械包、头钉包、显微器械包、敷料包、蛇形牵开器、铺巾包、手术衣包。

2. 一次性用物：20 号刀片、11 号刀片、4–0 带针丝线、2–0 丝线、8 × 20 角针、输血器、导尿包、手套、粘贴手术巾、头皮夹、抽吸管、电刀笔、10 mL 注射器、明胶海绵、骨蜡、冲洗器、显微镜套、纱布、孔被。

3. 特殊用物：头架、显微镜、动脉瘤夹、动脉瘤临时阻断夹及持夹钳、加温毯、加温输液器、磨钻及铣刀、神经导航系统、血液回收装置。

【体位】

仰卧位，头偏向对侧，并稍下垂 10°，头部高于心脏水平。

【切口】

以经皮质入路马蹄形切口（图 8–2–1）为例。

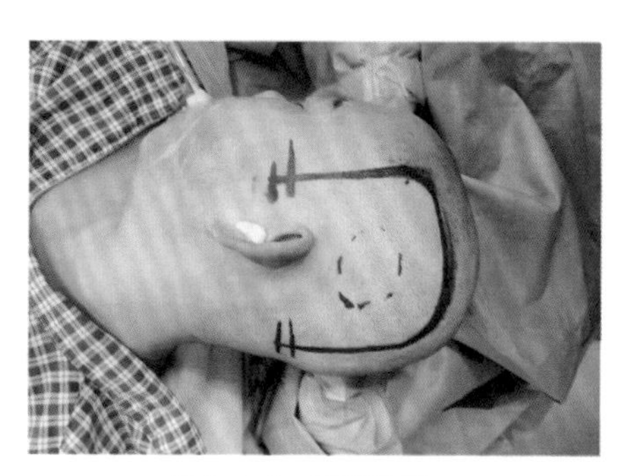

图 8–2–1　马蹄形切口

【步骤与配合】

1. 常规消毒、铺单，备血液回收：皮肤消毒剂消毒头皮，协助术者铺无菌单、粘贴手术巾。连接血液回收装置。

2. 切开皮肤、皮下及帽状腱膜：沿切口线两侧铺干纱布垫，用 20 号刀片切开皮肤，电刀切开帽状膜层及帽状腱膜下疏松组织层，必要时用头皮夹钳夹头皮止血（图 8–2–2）。出血部位用双极电凝止血。皮肤腱膜瓣向基底部翻转并用 8 × 20 角针、2–0 丝线固定（图 8–2–3），湿纱布垫覆盖表面。

3. 去骨瓣：用颅骨钻钻孔，骨刮刮除孔内内板碎片，铣刀或线锯锯开颅骨。再用骨膜剥离子探入骨瓣下，向上揭起骨瓣，根据需要用骨蜡、棉片、明胶海绵、双极电凝止血，骨瓣（图 8–2–4）用湿纱布垫包裹保存。

4. 切开硬脑膜：用脑膜有齿镊、11 号刀片在硬脑膜上开口，组织剪剪开硬脑膜（图 8–2–5），4–0 带针丝线固定硬脑膜，将其缝合于颞筋膜和骨膜上。

5. 分离动静脉畸形：确定动静脉畸形边界（图 8–2–6）。用双极电凝、抽吸器辅助切开皮质，确定引流静脉。用电凝、抽吸器、显微剪将畸形血管团与脑组织分离（图 8–2–7），充分暴露主要供血动脉并用电凝止血，必要时可用动脉瘤夹阻断血管（图 8–2–8）。

6. 处理引流静脉，切除动静脉畸形：用临时阻断夹临时阻断引流静脉，确认动静脉畸形无供血后，再电凝切断。必要时可用动脉瘤夹夹闭。

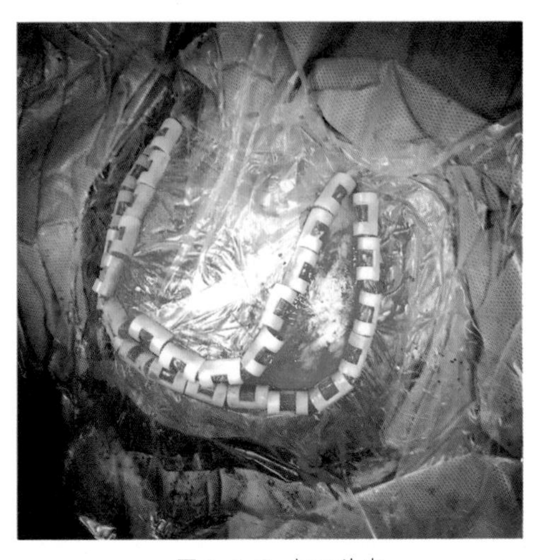

图 8–2–2　切开头皮

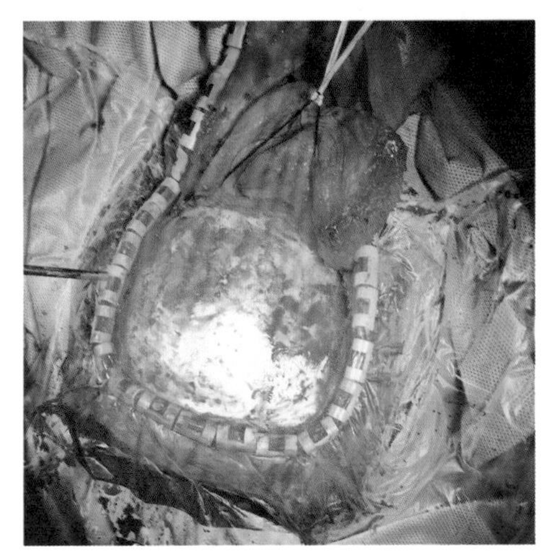

图 8–2–3　翻转皮瓣，显露颅骨

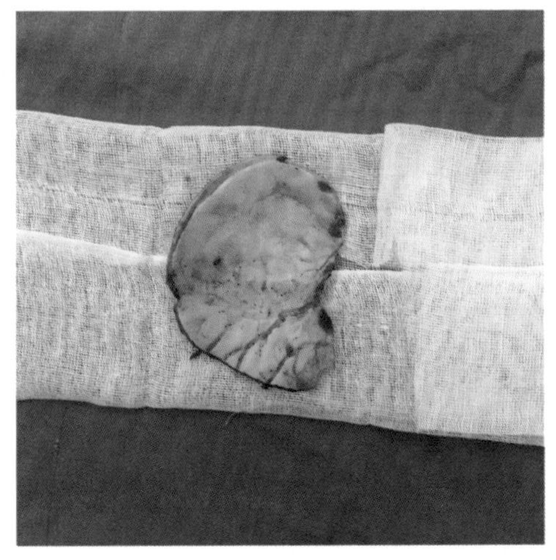

图 8–2–4　取下的骨瓣

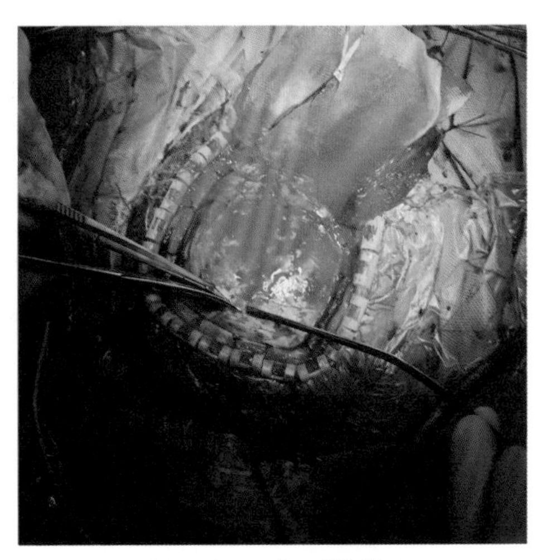

图 8–2–5　剪开硬脑膜

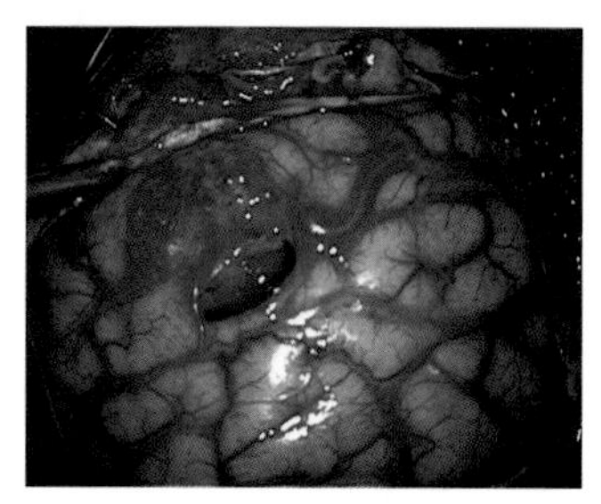
图 8-2-6 确定动静脉畸形边界

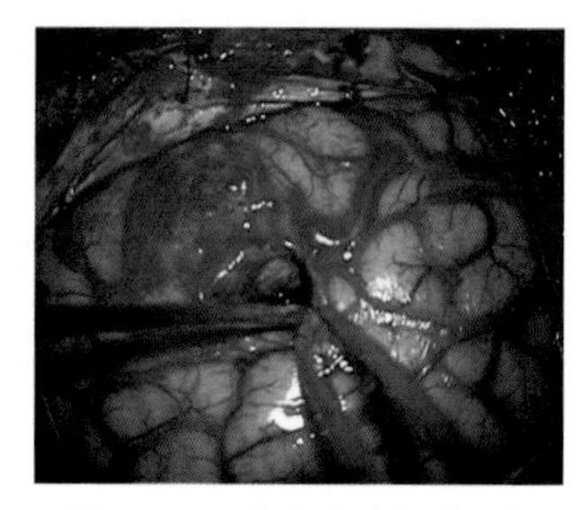
图 8-2-7 分离病变与脑组织

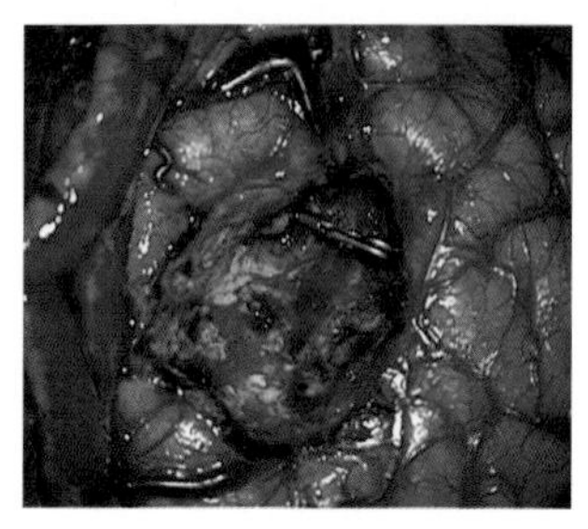
图 8-2-8 血管阻断供血动脉

7. 手术创面彻底止血（图 8-2-9）：用双极电凝彻底止血后，创面贴覆止血纱布或止血纤维。

8. 确保动静脉畸形彻底切除：待患者血压升至略高于入室血压，观察创面有无出血，如仍有出血特别是静脉由蓝色变为红色，则扩大切除范围，直至彻底切除为止。

9. 清理术野，关闭硬脑膜：用生理盐水冲洗，双极电凝止血，清点器械、脑棉片，用 4-0 带针丝线缝合硬脑膜。

10. 颅骨复位、分层缝合伤口：回纳骨瓣，用合适的钛板、钛钉固定。8 × 20 角针、2-0 丝线缝合帽状腱膜、皮下组织、皮肤（图 8-2-10），敷料包扎伤口。

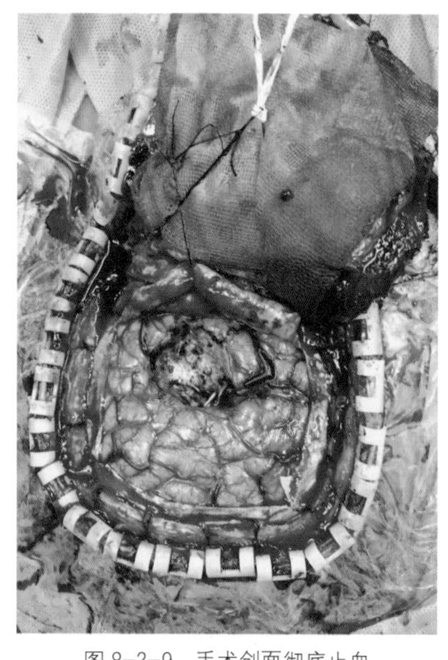
图 8-2-9 手术创面彻底止血

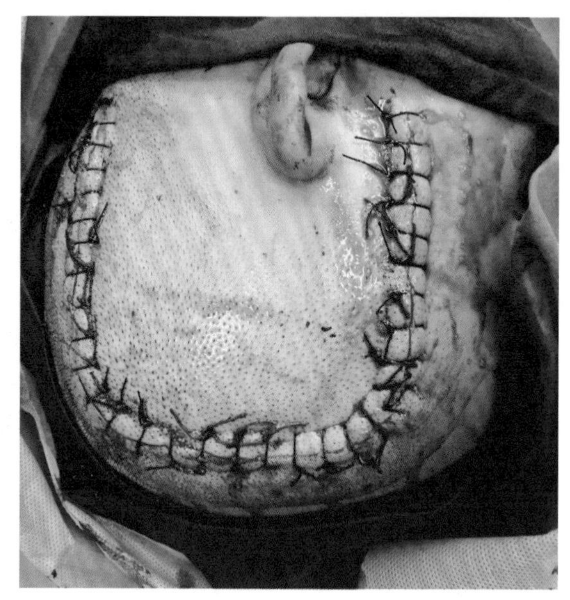
图 8-2-10 缝合切口

【护理要点】

1. 耐心细致的心理护理，鼓励患者战胜疾病的信心。

2. 密切观察患者生命体征的变化，并及时报告术者，积极配合处理。

3. 术中采用保暖、加温措施，维持患者正常体温。

第三节 颈内动脉内膜剥脱术

颈内动脉内膜剥脱术是切除增厚的颈动脉内膜粥样硬化斑块（图 8–3–1），以预防由于斑块脱落、颈内动脉狭窄引起的脑卒中。

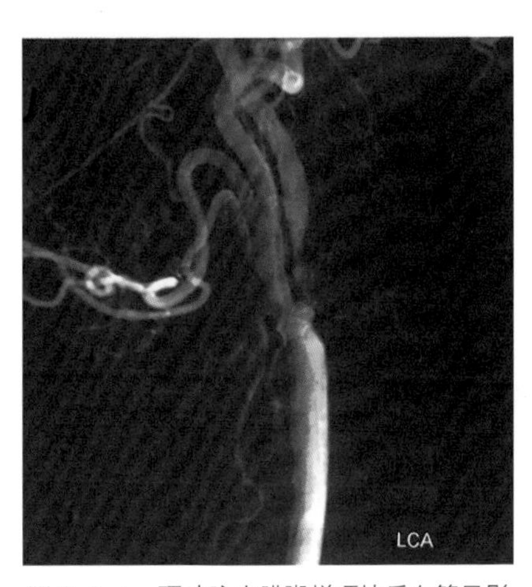

图 8–3–1 颈动脉内膜粥样硬块后血管显影

1. 短暂性脑缺血发作（TIA）：一般认为短暂性脑缺血发作系因颈动脉分叉处小的粥样斑块脱落，栓子进入脑循环阻塞脑动脉所致。临床表现为同侧黑蒙、头晕、晕厥、对侧肢体软弱无力甚至偏瘫、感觉障碍、意识丧失数分钟或 1～2 小时，至多不超过 12 小时逐渐自行缓解。但间隔一定时间还可以再度发作。此期若不手术治疗，约 70% 的患者会发生脑卒中。

2. 半球性或单眼性短暂性脑缺血发作，同侧颈内动脉闭塞。这种情况可能与血流经侧支循环将栓子转移到视网膜或颈动脉的微循环有关。

3. 脑卒中：急性轻度脑卒中一般不宜行急诊颈动脉内膜切除术，以发作后 4～6 周手术为宜。进行性脑颈动脉造影证实，颈动脉分叉有新的栓子形成，而颈内动脉的血流仍通畅，这说明进行性神经障碍是相继脱落的栓子进入脑循环所致，这种情况选择急诊颈动脉内膜切除是有益的。

4. 有脑缺血症状，动脉造影显示同侧颈动脉分叉处或颈内动脉狭窄（直径小于 1.5 mm）、闭塞或有溃疡性粥样斑块；或双侧颈内动脉狭窄。

5. 无症状的颈动脉狭窄：这类患者行颈动脉内膜切除术是预防发生脑缺血症状，减少脑卒中发生的重要环节。无论单侧还是双侧颈动脉狭窄，经无创检查或动脉造影，动脉腔小于正常 70% 以上者应行颈动脉内膜切除；双侧者宜分期手术。

【用物准备】

1. 基本用物：外周血管手术器械包、双极电凝镊包、显微器械包、颈动脉器械包、敷料包、铺巾包、手术衣包、神经外科特殊布类包。

2. 一次性用物：20 号、11 号刀片；2–0 丝线、4–0 带针丝线、5–0 血管缝线、6–0 血管缝线、7 × 17 圆针、4–0 可吸收线、抽吸管、孔被、导尿包、纱布、手套、粘贴手术巾、明胶海绵若干、冲洗器、显微镜套、电刀笔、10 mL 注射器。

3. 特殊用物：血管阻断钳及血管夹、阻断带、硅胶管、过线勾及套管（图 8–3–2）、肝素数支（100 mg / 支）、鱼精蛋白数支（50 mg / 支）、加温毯、加温输液器、显微镜、双极电凝、头托、转流管。

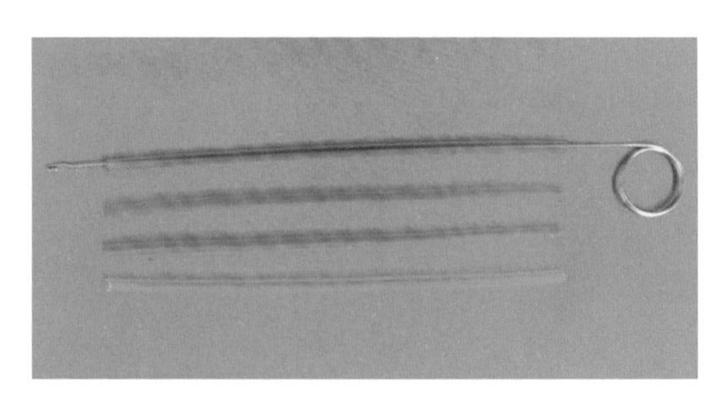

图 8–3–2 过线勾及套管

【体位】

仰卧位，双肩下垫小枕头保持头轻微后仰，头向手术对侧偏转 45°，后仰 30°，头托固定。

【切口】

沿胸锁乳突肌前缘做皮肤直切口（S 形切口），上端达下颌角后 1 cm 且稍向乳突方向延伸，下端达甲状软骨下缘（图 8–3–3）。

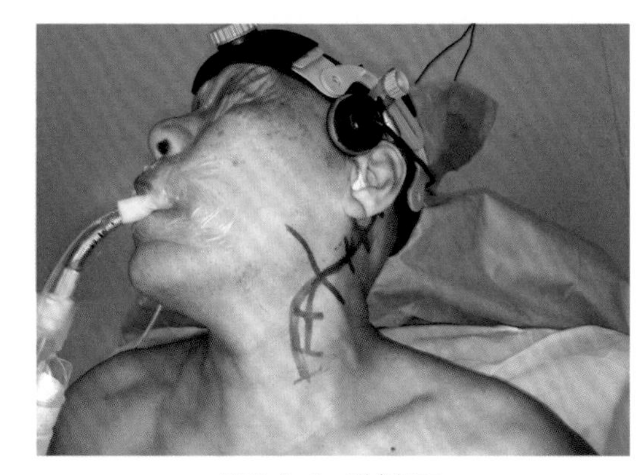

图 8–3–3 手术切口

【步骤与配合】

1. 切开皮肤、皮下、颈阔肌：递手术刀切开皮肤、电刀切开皮下组织及颈阔肌、严密止血。仔细保护舌下神经和迷走神经。

2. 游离胸锁乳突肌，在其深面找到颈内静脉并游离：递组织剪、无齿镊、血管钳游离胸锁乳突肌、自动撑开器撑开切口，显露并游离颈内静脉。

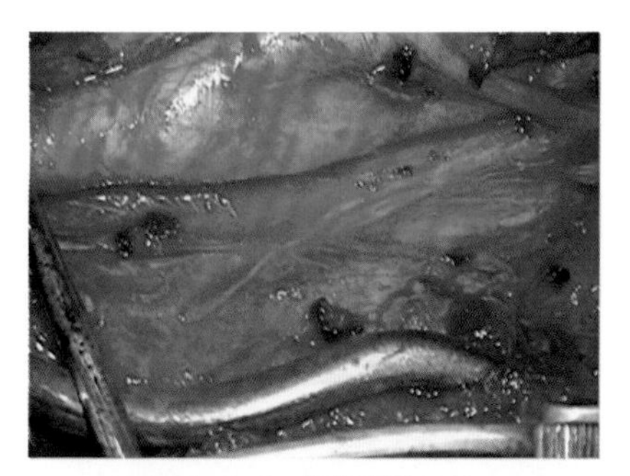

图 8-3-4　解剖颈总动脉

3. 解剖颈总动脉：递甲状腺拉钩或静脉拉钩牵开颈内静脉与胸锁乳突肌，递超锋剪、无齿镊剪开动脉鞘，在颈内动脉的下后方解剖颈总动脉至颈内、外动脉分叉以上部位（图 8-3-4）。

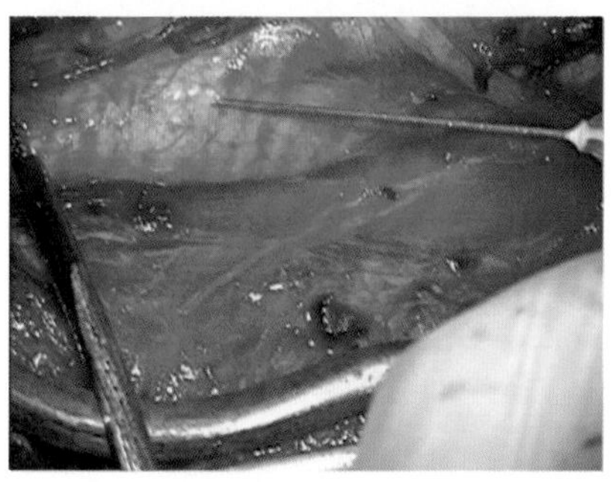

图 8-3-5　利多卡因封闭颈动脉窦

4. 颈总动脉与颈内外动脉预置阻断带：递无齿镊、直角钳、阻断带分别预置阻断带；并套上合适长度的橡皮管或硅胶管，小弯钳夹住。

5. 封闭颈动脉窦：10 mL 注射器抽取 1% 利多卡因注射（图 8-3-5），封闭颈动脉窦，以防发生反射性心动过缓和低血压。手指控制颈总动脉，递外周血管阻断钳或血管夹阻断颈总动脉、颈内动脉（图 8-3-6）、颈外动脉。

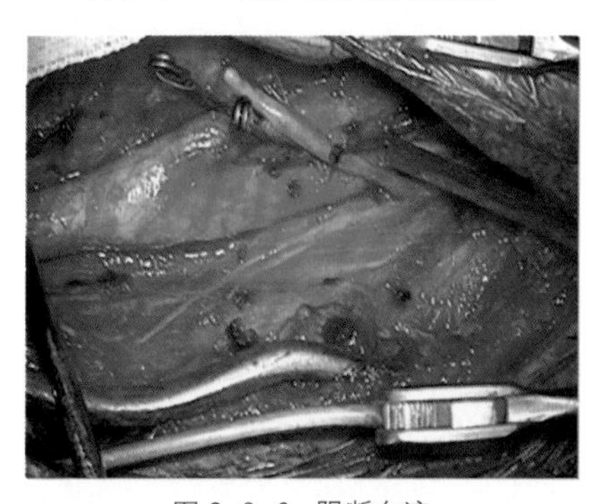

图 8-3-6　阻断血流

6. 切开颈总动脉（图 8-3-7）：递 11 号手术刀沿动脉纵轴切开颈总动脉，角度剪扩大颈总动脉切口，外周静脉注入 5000 ~ 7000 U 肝素。

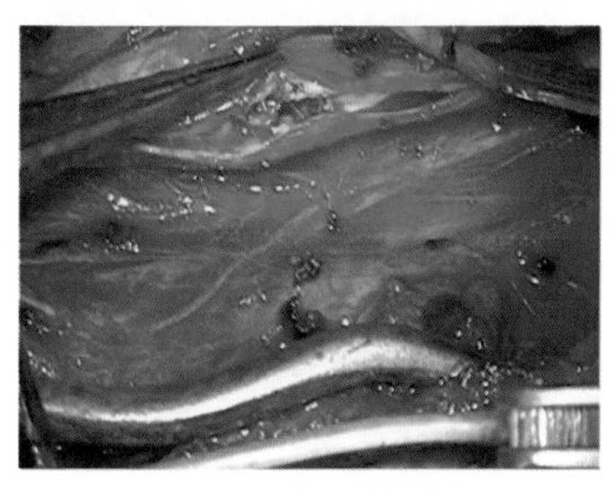

图 8-3-7　切开颈总动脉

7. 必要时安置分流管：递 11 号手术刀切开动脉壁时连同斑块一起切开至管腔，在分流管中注入肝素盐水后夹住，先松开颈内动脉，迅速放入分流管远端后收紧控制带，放开分流管使回流的血冲出，再用同样的方法放入颈总动脉，即可建立颈总动脉到颈内动脉的血流（图 8-3-8）。

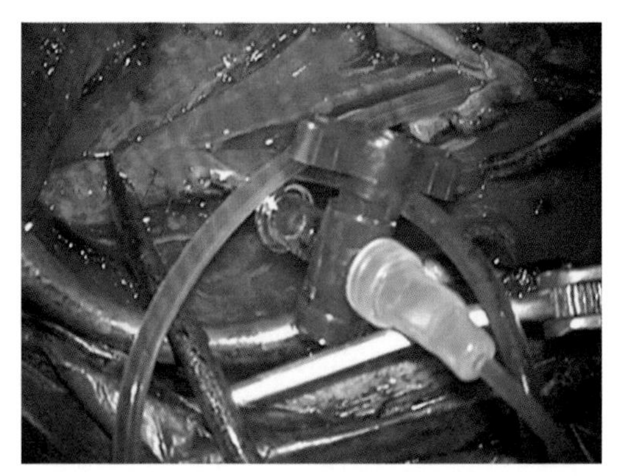

图 8-3-8 安置分流管

8. 剥离斑块与内膜，并切除斑块：递血管镊与剥离子分离斑块与内膜（图 8-3-9），超锋剪剪除或 15 号手术刀切除内膜（图 8-3-10）。先切除颈总动脉中近端的斑块，再切除颈外动脉内的斑块，最后切除颈内动脉远端的斑块和正常内膜交界处的斑块，附斑块图（图 8-3-11）。

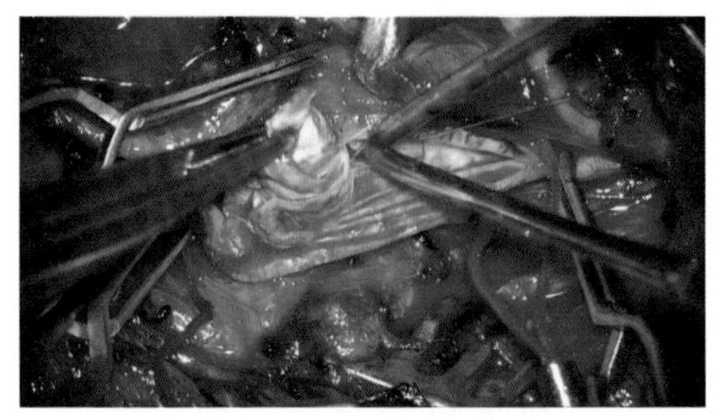

图 8-3-9 分离斑块与内膜

9. 冲洗动脉腔：递肝素盐水冲洗管腔，清除动脉壁上的碎片和血凝块（图 8-3-12）。

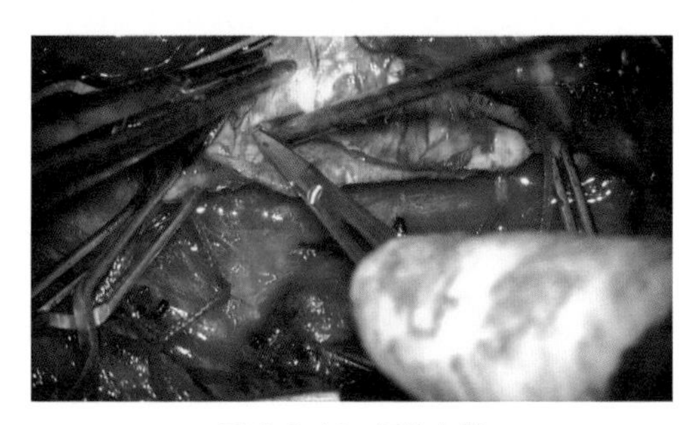

图 8-3-10 切除内膜

10. 修补动脉壁：递显微持针器夹住 6-0 带针血管缝线先固定内膜切缘，再换 5-0 血管缝线分别从两端向中间直接连续缝合动脉壁（图 8-3-13）或补片。缝线打结前取出内转流管，先松开颈外动脉阻断带，再放开颈总动脉，使血流将可能残存的空气和碎片冲到颈外动脉中去，最后放开颈内动脉阻断带恢复血流。

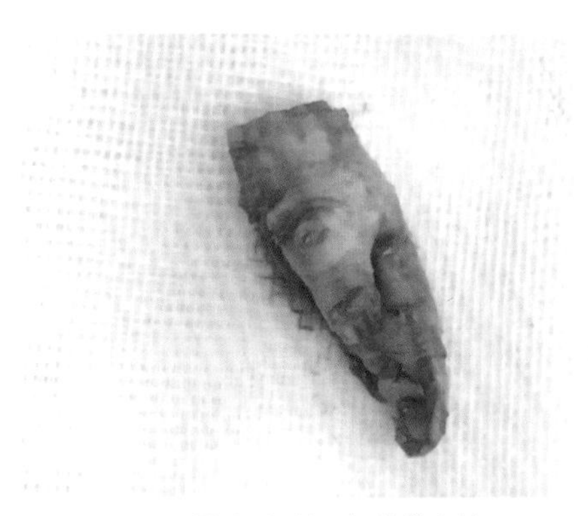

图 8-3-11 切除的斑块

11. 遵医嘱经外周静脉给予 30～50 mg 鱼精蛋白中和肝素。

12. 缝合切口、包扎：递生理盐水冲洗伤口，电刀止血，放置橡胶管引流，7×17 圆针、4 号丝线缝合颈阔肌，4-0 可吸收线皮内缝合皮肤（图 8-3-14）；包扎伤口。

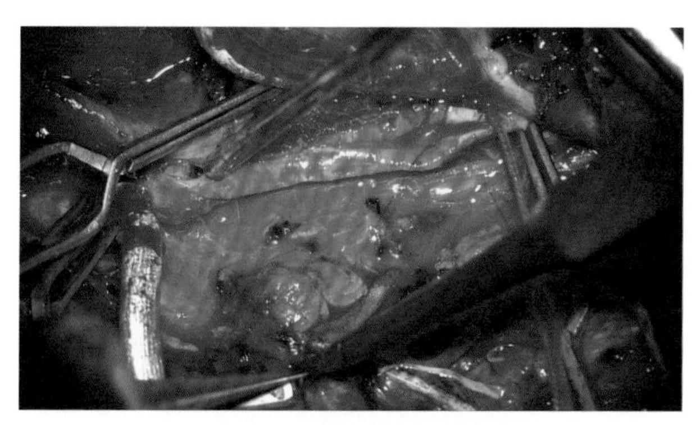

图 8-3-12　肝素盐水冲洗动脉内壁

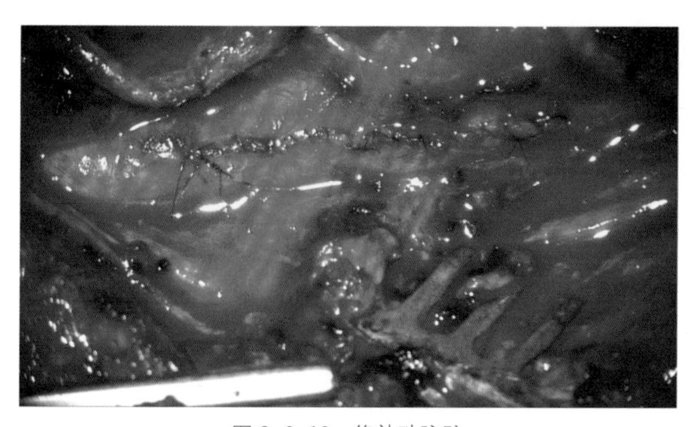

图 8-3-13　修补动脉壁

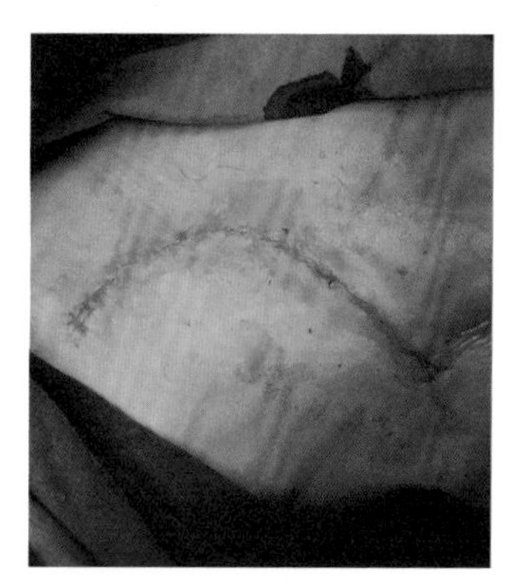

图 8-3-14　缝合手术切口

【护理要点】

1. 术前建立两条静脉通路，必要时穿刺中心静脉。

2. 为增加阻断颈动脉期间的脑血流，短暂提高血压 20～50 mmHg。

3. 静脉给予鱼精蛋白时速度要慢，注意有无过敏反应。

4. 术中监测脑缺血情况：连续监测脑电图或经颅多普勒（TCD）应用于暴露颈动脉、阻断颈动脉、恢复血流时。

第四节 颅内外血管搭桥术

颅内外血管搭桥术作为缺血性脑卒中的一种治疗方法，适应证为：①大的脑供血管狭窄、闭塞且侧支循环不充分等血流动力学导致的脑缺血。②反复的短暂性脑缺血（TIA）发作，存在轻度神经功能障碍。③烟雾病（Moyamoya）患者，行一侧或双侧搭桥术。

本节以颈总动脉大脑中动脉吻合术为例。

当不能耐受球囊闭塞试验（BTO）或颈内动脉（ICA）闭塞有可能发生脑缺血时；在孤立动脉瘤之前需作桥接；基底动脉狭窄或闭塞，并有脑缺血症状，如进展性卒中、短暂发作性脑缺血、腔隙性梗死或体位性脑缺血症状者；椎－基底动脉大型动脉瘤，无法夹闭瘤颈，需结扎椎动脉或基底动脉作为治疗，而侧支供血不足者。

【用物准备】

1. 基本用物：开颅手术器械包、外周血管器械包、头钉包、显微器械包、敷料包、铺巾包、手术衣包、神经外科特殊布类包。

2. 一次性用物：20 号、11 号刀片、4–0 带针丝线、2–0 丝线、8×20 角针、导尿包、手套、粘贴手术巾、头皮夹、抽吸器管、输血器、电刀笔、10 mL 注射器、明胶海绵、骨蜡、冲洗器、显微镜套、纱布、孔被。

3. 特殊用物：头架、显微镜、动脉瘤临时阻断夹及持夹钳、动脉瘤夹、加温毯、加温输液器、磨钻及铣刀、血液回收装置。

【体位】

患者仰卧位，头转向对侧，术侧肩部垫高，使颈部伸展。

【切口】

手术切口需要充分开放侧裂池，显露颈段 ICA。

【步骤与配合】

1. 取大隐静脉，长 20～25 cm，用肝素盐水冲洗干净后灌满，结扎所有分支，如有渗漏即予修补。

2. 于耳上颞部骨瓣开颅，静脉滴注甘露醇、放出脑脊液以便脑回缩。抬起颞叶直到小脑幕游离缘，切开环池的蛛网膜，即可看到大脑后动脉的第 2 段（P2）绕过大脑脚的外侧。选择长约 1.5 cm 一段，作为受血动脉。

3. 显露颈外动脉：以下颌角为中点，沿胸锁乳突肌的前缘做斜切口，显露并分离出颈外动脉。

4. 结扎：将大隐静脉的远端套在 8 号或 10 号橡胶导尿管端，用线扎紧，从头部切口经皮下隧道通穿到颈部切口，此隧道位于耳前方，在颧弓之外。经导尿管向静脉注入肝素盐水，静脉近端夹闭，使静脉内充满肝素盐水。

5. 吻合血管：静脉注射肝素 50 mg，用两个血管夹阻断大脑后动脉将作为吻合口处的近、远端，切开动脉壁，用 10–0 血管缝线将静脉与大脑后动脉做端 – 侧吻合。然后依次放开远、近段的血管夹。此时血流被静脉内的单向活瓣阻挡，不会逆流入静脉中。调整静脉的长度，使其无张力但又不冗长地卧于颅中窝底。再将静脉的远侧端（足端）与颈外动脉做端 – 端吻合或端 – 侧吻合。

6. 止血：生理盐水冲洗伤口，递双极电凝止血。

7. 逐层关颅，关闭颈部伤口，包扎。

【护理要点】

1. 注意患者血压，不可过高，手术开始时将血压控制在正常偏低水平，控制液体输入量，对老年和高血压患者，降压不可过低，否则可致脑缺血。

2. 剪开硬膜后，台上 500 mL 盐水中放 2～4 支罂粟碱，防止血管痉挛。

3. 在吻合的整个过程中，静脉腔内必须充满肝素盐水，不容有空气进入，以免造成空气栓塞。

4. 手术完毕后用鱼精蛋白中和肝素，注意观察有无过敏反应。

第五节　颈动脉结扎术

1. 严重的鼻出血，经填塞等止血方法治疗后仍无效时，可做同侧颈外动脉结扎术。

2. 头面部肿瘤手术时估计术中出血较多者，可行同侧颈外动脉结扎术，以减少手术中出血量，如鼻咽纤维血管瘤摘除术、上颌骨截除术等。

【用物准备】

1. 基本用物：外周血管器械包、双极电凝包、铺巾包、手术衣包、神经外科特殊布类包。

2. 一次性用物：20 号、11 号刀片、4-0 带针丝线、2-0 丝线、10 号丝线、8×20 角针、导尿包、手套、粘贴手术巾、抽吸器管、明胶海绵、冲洗器、纱布、孔被、电刀笔、10 mL 注射器。

3. 特殊用物：动脉阻断钳、血管夹、罂粟碱数支（30mg/ 支）、利多卡因、加温毯、加温输液器、头托。

【体位】

仰卧位，患者双肩下垫小枕头保持头轻微后仰，头向手术对侧偏转 45°，头托固定。

【切口】

沿胸锁乳突肌前缘做皮肤直切口（S 形切口），上端达下颌角后 1cm，下端达甲状软骨下缘。

【步骤与配合】

1. 显露颈总动脉：在胸锁乳突肌前缘切开颈深肌膜，显露胸锁乳突肌并将其拉向后侧，必要时可将舌骨下肌群拉向前侧，或将肩胛舌骨肌切断，可以更好地显露颈总动脉周围组织。小心切开动脉鞘，注意勿损伤该鞘之内侧下行的甲状腺上动脉，横跨颈外动脉的面静脉可以结扎切断。

2. 分离并结扎：在颈总动脉分叉部周围以 1% 利多卡因浸润后，将颈内静脉与动脉分离并牵向后侧。注意勿损伤与之伴行的舌下神经及迷走神经，在确认颈外动脉至少两个分支后，靠近分叉处分离颈外动脉，并于第 1、第 2 分支动脉之间用 10 号丝线做双重结扎，或在两个结扎线之间将血管切断，两断端分别以细丝线做贯穿缝合结扎。

3. 关闭伤口：缝合肌层、皮下组织及皮肤，创口用无菌敷料覆盖。

【护理要点】

1. 保持静脉通畅，必要时准备两条静脉通路。

2. 密切注意患者血压的平稳。

第六节 颞肌颞浅动脉贴敷术

颞肌颞浅动脉贴敷术（图 8-6-1），属于间接颅内外血管重建术的范畴。是将颅外的颞肌、颞浅动脉缝合于硬膜上或固定于蛛网膜上，使其与大脑皮质的血管建立吻合，从而增加脑皮质的血流量，改善脑缺血。目前主要用于烟雾病的治疗。

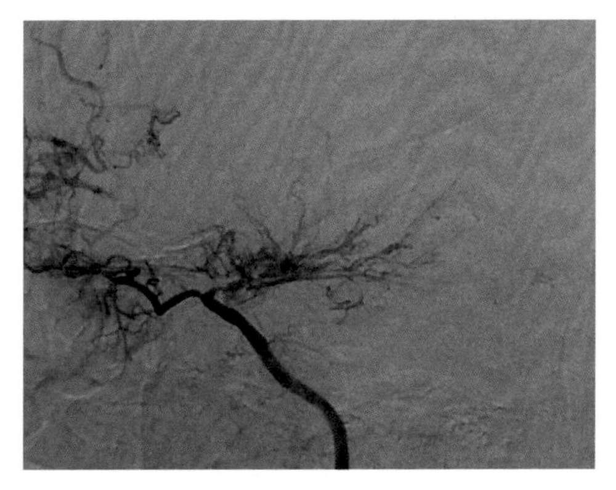

图 8-6-1 烟雾病血管造影

【用物准备】

1. 基本用物：钻孔包、神经外科颈动脉特殊器械、头钉包、铺巾包、手术衣包。

2. 一次性用物：20 号、11 号刀片、4-0 带针丝线、2-0 丝线、8 × 20 角针、输血器、导尿包、手套、粘贴手术巾、抽吸器管、明胶海绵、骨蜡、冲洗器、显微镜套、纱布、孔被、电刀笔、10 mL 注射器。

3. 特殊用物：神经外科气动电钻及铣刀、显微器械，8–0 或 9–0 血管缝线、罂粟碱（30 mg / 支）数支、肝素（100 mg / 支）数支、静脉留置针、加温毯、加温输液器、头托。

【体位】

仰卧位，患者头轻微后仰，头向手术对侧偏转 60°，头托固定。

【切口】

沿颞浅动脉顶支做手术切口，上端达顶部（颞浅动脉顶支分叉部），下端达顶支与额支分叉部下 1 cm（图 8–6–2）。

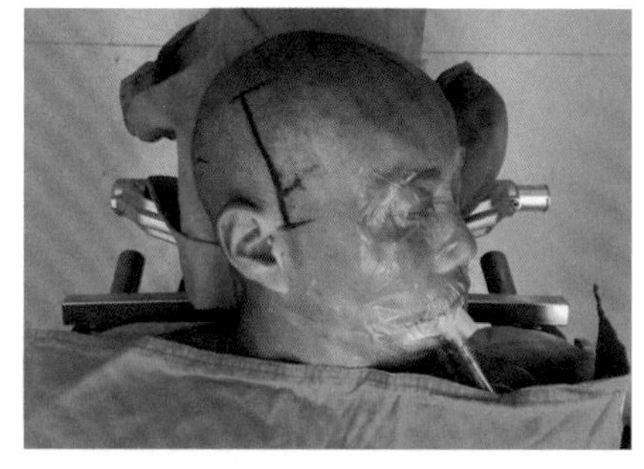

图 8–6–2　手术切口

【步骤与配合】

1. 常规消毒、铺单：皮肤消毒剂消毒头皮，协助术者铺无菌单，粘贴手术巾（图 8–6–3）。

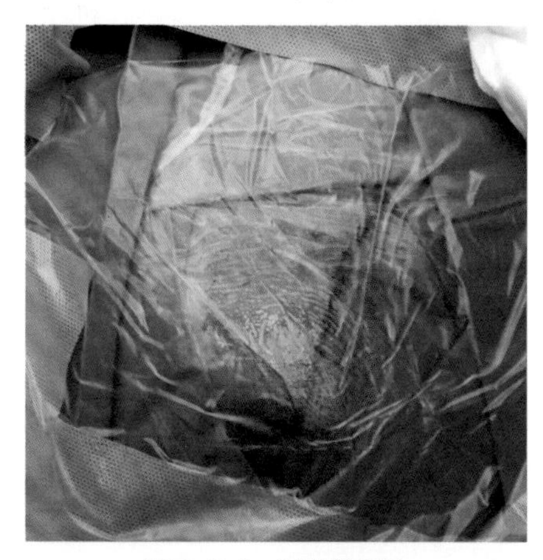

图 8–6–3　消毒铺单后

2. 显微镜下切开皮肤、皮下、游离颞浅动脉：沿切口线两侧铺干纱布垫，用 20 号刀片切开皮肤（图 8–6–4），电刀切开帽状腱膜层及帽状腱膜下疏松组织层（图 8–6–5），必要时用头皮夹止血。出血部位用双极电凝止血。递两个乳突撑开器撑开切口，游离颞浅动脉（图 8–6–6）。递 4–0 丝线缝吊颞肌（图 8–6–7）。

3. 去骨瓣：用颅骨钻钻孔，骨刮刮除孔内碎片，铣刀或线锯导条和线锯锯开颅骨。再用骨膜剥离子探入骨瓣下，向上揭起骨瓣，骨蜡或脑棉片、明胶海绵或双极电凝止血，骨瓣（图 8–6–8）用湿纱布垫包裹。

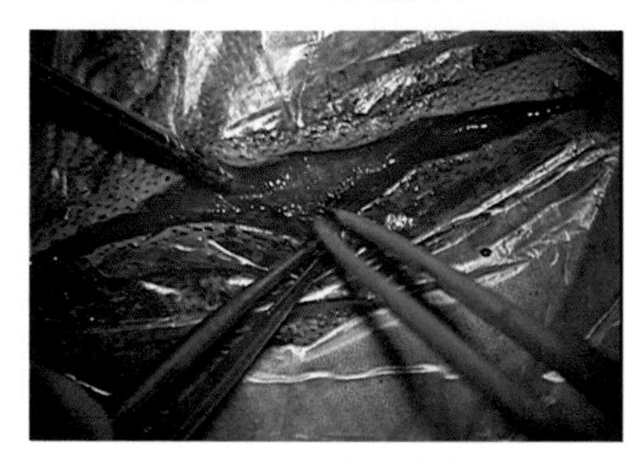

图 8–6–4　切开皮肤

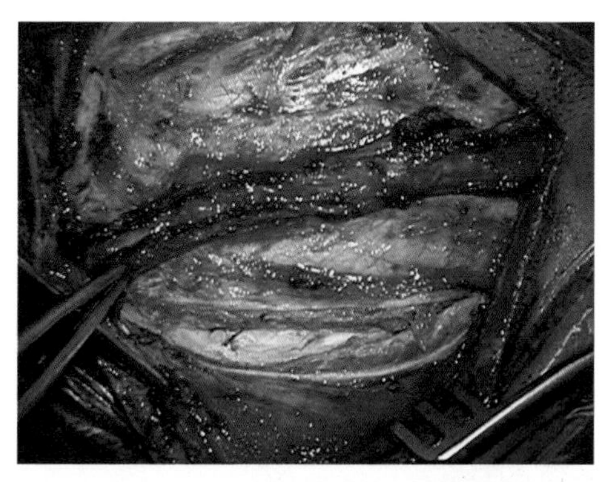

图 8-6-5　切开皮下及帽状腱膜

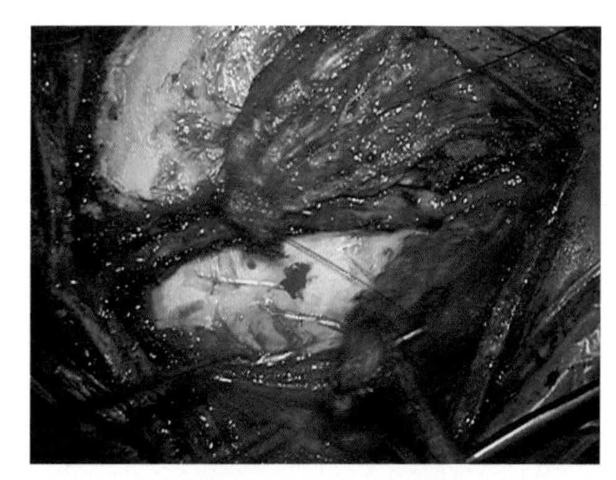

图 8-6-6　游离颞浅动脉

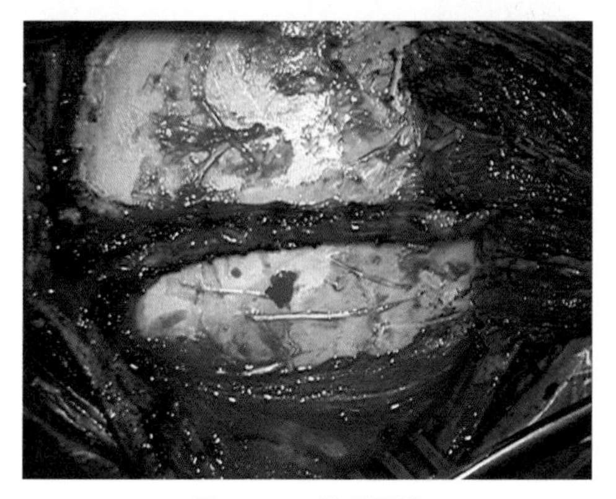

图 8-6-7　缝吊颞肌

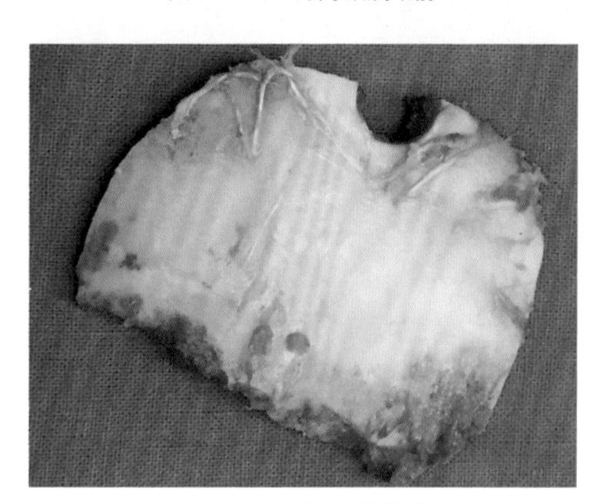

图 8-6-8　取下的骨瓣

4. 切开硬脑膜：用脑膜有齿镊、11 号刀片在硬脑膜上开口、组织剪剪开硬脑膜（图 8-6-9），4-0 带针丝线固定硬脑膜，游离合适长度后，递显微剪刀剪断颞浅动脉的远端，用 8-0 或 9-0 血管缝线将颞浅动脉断端缝合在蛛网膜上（图 8-6-10），期间使用稀释的罂粟碱溶液不断地湿润颞浅动脉，防止血管痉挛。

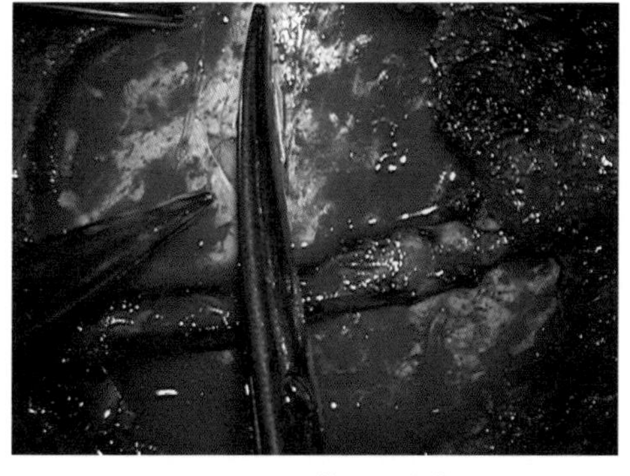

图 8-6-9　剪开硬脑膜

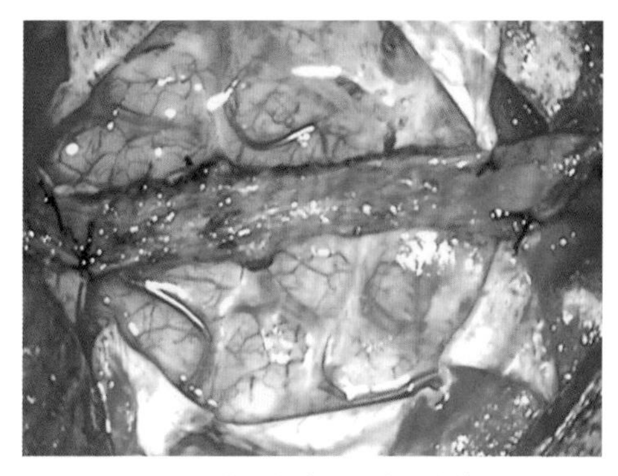

图 8-6-10　将颞浅动脉断端缝在蛛网膜上

5. 清理术野，将颞肌边缘缝合在反转的硬膜上：用生理盐水冲洗，双极电凝止血，清点器械、脑棉片。用 4–0 带针丝线缝合颞肌（图 8–6–11）。

6. 颅骨复位、分层缝合伤口（图 8–6–12）：放回骨瓣，用合适的钛板钛钉固定。8×20 角针、2–0 丝线缝合帽状腱膜、皮下组织、皮肤，敷料包扎伤口。

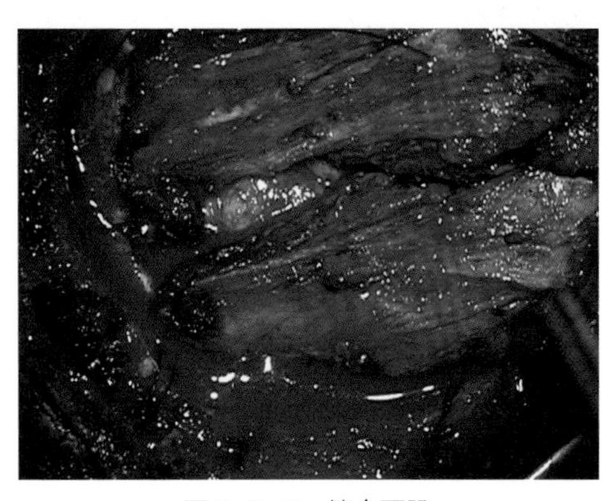

图 8–6–11　缝合颞肌

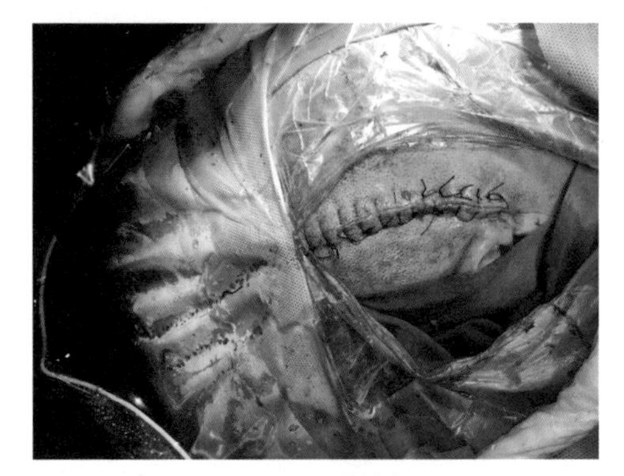

图 8–6–12　缝合切口

【护理要点】

1. 避免患者情绪刺激，如果患儿紧张先要稳定情绪，防止哭闹。

2. 注意患者保温：成人、儿童均使用加温垫、输液加温，台上使用温盐水冲洗，注意体温监测，体温也不宜过高。

3. 台上冲洗的 500 mL 生理盐水应遵医嘱中加入 2～4 支的罂粟碱，备 10 mL 注射器及 22 G 的静脉留置针软管剪掉侧翼制成冲洗装置（图 8–6–13），供术中冲水用。

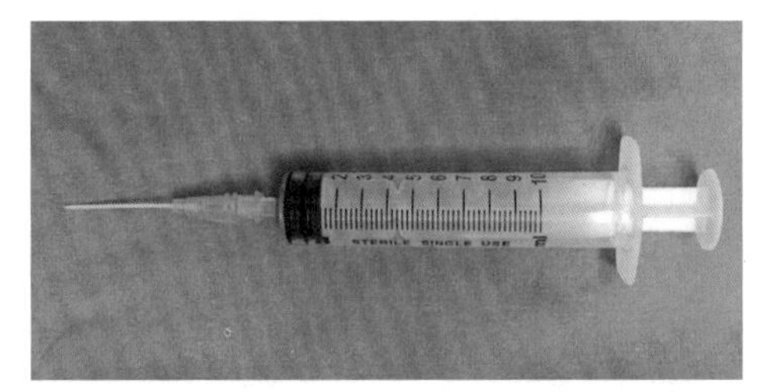

图 8–6–13　自制冲洗器

PART
NINE

第九章

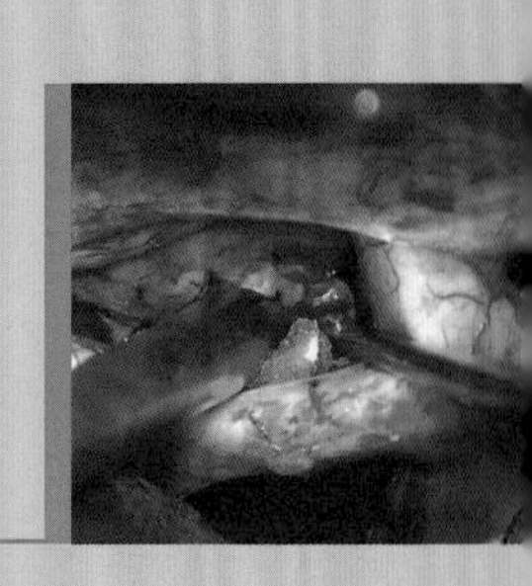

颅内肿瘤手术护理

第一节　大静脉窦旁脑膜瘤切除+血管窦重建术（以矢状窦旁脑膜瘤为例）

脑膜瘤是起源于脑膜及脑膜间隙的衍生物，发病率占颅内肿瘤的19.2%，居第2位。好发部位以矢状窦旁、大脑凸面、大脑镰旁多见，其次为蝶骨嵴、鞍结节、嗅沟、小脑桥脑角与小脑幕等部位，生长在脑室内者很少，也可见于硬膜外。其他部位偶见。

静脉窦即静脉在某一局部融合成相对于普通静脉较大一些的管腔形态，它本身也是参与血液循环的重要组成部分。脑静脉窦又称硬脑膜窦，由上矢状窦、下矢状窦、岩上窦、岩下窦、海绵窦、直窦、侧窦（横窦、乙状窦）、窦汇组成（图9-1-1）。

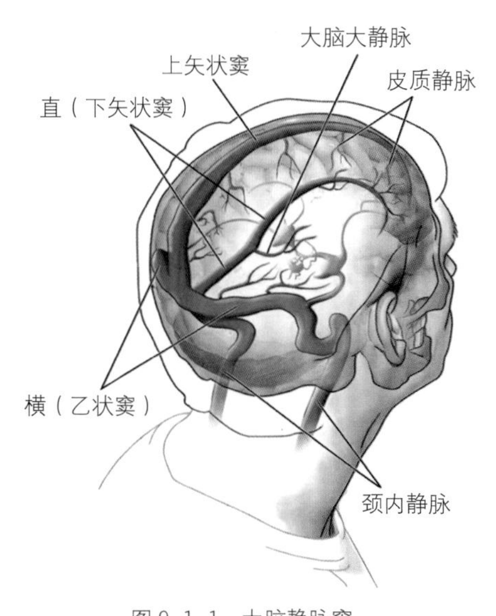

图9-1-1　大脑静脉窦

矢状窦旁脑膜瘤是指肿瘤基底附着在上矢状窦并充满矢状窦角的脑膜瘤，在肿瘤与上矢状窦之间没有脑组织。

【用物准备】

1. 基本用物：开颅手术器械包、头钉包、显微器械包、敷料包、铺巾包、手术衣包、神经外科特殊布类包。

2. 一次性用物；20号、11号刀片、2-0丝线、4-0带针丝线、8×20角针、抽吸管、孔被、电刀笔、粘贴手术巾、骨蜡、冲洗器、显微镜套、头皮夹、输血器、明胶海绵若干、纱布。

3. 特殊用物：显微镜、铣刀、双极电凝、蛇形牵开器、颅骨固定材料。

【体位】

患者的头部稍高于心脏水平，使肿瘤中心的头皮投影位于最高点，用头架固定。肿瘤位于矢状窦前 1/3，取仰卧位，头抬高 10°～15°。位于矢状窦中 1/3，取仰卧位，头抬高 30°。位于矢状窦后 1/3，取俯卧位，屈颈 10°～15°，或取侧卧位，头部抬高与床面呈 45°。

【切口】

切口主要根据肿瘤的位置来设计，肿瘤位于矢状窦前 1/3 可选用冠状头皮切口。位于矢状窦中 1/3，取“马蹄形”切口，过中线 2 cm，皮瓣翻向外侧。位于矢状窦后 1/3，取“马蹄形”切口，过中线 2 cm，皮瓣基底位于颞后枕下区。

【步骤与配合】

1. 手术野皮肤常规消毒铺单：皮肤消毒剂消毒头皮，协助术者铺无菌单，覆盖粘贴手术巾。固定吸引管、电刀、双极电凝。

2. 切开头皮至帽状腱膜：沿切口线两侧铺干纱垫，20 号手术刀切开头皮，电刀切开帽状腱膜及腱膜下层，头皮夹止血，出血点用电凝止血。

3. 处理皮瓣：骨膜分离器或纱布钝性或锐性分离帽状腱膜下疏松组织层，皮瓣向基底部翻转。皮肤腱膜瓣内面用双极电凝止血，用纱垫垫于基底部外面，以防止皮肤反折角度过大出现血运障碍，湿盐水纱布覆盖于其内面，头皮拉钩或角针、2–0 丝线缝线牵引固定皮瓣。

4. 去骨瓣：20 号手术刀和骨膜分离器，沿切口内侧切开、剥离骨膜。颅骨钻钻孔，骨刮刮除孔内碎片，适当明胶海绵封窦，用线锯导板引导线锯于两骨孔间锯开颅骨或者铣刀锯开颅骨。骨膜分离器或脑压板探入骨瓣下，向上揭起骨瓣，骨蜡涂抹骨窗，硬脑膜双极电凝烧灼，或用明胶海绵及脑棉片压迫止血。骨瓣清理后用湿纱垫包裹放入无菌塑料袋内妥善保存。

5. 切开硬脑膜，准备显微镜：双极电凝行硬膜外止血，脑膜有齿镊提起脑膜、11 号刀片在脑膜上挑开一小口，脑膜剪扩大切口，环绕肿瘤边界 1 cm 处剪开硬脑膜，基底位于矢状窦，保留与肿瘤连接的硬脑膜，用 4–0 带针丝线悬吊硬脑膜。上蛇形牵开器。

6. 切除肿瘤：用双极电凝行肿瘤表面止血，交替使用双极电凝与显微剪离断肿瘤基底，肿瘤较大时可在离断部分基底的基础上针式电极切除部分瘤块做肿瘤内减压，减压后沿脑组织与肿瘤表面蛛网膜界面剥离、分块切除外侧肿瘤，继续离断肿瘤基底至肿瘤下缘，注意大脑前动脉可有供血分支，双极电凝烧灼后离断，受累大脑镰可予以切除或反复灼烧。

7. 矢状窦处理和重建：①电灼矢状窦侧壁：适用于肿瘤较小且与矢状窦侧壁附着面不大。②矢状窦侧壁修复：矢状窦侧壁被肿瘤广泛侵犯，矢状窦尚通畅者，可切除受累窦壁后，用补片修复。③切除已闭塞的矢状窦：适用于肿瘤已侵入上矢状窦或包绕该窦者，根据影像检查确定受累的矢状窦已经完全闭塞方可切除。方法：在对侧距矢状窦 1 cm 处平行剪开硬脑膜，牵开大脑半球暴露大脑镰，用圆针 2–0 丝线在欲切除的矢状窦前端和后端缝扎，切除闭塞矢状窦及相连的肿瘤。④如需切除受肿瘤侵犯尚通畅的矢状窦，则行矢状窦再造。取大隐静脉或人工血管替代。

8. 止血，清理手术野：生理盐水冲洗手术野，用双极电凝彻底止血，必要时使用止血材料。

9. 缝合硬脑膜：清点缝针、敷料，用 4–0 带针丝线缝合硬脑膜。

10. 回纳颅骨：放回骨瓣，钛板钛钉固定，4–0 带针丝线缝合骨膜。

11. 缝合帽状腱膜、皮肤：皮肤消毒剂消毒切口周围皮肤，8 × 20 角针、2–0 丝线缝合帽状腱膜、皮肤。切口再次用皮肤消毒剂消毒。

12. 包扎伤口：覆盖敷料，绷带包扎。

【护理要点】

1. 建立两条静脉通路，并保持通畅。

2. 切开硬脑膜之前，器械护士准备好棉片、明胶海绵，以便及时止血。

3. 随时关注手术进展及手术出血情况，主动做好输血输液及药物准备。

第二节 大脑凸面脑膜瘤切除术

大脑凸面主要包括大脑半球额部、顶部和枕部，是脑膜瘤的好发部位，其发病率仅次于矢状窦旁脑膜瘤。脑膜瘤属于良性肿瘤，生长慢，病程长。因肿瘤呈膨胀性生长，患者往往以头疼和癫痫为首发症状。根据肿瘤位置不同，还可能出现视力、视野、嗅觉或听觉障碍及肢体运动障碍等，颅压增高症状多不明显；老年人发病，尤以癫痫发作为首发症状多见。在 CT 检查日益普及的情况下，许多患者仅有轻微头痛，甚至经 CT 扫描偶然发现为脑膜瘤。因肿瘤生长缓慢，所以肿瘤往往长得很大，而临床症状尚不严重。临近颅骨的脑膜瘤侵袭颅骨向外生长常可造成骨质的变化；长入颅腔内的肿瘤与脑膜粘连紧密，压迫脑组织，形成深入的脑肿瘤；还有一部分肿瘤根部起源于脑膜，但长入脑实质内的肿瘤结节较大。手术切除脑膜瘤是最有效的治疗手段。

【用物准备】

1. 基本用物：同“大静脉窦旁脑膜瘤切除术”。

2. 一次性用物：同“大静脉窦旁脑膜瘤切除术”。

3. 特殊用物：显微镜、铣刀、磨钻、电刀、双极电凝、蛇形牵开器、导航系统、超声吸引刀、颅骨固定材料。

【体位】

根据肿瘤的位置及大小决定，大多数的额叶、颞叶、顶叶的凸面脑膜瘤可采用仰卧位，枕叶或较大的顶叶脑膜瘤可采用侧卧位、俯卧位和半坐位。用头架固定头部，使肿瘤中心的头皮投影位于最高点。

【切口】

切口根据肿瘤的位置和大小来设计，考虑皮瓣的血供和美观，通常采用“马蹄形”切口。有额部和额颞部切口、颞部和颞顶部切口、额顶部切口、顶枕部切口、翼点入路切口。

【步骤与配合】

1. 手术野皮肤常规消毒铺单同“大静脉窦旁脑膜瘤切除术”。

2. 切开皮肤、皮下及帽状腱膜：同“大静脉窦旁脑膜瘤切除术”。

3. 处理皮瓣同“大静脉窦旁脑膜瘤切除术”。

4. 去骨瓣同“大静脉窦旁脑膜瘤切除术”。

5. 切开硬脑膜，准备显微镜：双极电凝行硬膜外止血，脑膜有齿镊提起脑膜、11 号刀片在脑膜上挑开一小口，脑膜剪扩大切口，环绕肿瘤边界 1 cm 处剪开硬脑膜，用 4–0 带针丝线悬吊硬膜。安装蛇形牵开器，套无菌显微镜套。

6. 颅内病灶处理：用双极电凝、枪状镊、剥离子将肿瘤壁与脑组织蛛网膜分离，使用脑棉片确保分离界面完整。肿瘤较小时，可将肿瘤分离后完整切除，也可用电刀切割分块切除。对于较大且软的肿瘤可用超声吸引刀做肿瘤内大部切除再分离肿瘤四周的边界。对于坚硬、有钙化的肿瘤可用磨钻先从肿瘤内部切除肿瘤组织。

7. 止血，清理手术野：同“大静脉窦旁脑膜瘤切除术”。

8. 缝合硬脑膜同“大静脉窦旁脑膜瘤切除术”。

9. 颅骨复位同“大静脉窦旁脑膜瘤切除术”。

10. 缝合帽状腱膜、皮肤：同“大静脉窦旁脑膜瘤切除术”。

11. 包扎伤口同“大静脉窦旁脑膜瘤切除术”。

【护理要点】

1. 开颅打开骨瓣是手术出血最多的阶段，应尽快控制。

2. 注意用纱垫保护好取下的骨瓣并放置稳妥，防止滑落。

3. 侵蚀颅骨以及头皮的肿瘤必须剔除，未造成局部骨缺损者，行灭活处理后骨瓣复位。形成骨缺损者，准备颅骨修补。

4. 密切观察患者生命体征变化，遵医嘱及时输血输液，维持血压稳定。

5. 器械、缝针、脑棉片等的物品清点准确无误。特殊情况增减时，及时记录。

6. 妥善保存肿瘤标本，术毕及时面交术者。

第三节　额下经终板入路颅咽管瘤切除术

颅咽管瘤是由外胚叶形成的颅咽管残余的上皮细胞发展起来的一种常见的胚胎残余组织肿瘤，为颅内最常见的先天性肿瘤，好发于儿童，成年人较少见，好发于鞍上。其主要临床特点有下丘脑－垂体功能紊乱、颅内压增高、视力及视野障碍，尿崩症以及神经和精神症状，CT 检查可明确诊断。治疗主要为手术切除肿瘤。

【用物准备】

1. 基本用物：同“大静脉窦旁脑膜瘤切除术”。

2. 一次性用物：同“大静脉窦旁脑膜瘤切除术”。

3. 特殊用物：同“大静脉窦旁脑膜瘤切除术”。

【体位】

仰卧位，根据肿瘤位置头部可稍屈曲。

【切口】

经额下入路额颞发际内冠状切口。额下入路适合位于鞍内、鞍上视交叉前的肿瘤。该入路可直接显露前颅窝底、视交叉、颈内动脉等结构，可显露第一间隙、第二间隙和终板。

【步骤与配合】

1. 手术野皮肤常规消毒铺单、切开头皮至帽状腱膜及处理皮瓣同“大静脉窦旁脑膜瘤切除术”。

2. 去骨瓣：同“大静脉窦旁脑膜瘤切除术”；额窦如被打开，则用电刀烧灼额窦黏膜后用明胶海绵、骨蜡封闭其开口，并注意将接触额窦的器械敷料进行隔离，必要时及时更换，防止颅内感染。

3. 打开硬脑膜，准备显微镜：同“大脑凸面脑膜瘤切除术”。

4. 颅内病灶处理。

（1）显露肿瘤：用双极电凝、显微剪解剖侧裂池，缓慢放出外侧裂脑脊液，待脑组织塌陷后，用明胶海绵和棉片保护额叶、颞叶，蛇形牵开器牵开抬起额叶底部（图 9–3–1）。双极电凝、显微剪、显微剥离子解剖颈动脉池、视交叉池，向鞍内探查，找到视神经，暴露肿瘤（图 9–3–2）。

（2）肿瘤内减压：调整蛇形牵开器。肿瘤多从两侧视神经间隙向前上凸起，先穿刺抽出囊液，再用双极电凝、取瘤镊对肿瘤行瘤内减压，必要时可先取少量肿瘤组织做术中病理切片检查（图 9–3–3）。用吸引器与取瘤镊配合牵拉肿瘤，寻找肿瘤边界，必要时使用显微剪分离肿瘤与周围组织粘连，进一步使用取瘤镊瘤内减压（图 9–3–4）。

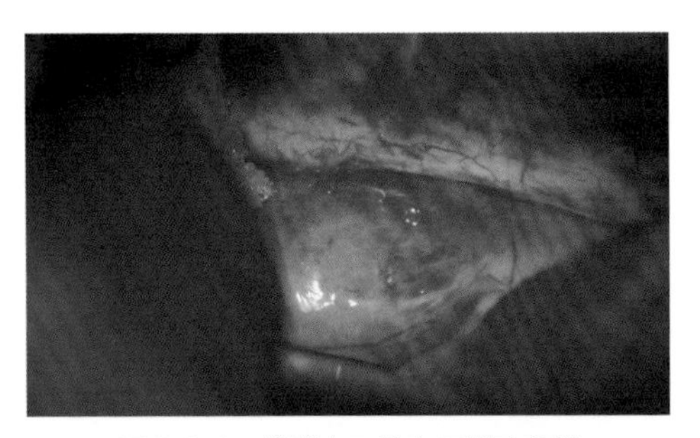

图 9–3–1　蛇形牵开器牵开额叶底部

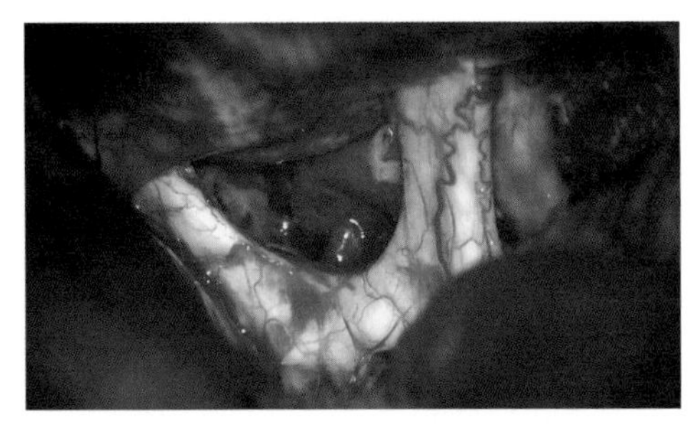

图 9–3–2　显微肿瘤可见视神经

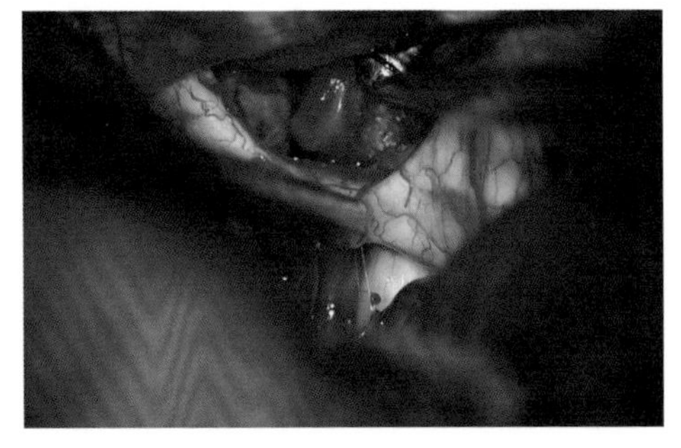

图 9–3–3　瘤内减压

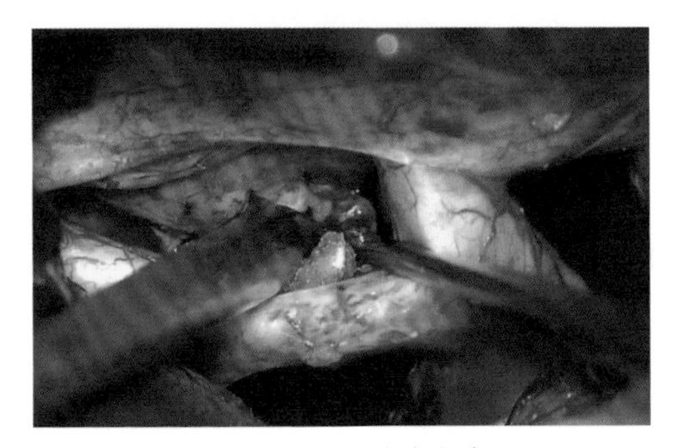

图 9–3–4　进一步瘤内减压

（3）切除肿瘤：用双极电凝对肿瘤供血血管进行电凝后显微剪剪断（图 9–3–5）。

（4）在充分均匀减压的前提下，用取瘤镊将肿瘤连同包膜沿蛛网膜界面切除（图 9–3–6），必要时切开终板。分离瘤壁过程中要仔细辨认垂体柄，尽量保留。

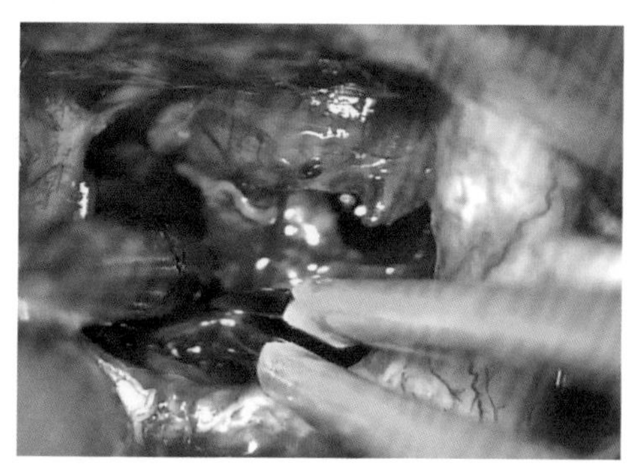

图 9-3-5　处理肿瘤供血血管

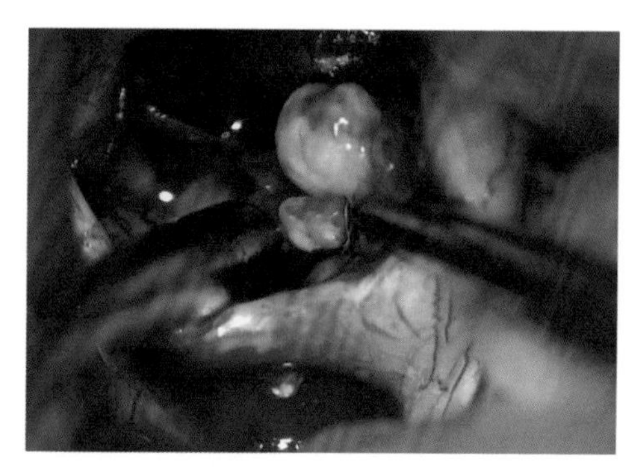

图 9-3-6　切除肿瘤

5. 止血，清理手术野、缝合硬脑膜、处理颅骨、缝合帽状腱膜、皮肤及包扎伤口，同“大静脉窦旁脑膜瘤切除术”。

【护理要点】

1. 颅咽管瘤与下丘脑、垂体柄等结构粘连紧密，术中要注意电解质及尿量的变化。

2. 颅咽管瘤的囊液中含有大量胆固醇结晶及化学性刺激物质，手术中流入脑室或蛛网膜下腔，便可产生化学性脑膜炎，因此进行穿刺减压，切开瘤囊前必须用脑棉片保护周围脑组织。

3. 术中密切观察患者的体温变化，及时处理。

第四节　海绵窦内病变切除术

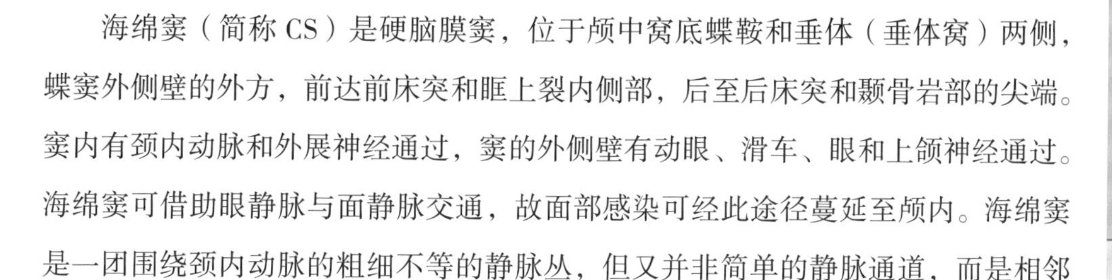

海绵窦（简称 CS）是硬脑膜窦，位于颅中窝底蝶鞍和垂体（垂体窝）两侧，蝶窦外侧壁的外方，前达前床突和眶上裂内侧部，后至后床突和颞骨岩部的尖端。窦内有颈内动脉和外展神经通过，窦的外侧壁有动眼、滑车、眼和上颌神经通过。海绵窦可借助眼静脉与面静脉交通，故面部感染可经此途径蔓延至颅内。海绵窦是一团围绕颈内动脉的粗细不等的静脉丛，但又并非简单的静脉通道，而是相邻的静脉管互相黏着形成小梁样结构，外被硬脑膜所包围。

原发于海绵窦的肿瘤比较少见，占颅内肿瘤的 0.1%～0.2%。Kalling 将其分为海绵窦内与硬膜间海绵窦肿瘤两类，后者更为少见，海绵窦内肿瘤常为神经纤维瘤、脑膜瘤。邻近部位侵入海绵窦者比较多见，常为脑膜瘤、垂体瘤、脊索瘤、神经纤维瘤等。

【用物准备】

1. 基本用物：同“大静脉窦旁脑膜瘤切除术”。

2. 一次性用物：同“大静脉窦旁脑膜瘤切除术”。

3. 特殊用物：同“大静脉窦旁脑膜瘤切除术”。

【体位】

1. 经翼点入路：仰卧位，头向健侧偏 30°～45°，头架固定。

2. 经眶颧入路：仰卧位，头向健侧转 45°，略下垂，将颧骨置于术野最高点。

【切口】

经翼点入路发际内冠状切口（以翼点入路为例）。

【步骤与配合】

1. 手术野皮肤常规消毒铺单、切开头皮至帽状腱膜、处理皮瓣，同“大静脉窦旁脑膜瘤切除术”。

2. 去骨瓣：备骨蜡、明胶海绵，用颅骨钻钻孔，骨刮刮除孔内碎片，适当明胶海绵封窦，用铣刀或线锯导条和线锯锯开颅骨。骨膜分离器探入骨瓣下，向上揭起骨瓣，用咬骨钳咬除蝶骨嵴外侧部分或用磨钻、骨蜡或脑棉片或明胶海绵或双极电凝止血。骨瓣清洗后用湿纱垫包裹放入无菌塑料袋内备用。

3. 切开硬脑膜，准备显微镜：同“大脑凸面脑膜瘤切除术”。

4. 颅内病灶处理。

（1）进入海绵窦：硬膜外入路主要适合于肿瘤瘤体向蝶、岩或斜坡区侵入者。向后分离，暴露颈内动脉岩骨段远端，并将其推向上，经海绵窦下进入海绵窦；

还可经蝶窦进入；硬膜内入路包括海绵窦上壁途径与海绵窦外侧壁途径。海绵窦上壁途径：打开视神经鞘，在颈内动脉出海绵窦处打开海绵窦上壁，暴露其内肿瘤与颈内动脉上面与内面。海绵窦外侧壁途径：经 Parkinson 三角或三叉神经上颌支与下颌支之间入海绵窦。

（2）分块切除肿瘤：用吸引器、剥离子分离肿瘤周围间隙，取瘤镊钳夹肿瘤，逐步分块切除肿瘤。

5. 止血，清理手术野、缝合硬脑膜、复位颅骨、缝合帽状腱膜、皮肤及包扎伤口，同“大静脉窦旁脑膜瘤切除术”。

【护理要点】

1. 密切关注手术进展及手术出血情况。

2. 由于手术部位深且结构复杂，脑棉片等敷料的使用情况一定要做到心中有数，避免遗漏。

3. 密切观察患者生命体征变化，遵医嘱及时输血输液，维持血压稳定。

第五节 桥小脑角区病变切除术（以听神经瘤为例）

桥脑位于中脑与延髓中间，两侧借小脑中脚与小脑相连，此交界区称为桥小脑角区（CPA）。

1. 桥小脑角区常见的肿瘤有听神经瘤、脑膜瘤、胆脂瘤、三叉神经鞘瘤、海绵状血管瘤，其中听神经瘤占桥小脑角肿瘤的 80%～95%。

2. 所谓的“听神经鞘瘤”通常在内听道（内耳门）内，起源于第Ⅷ颅神经复合体的上前庭神经。早期症状包括耳鸣和接听电话时辨音能力下降，而进行性听力下降、面神经麻痹、面部麻木和步态不稳为晚期症状。听神经鞘瘤手术治疗的目标是全部切除肿瘤，保留面神经，以挽救患者的生理生命和社会生命。

【用物准备】

1. 基本用物：同“大静脉窦旁脑膜瘤切除术”。

2. 一次性用物：同“大静脉窦旁脑膜瘤切除术”；10 mL 注射器。

3. 特殊用物：显微镜、铣刀、磨钻、电刀、双极电凝、超声吸引刀、蛇形牵开器、电生理监测设备。

【体位】

侧俯卧位，患侧在上，头颈部伸展后前屈并旋转 20° ~ 30°，头架固定（图 9–5–1）。

【切口】

常采用耳后枕下倒立“L”形切口（图 9–5–2），切口前支平乳突后缘线并止于乳突尖平面，上支平上项线水平。也可采用旁正中切口。

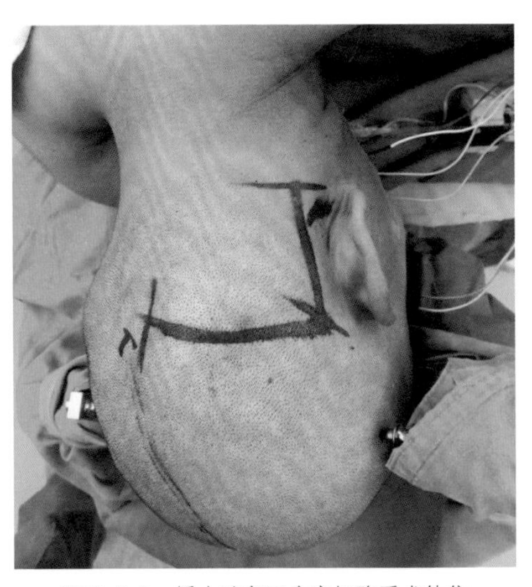

图 9–5–1　桥小脑角区病变切除手术体位

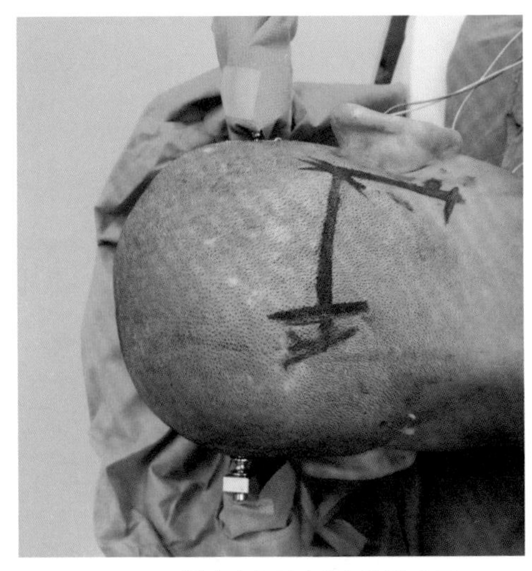

图 9–5–2　桥小脑角区病变切除手术切口

【步骤与配合】

1. 消毒铺单：同“大静脉窦旁脑膜瘤切除术”，注意手术托盘应放置于患者面部侧（图 9–5–3），妥善铺好无菌单。

2. 切开皮肤、皮下及帽状腱膜：沿切口线两侧铺干纱垫，用 20 号手术刀切开皮肤，电刀切开帽状膜层及帽状腱膜下疏松组织层，必要时头皮夹止血。出血部位用双极电凝止血。皮肤腱膜瓣向基底部翻转，并用角针、2-0 丝线、橡皮筋、组织钳固定（图 9-5-4），湿纱布覆盖表面。

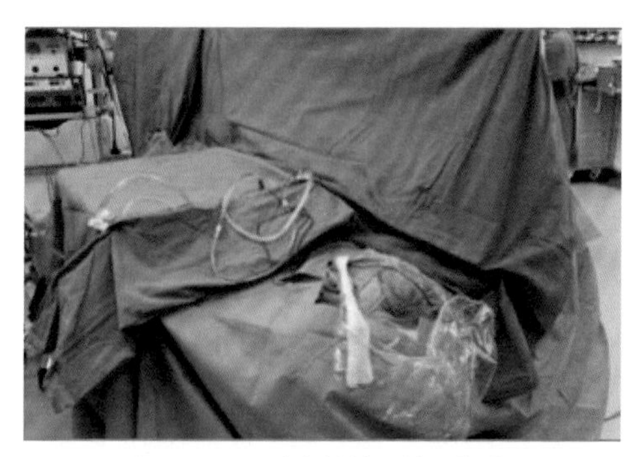

图 9-5-3　消毒铺单、放置托盘

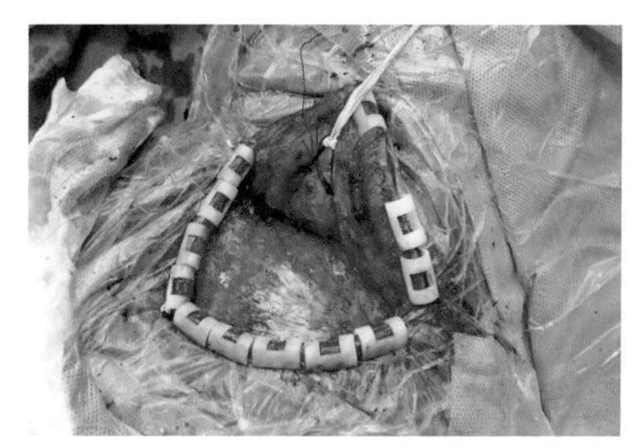

图 9-5-4　处理皮瓣

3. 去骨瓣：用颅骨钻钻孔，骨刮刮除孔内内板碎片，再用铣刀或线锯导板、线锯锯开颅骨。用骨膜分离器探入骨瓣下，向上揭起骨瓣，骨蜡、棉片、明胶海绵、电凝止血。骨瓣用湿纱垫包裹待用。

4. 切开硬脑膜、连接超声吸引刀：用脑膜有齿镊、11 号手术刀、组织剪剪开硬脑膜，4-0 带针丝线悬吊硬脑膜。固定蛇形牵开器。连接超声吸引刀，设定合适的功率和相关参数。

5. 探查肿瘤：用脑压板将小脑半球向内侧牵开，显微剪剪开小脑延髓及桥前池蛛网膜，放出脑脊液，再用显微剥离子沿颅后窝外侧向脑桥、脑角探查，显露肿瘤（图 9-5-5）。先用电极探测肿瘤后上壁，明确面神经是否走行于肿瘤后壁，以免切除肿瘤时误伤（图 9-5-6）。

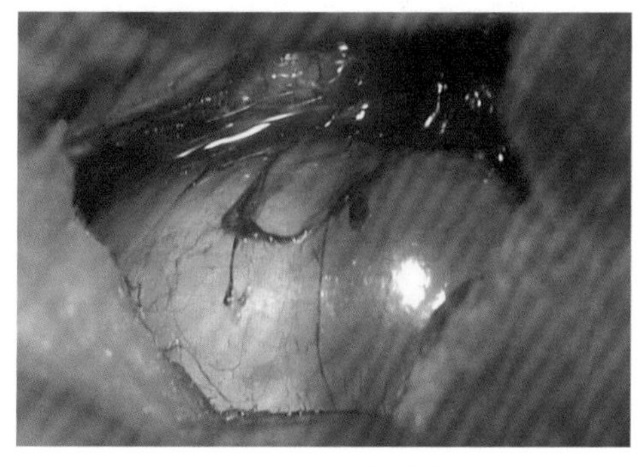

图 9-5-5　显露肿瘤

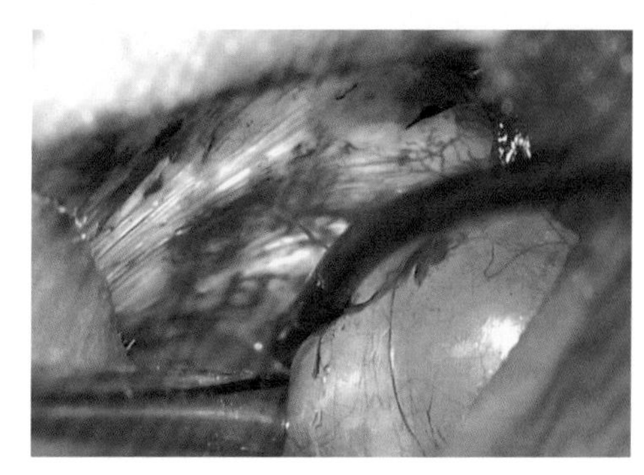

图 9-5-6　探查面神经走行

6. 瘤体减压：用双极电凝烧灼瘤体表面，显微剪纵行切开肿瘤，双极电凝、吸引器、取瘤镊、超声吸引刀保持在瘤壁内切除肿瘤组织，使肿瘤组织充分减压。在切除肿瘤的过程中，肌电图上不出现任何肌电反应，表明手术操作本身对神经无任何损伤和刺激。

7. 切除肿瘤：将岩静脉与肿瘤后上壁自然分离后予以保留，电凝、显微剪剪断进入岩静脉肿瘤的引流静脉，用显微剥离子将三叉神经与肿瘤腹内侧壁分离，分块切除，使瘤体再度缩小，对面神经的挤压和黏附力最大程度的减轻。用取瘤镊夹持瘤壁向外侧牵引，显微剥离子紧贴肿瘤包膜先分离蜗神经至内耳门后缘（图 9–5–7），在蜗神经的前腹侧方分离面神经脑干段和角池段至内耳门腹侧缘。

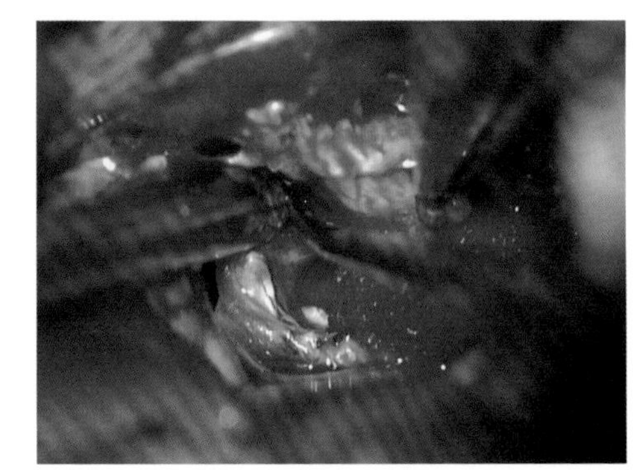

图 9–5–7　分离蜗神经

8. 处理内耳道：用 11 号刀片切开内耳门硬脑膜（图 9–5–8），长柄针式电刀（功率大约 12 Hz）止血，再用磨钻磨开内听道（图 9–5–9），10 mL 注射器滴水，先用 2 mm 磨头再用 1 mm 磨头。显微剪纵行剪开内听道内蛛网膜，用显微剥离子紧贴内听道硬脑膜下抵达内听道肿瘤的外侧缘将肿瘤向内耳门方向剥离，同时与位于内听道前腹侧壁上的面神经分离。刮匙刮除内听道内残余的肿瘤（图 9–5–10）。

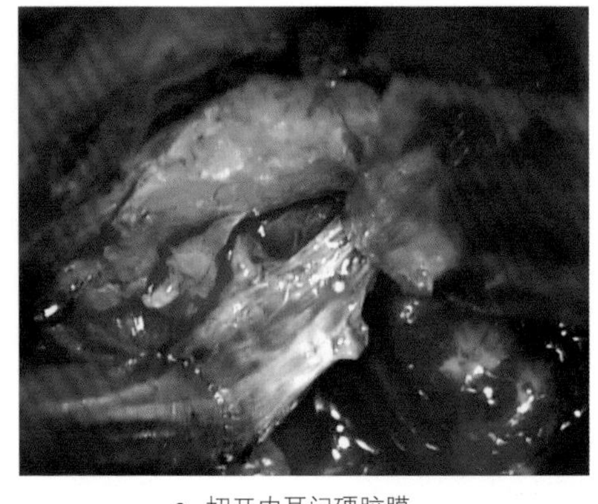

a. 切开内耳门硬脑膜

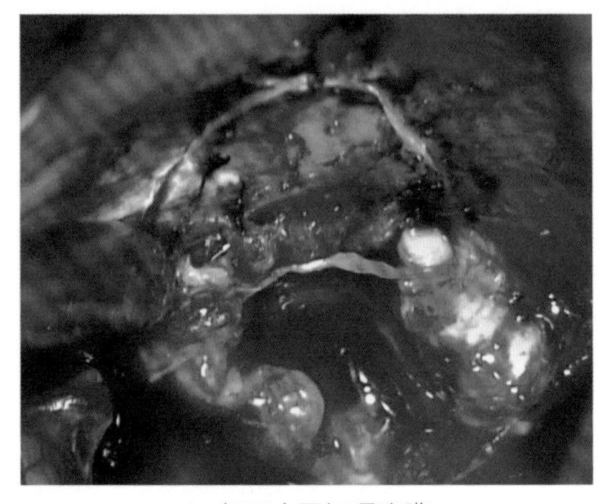

b. 切开内耳门硬脑膜

图 9–5–8

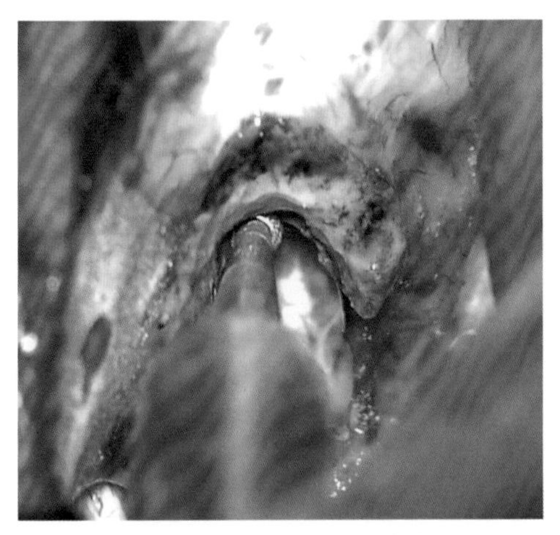

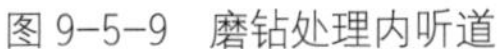
图 9–5–9　磨钻处理内听道

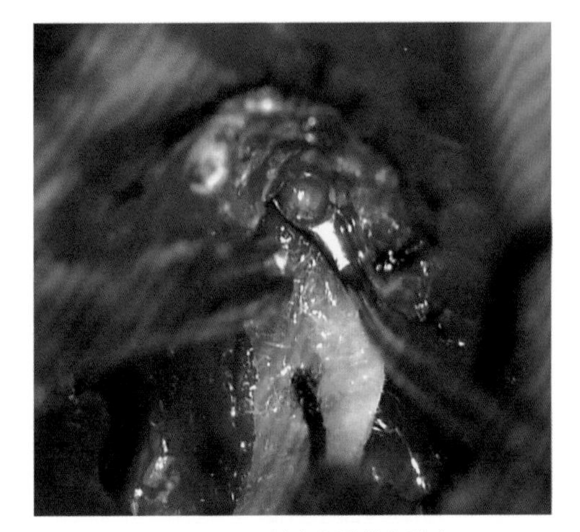

图 9–5–10　刮除内听道内肿瘤

9. 检测面神经完好程度：电极刺激面神经脑干端检测面神经是否完好。

10. 清理手术野：同“大静脉窦旁脑膜瘤切除术”。

11. 关闭切口：用 4–0 带针丝线缝合硬脑膜；钛板、钛钉固定骨瓣；2–0 丝线，8×20 角针或 2–0 可吸收线间断缝合肌肉、筋膜层；2–0 丝线，8×20 角针或可吸收线缝合皮下组织和皮肤。

12. 包扎伤口：同“大静脉窦旁脑膜瘤切除术”。

【护理要点】

1. 耐心细致的心理护理，告知患者手术后的良好效果，鼓励患者建立战胜疾病的信心。

2. 密切观察患者生命体征的变化，并及时报告术者，积极配合处理。

3. 手术体位要求精准，患者侧俯卧位，病变对侧肩部避免受压，患侧肩部前倾，并使用约束带牵向下方，头颈部伸展后前屈并向地平面旋转 20°～30°，固定牢靠。

4. 摆放体位要动作轻柔，使患者头、颈、胸椎在同一水平上旋转，防止损伤脊柱。

5. 注意保暖，维持患者正常体温、血压、血氧饱和度，温生理盐水冲洗术野，配合好术中的神经电生理监测。去骨瓣时提醒麻醉医生停止使用任何肌肉松弛的药品。

6. 小脑的表面十分脆弱，器械护士备好湿润的明胶海绵及脑棉片覆盖其表面，加以保护，再使用牵开器牵开。

7. 配合处理内耳道，器械护士备好磨钻和刮匙，巡回护士适时调小电凝功率。

第六节 松果体区肿瘤切除术

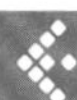

松果体位于中脑前丘和丘脑之间。长为 5 ~ 8 mm，宽为 3 ~ 5 mm 的灰红色椭圆形小体，重 120 ~ 200 mg，位于第三脑室顶，故又称为蜜蜂脑上腺，其一端借细柄与第三脑室顶相连，第三脑室凸向柄内形成松果体隐窝。

松果体区肿瘤主要包括生殖细胞和松果体实质细胞肿瘤：前者占该区肿瘤的 50% 以上，高度恶性，浸润性生长，可沿脑脊液播散，多发生于青少年；后者包括松果体细胞瘤和松果体母细胞瘤等，年龄分布范围较广，松果体细胞瘤多见于成人，儿童多为松果体母细胞瘤。

【用物准备】

1. 基本用物：同“大静脉窦旁脑膜瘤切除术”。

2. 一次性用物：同“大静脉窦旁脑膜瘤切除术”；10 mL 注射器。

3. 特殊用物：同“大静脉窦旁脑膜瘤切除术”。

【体位】

仰卧位，患侧头稍前屈，头架固定。

【切口】

常采用额部冠状切口或额顶部“L”形切口，冠状缝横跨骨瓣前 2/3 后 1/3 交界处（图 9-6-1）。

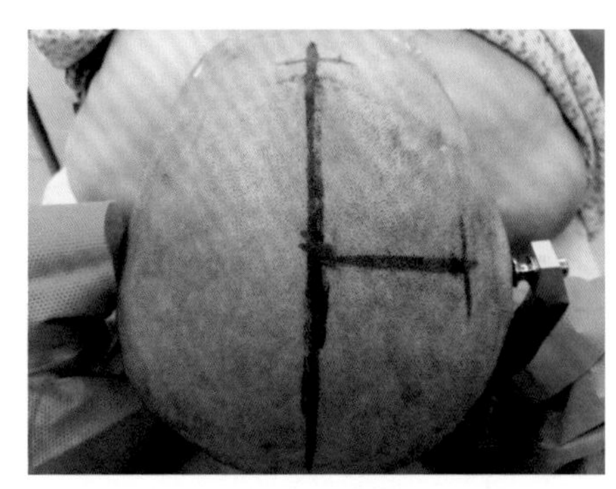

图 9-6-1 松果体区肿瘤切除手术切口

【步骤与配合】

1. 手术野皮肤常规消毒铺单，切开头皮至帽状腱膜，处理皮瓣及去骨瓣，同“大静脉窦旁脑膜瘤切除术”。

2. 准备显微镜，剪开硬脑膜：双极电凝行硬膜外止血，脑膜有齿镊提起脑膜，11 号刀片在脑膜上挑开一小口，脑膜剪扩大切口，用 4–0 带针丝线悬吊硬膜。固定蛇形牵开器，包好无菌显微镜套。

3. 分离纵裂：用双极和吸引器配合作为微型牵开器，分离纵裂，出血部位用双极电凝止血。

4. 分离胼胝体：双极电凝、吸引器分离双侧胼周动脉，用剥离子或脑压板分离胼胝体（图 9–6–2）。

5. 分离脉络膜裂：进入侧脑室，寻找脉络丛，利用双极、显微剪分离脉络膜，根据脉络丛寻找脉络膜裂，双极、剥离子分离脉络膜裂，显露肿瘤（图 9–6–3）。

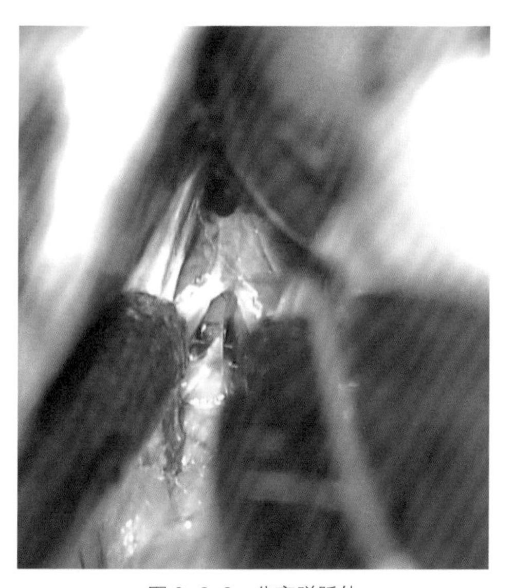

图 9–6–2　分离胼胝体

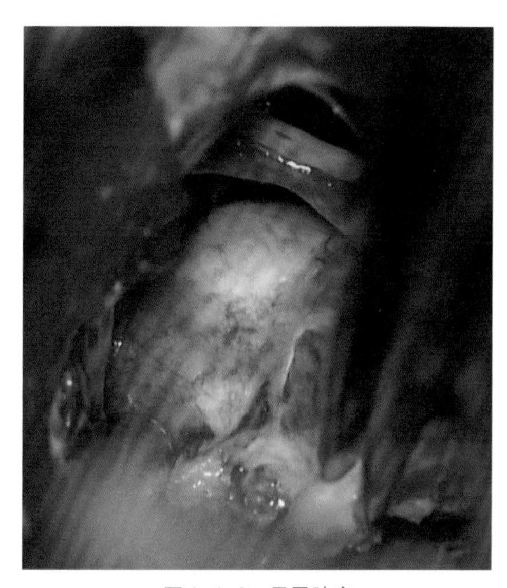

图 9–6–3　显露肿瘤

6. 分块切除肿瘤：用吸引器、剥离子分离肿瘤周围间隙，取瘤镊钳夹肿瘤，逐步分块切除肿瘤。

7. 止血，清理手术野，缝合硬脑膜，复位颅骨，缝合帽状腱膜、皮肤及包扎伤口，同“大静脉窦旁脑膜瘤切除术”。

【护理要点】

1. 随时关注手术进展及手术出血情况。

2. 由于手术部位深，手术复杂，脑棉片的使用情况一定要做到心中有数。

3. 密切观察患者生命体征的变化，注意保暖，维持患者正常体温、血压、血氧饱和度等。

第七节 经纵裂—胼胝体入路丘脑病变切除术

丘脑居脑深部，内侧和下方邻第三脑室和下丘脑，外邻内囊，位于侧脑室的中央，侧脑室围绕在丘脑的上面、后面和下面，丘脑上表面构成侧脑室体部的底部。经纵裂—胼胝体入路涉及的解剖结构主要有：额中、额后桥静脉，经过胼胝体上方的大脑前动脉（胼周动脉）、胼胝体、侧脑室。进入侧脑室后可见背侧丘脑以及其内侧的脉络丛和其外侧的丘纹静脉。

常见的丘脑病变主要是胶质瘤以及血管畸形。丘脑肿瘤中，胶质瘤约占 90%。在各类胶质瘤中，星形细胞瘤约占 80%，其他如少突胶质细胞瘤、混合性胶质瘤和室管膜瘤占 20% 左右。病变切除时如损伤周围重要结构，将导致不良后果，手术难度及风险极大。处理该区病变常用的手术入路为经纵裂—胼胝体—经侧脑室入路。

【用物准备】

1. 基本用物：同“大静脉窦旁脑膜瘤切除术”。

2. 一次性用物：同“大静脉窦旁脑膜瘤切除术”。

3. 特殊用物：显微镜、铣刀、电刀笔、双极电凝、蛇形牵开器、颅骨固定材料、导航系统。

【体位】

仰卧位，头前屈，头架固定。

【切口】

额部做 L 形切口，骨瓣显露满足冠状缝前 2/3，冠状缝后 1/3。

【步骤与配合】

1. 手术野皮肤常规消毒铺单，切开头皮至帽状腱膜及处理皮瓣，同“大静脉窦旁脑膜瘤切除术”。

2. 去骨瓣：同“大静脉窦旁脑膜瘤切除术”；铣刀铣开颅骨时中线显露矢状窦内侧缘。

3. 切开硬脑膜，准备显微镜：同“大脑凸面脑膜瘤切除术”。4-0 带针丝线、脑膜有齿镊将硬脑膜瓣固定于骨窗周围。

4. 分离纵裂及胼胝体：用显微剪刀、双极电凝分离纵裂后，再用脑压板、明胶海绵及脑棉片保护并牵开脑组织（图 9-7-1）。脑压板逐渐将胼胝体由浅至深打开，必要时用脑棉片置于手术野上下方，同时注意保护双侧胼周动脉（图 9-7-2）。

5. 进入侧脑室：分离胼胝体进入侧脑室后可见清亮脑脊液流出，并可见红色的脉络丛（图 9-7-3）。

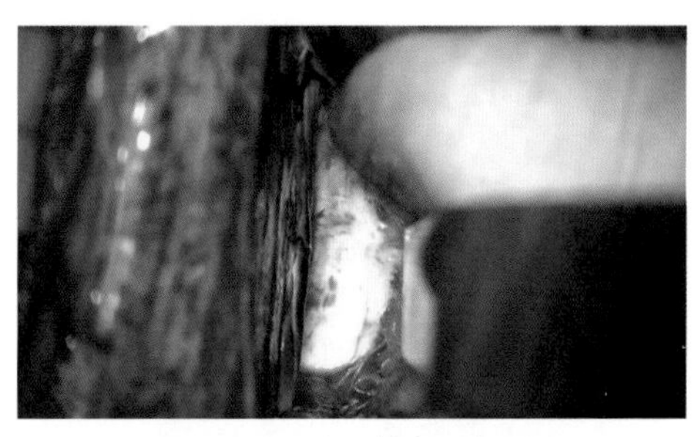

图 9-7-1　脑压板牵开脑组织

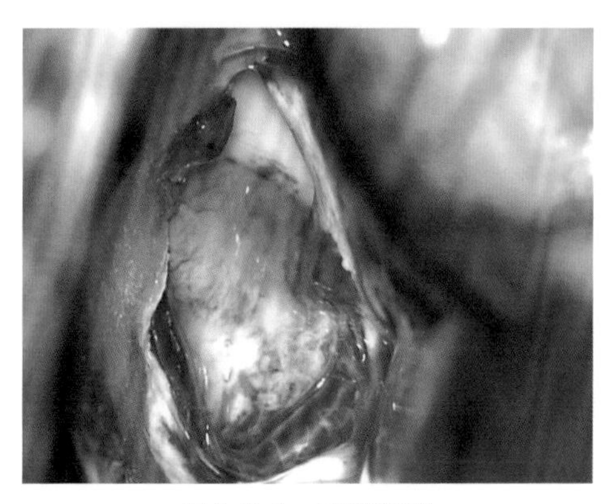

图 9-7-2　打开胼胝体

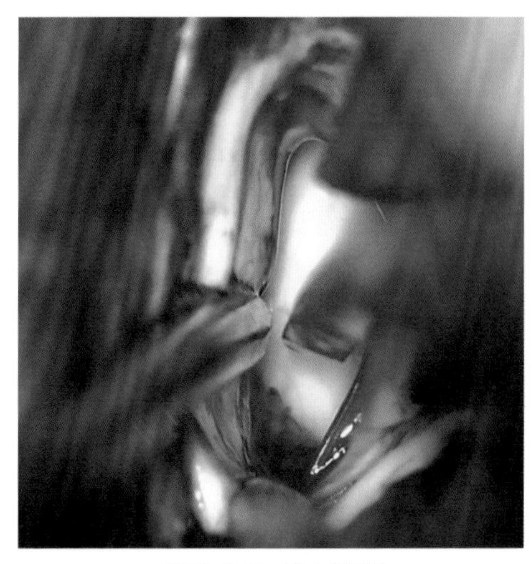

图 9-7-3　进入侧脑室

6. 切除肿瘤：确定肿瘤位置后使用双极电凝、取瘤镊分离肿瘤边界，切除肿瘤，必要时可结合导航。

7. 止血，清理手术野，缝合硬脑膜，回纳颅骨，缝合帽状腱膜、皮肤及包扎伤口，同“大静脉窦旁脑膜瘤切除术”。

【护理要点】

1. 该区肿瘤位置深，又毗邻第三脑室、内囊甚至深及脑干等重要结构，操作时精力要高度集中，器械护士在传递显微器械时一定要准确、迅速、轻稳。

2. 严格遵守无菌操作流程，注意相对隔离，防止颅内感染。

3. 术中密切观察患者的体温变化，及时处理。

第八节 小脑半球病变切除术

小脑位于大脑半球后方，覆盖在脑桥及延髓之上，横跨在中脑和延髓之间。它由胚胎早期的菱脑分化而来，参与躯体平衡和肌肉张力（肌紧张）的调节，以及随意运动的协调。

小脑半球肿瘤以神经胶质瘤最多见（主要为星形细胞瘤），少数为血管母细胞瘤。小脑蚓部肿瘤中儿童多为髓母细胞瘤，也有星形细胞瘤、室管膜瘤与血管母细胞瘤。小脑临近第四脑室，病变常向第四脑室内生长，并突向小脑实质内，血管母细胞瘤多位于小脑半球，也可位于蚓部和第四脑室。

【用物准备】

1. 基本用物：同“大静脉窦旁脑膜瘤切除术”。

2. 一次性用物：同“大静脉窦旁脑膜瘤切除术”。

3. 特殊用物：同“大静脉窦旁脑膜瘤切除术”。

【体位】

侧俯卧位，患侧朝上或俯卧位，头部保持前屈，以增大枕下区手术野的暴露，头架固定。

【切口】

常采用后正中外拐的倒“L”形切口，正中切口起自枕外粗隆，下方至 C4 棘突水平，水平切口位于上项线以上 1 cm，外侧根据肿瘤分布，最远可达耳后，一般达乳突水平（图 9-8-1）。也有采用后颅窝中线直切口，上下端基本同上。

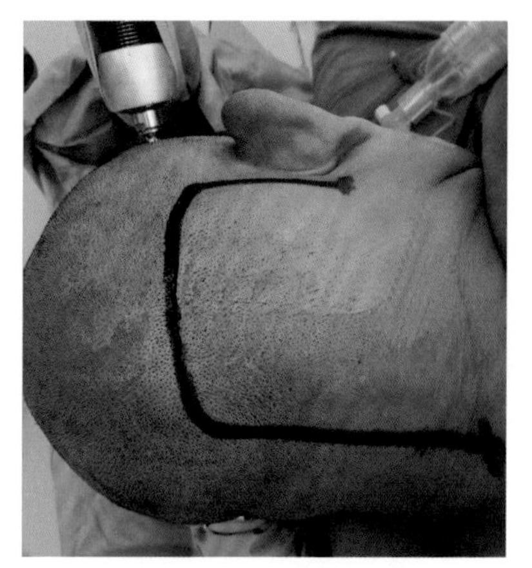

图 9-8-1　小脑半球病变手术切口

【步骤与配合】

1. 手术野皮肤常规消毒铺单：同“大静脉窦旁脑膜瘤切除术”。

2. 切开皮肤、皮下及肌肉：沿切口线两侧铺干纱垫，20 号手术刀切开皮肤，电刀切开皮下结缔组织，小型多齿撑开器显露肌肉，寻找白线，用电刀、吸引器沿白线切开肌肉达颅骨。20 号手术刀沿切口上端外拐，电刀分离皮下组织至颅骨，必要时头皮夹钳钳夹头皮切缘止血。出血部位递双极电凝止血。沿骨膜分离暴露枕骨鳞部，单齿和多齿撑开器配合牵拉皮瓣，湿纱布垫覆盖皮瓣表面。

3. 去骨瓣：同“大静脉窦旁脑膜瘤切除术”。

4. 切开硬脑膜，准备显微镜：双极电凝行硬膜外止血，备好各种规格的脑棉片、明胶海绵棉片。用 4-0 带针丝线、脑膜有齿镊悬吊硬脑膜于骨窗边缘，防止硬膜外血肿。套好显微镜，包好托手架，固定蛇形牵开器。用脑膜有齿镊、11 号手术刀、组织剪剪开硬脑膜，4-0 带针丝线固定硬膜于切口旁。

5. 显露后颅窝结构：注意小脑半球的搏动及张力，用双极电凝配合抽吸器显露小脑表面、下蚓部、扁桃体、第 4 脑室下部、延髓和颈髓交界处等结构。

6. 切除肿瘤：用双极电凝行肿瘤表面止血，显微剪横行剪开小脑皮质 3～4 cm，明胶海绵及明胶海绵棉片保护正常小脑组织。用脑压板显露肿瘤，交替使用双极电凝与显微剪离断肿瘤基底，肿瘤较大时可在离断部分基底的基础上用针式电极切除部分肿瘤，做肿瘤内减压，减压后沿脑组织与肿瘤表面蛛网膜界面剥离、分块切除外侧肿瘤，继续离断肿瘤基底至肿瘤下缘，注意若有供血分支，双极电凝烧灼后剪断。

7. 止血，清理手术野、缝合硬脑膜及回纳颅骨，同“大静脉窦旁脑膜瘤切除术”。

8. 缝合肌肉、帽状腱膜、皮肤：8×20 角针、1-0 丝线或 1-0 可吸收线缝合肌肉；8×20 角针、2-0 丝线或可吸收线缝合帽状腱膜、皮下组织和皮肤。

9. 包扎伤口：同“大静脉窦旁脑膜瘤切除术”。

【护理要点】

1. 手术体位为侧俯卧位或俯卧位，摆放体位时要注意对患者脊柱和皮肤的保护，防止脊柱损伤和压疮的发生。

2. 搬动患者动作轻稳、协调，避免头颈扭曲、脑干摆动过大造成不良后果。

3. 后颅窝手术部位比较深，严格清点缝针、脑棉片、纱布。

4. 术中注意保持呼吸道通畅，防止颅内压增高，手术出血增多。

第九节 第四脑室肿瘤切除术

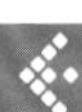

第四脑室位于中脑、脑桥和小脑之间，以菱形窝（由延髓上半部和脑桥下半部组成）为底，呈四棱锥体形，内含脑脊液，与第三脑室、蛛网膜下腔及中央管相通。原发于第四脑室的肿瘤多为脉络膜乳头状瘤，起源于脑室壁的肿瘤不但侵入第四脑室内生长，而且常侵犯脑干或小脑，如室管膜瘤和血管母细胞瘤等。多发生于儿童及青少年，病程一般较短，早期即可出现颅内压增高症，这是因为脑脊液循环因肿瘤的阻塞而发生障碍所造成的。

【用物准备】

1. 基本用物：开颅手术器械包、后颅窝包、头钉包、蛇形牵开器、显微器械、敷料包、铺巾包。

2. 一次性用物：同“大静脉窦旁脑膜瘤切除术”。

3. 特殊用物：同“大静脉窦旁脑膜瘤切除术”。

【体位】

侧俯卧位或俯卧位，头部保持前屈，以增大枕下区手术野的暴露，头架固定。

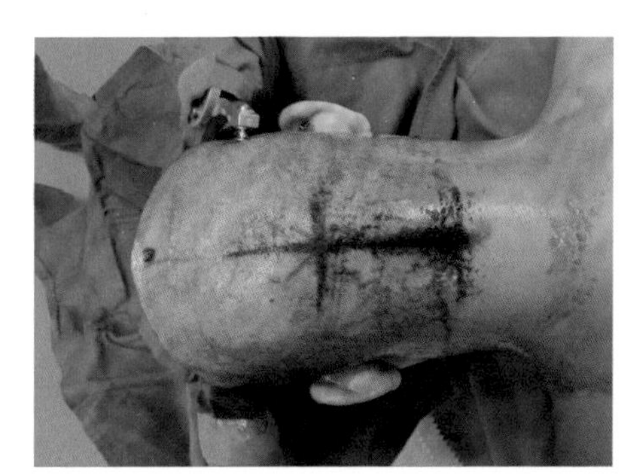

图 9-9-1　后颅窝手术切口

【切口】

后颅窝正中切口上起自枕外粗隆上 2 cm，下方至 C2 棘突水平（图 9-9-1）。

【步骤与配合】

1. 手术野皮肤常规消毒铺单：同“大静脉窦旁脑膜瘤切除术”。

2. 切开皮肤、皮下及肌肉：沿切口线两侧铺干纱垫，20 号手术刀切开皮肤，电刀切开皮下结缔组织，小型多齿椎板自动撑开器显露肌肉，寻找白线，用电刀、吸引器沿白线切开肌肉达颅骨（图 9-9-2）。出血部位递双极电凝止血。沿骨膜分离暴露枕外粗隆和枕骨鳞部，单齿和多齿椎板自动撑开器配合牵拉皮瓣，湿纱布垫覆盖皮瓣表面。

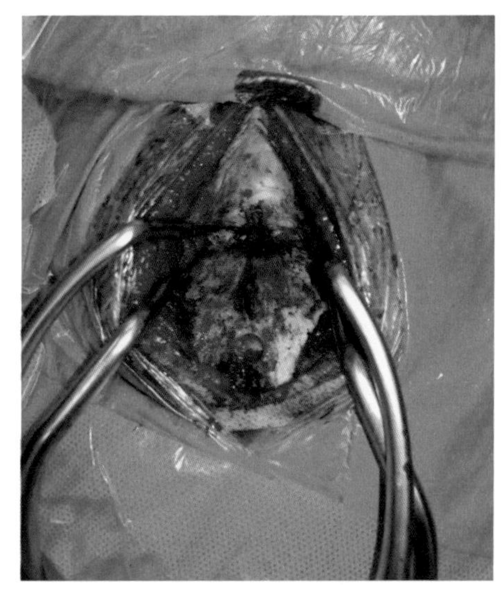

图 9-9-2　显露切口

3. 去骨瓣：同“大静脉窦旁脑膜瘤切除术”。

4. 切开硬脑膜，准备显微镜：同“小脑半球肿瘤切除术”。

5. 显露颅后窝结构：用双极电凝配合抽吸器打开枕大池蛛网膜，轻微抬起两侧小脑扁桃体，分辨肿瘤与脑干等结构的关系（图 9–9–3）。

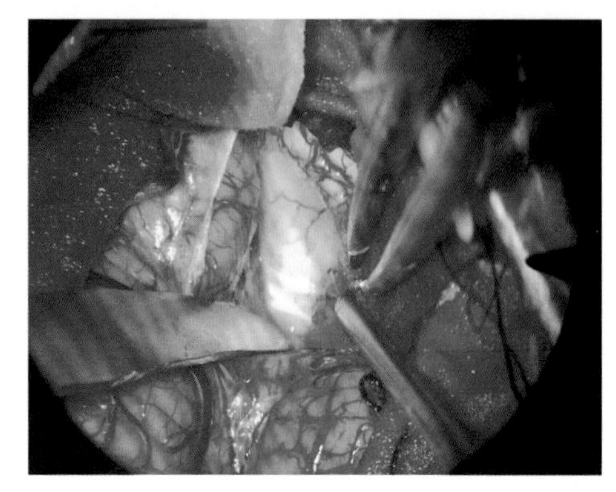

图 9–9–3　显露颅后窝结构

6. 切除肿瘤：明胶海绵棉片保护正常小脑组织，用双极电凝、显微剪行肿瘤供血动脉表面血管—两侧深面供血动脉—肿瘤的顶部、侧面、前方游离凝断，继续离断肿瘤基底至肿瘤下缘，注意若有供血分支，双极电凝烧灼后切断。

7. 止血，清理手术野，缝合硬脑膜及回纳颅骨同“大静脉窦旁脑膜瘤切除术”。

8. 缝合肌肉、帽状腱膜、皮肤：8 × 20 角针、1–0 丝线或可吸收线缝合肌肉；8 × 20 角针，2–0 丝线或可吸收线缝合帽状腱膜、皮下组织和皮肤。

9. 包扎伤口：同“大静脉窦旁脑膜瘤切除术”。

【护理要点】

1. 颅后窝手术体位多为侧俯卧位或俯卧位，摆放体位时要注意对患者脊柱和皮肤的保护，防止脊柱损伤和压疮的发生。

2. 搬动患者动作轻稳、协调，避免头颈扭曲、脑干摆动过大造成不良后果。

3. 严格无菌操作，防止颅内感染。

4. 颅后窝手术部位比较深，严格清点缝针、脑棉片、纱布。

5. 因操作中会触碰脑干，严密观察患者生命体征的变化。

第十节　显微镜下经鼻蝶窦入路垂体瘤切除手术

垂体腺瘤是起源于垂体前叶的良性颅内内分泌肿瘤，其发病率仅次于胶质瘤和脑膜瘤，占颅内肿瘤的 10%～15%。其主要临床表现为头痛、视力减退、视野缺损、眼底改变以及内分泌紊乱（泌乳素型表现为停经泌乳，生长激素型表现为肢端肥大）。显微镜下经蝶手术是当今最为广泛应用的垂体瘤手术方法。其安全性高，可在对肿瘤进行包膜外切除的同时保留正常垂体。其指征一般包括：①垂体微腺瘤。②肿瘤向鞍上扩展，不呈或轻微呈哑铃状，未向鞍旁侵犯。③肿瘤向蝶鞍内生长。④伴脑脊液鼻漏者。⑤垂体瘤卒中不伴有颅内出血者。⑥不能耐受手术者。

【用物准备】

1. 基本用物：经鼻蝶手术器械包、经鼻蝶特殊器械包、显微器械包、铺巾包、手术衣包、神经外科特殊布类包。

2. 一次性用物：20 号刀片、2-0 丝线、8×20 角针、抽吸管、孔被、电刀笔、粘贴手术巾、显微镜套、明胶海绵若干、纱布、纱条、四环素眼膏、膨胀海绵条、10 mL 注射器。

3. 特殊用物：高频电刀、针式电极、双极电凝、磨钻、骨凿骨锤、稀释的络合碘、用稀释络合碘液浸泡的棉片、头圈。

【体位】

仰卧位，头后仰，使门齿和外耳道的连线与水平面垂直。

【切口】

一侧鼻腔内小切口。

【步骤与配合】

1. 消毒、铺单：皮肤消毒剂消毒颌面部、双侧鼻腔，协助术者治疗巾包头、铺无菌单。

2. 鼻腔再次消毒：用 10 mL 注射器取稀释的络合碘溶液冲洗或用枪状镊夹持稀释的络合碘溶液浸泡的棉片擦拭鼻腔（图 9-10-1）。

3. 切开鼻中隔黏膜：经一侧鼻孔入路，用针式电极经蝶筛隐窝切开鼻中隔黏膜，与中鼻甲水平，剥离子分离黏膜瓣，将部分鼻中隔切除，置入鼻撑开器，观察鼻中隔，可见“船头”标志（图 9-10-2）。

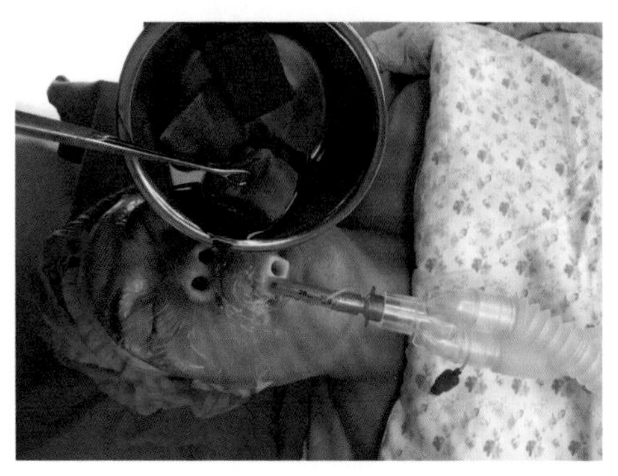

图 9-10-1　鼻腔及面部消毒

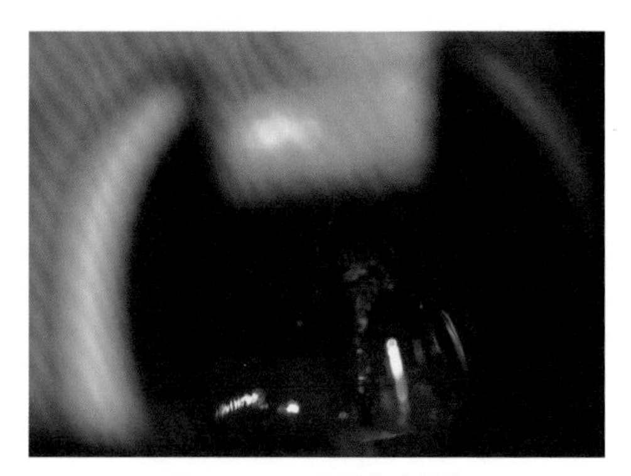

图 9-10-2　显露鼻腔结构

4. 进入蝶窦：用髓核钳及枪状钳或磨钻轻轻去除蝶窦前壁骨质，进入蝶窦，可见蝶窦内分隔（图 9–10–3）。

5. 打开鞍底：清洗蝶窦后继续用髓核钳及枪状咬骨钳充分暴露鞍底骨质，抽吸器或剥离子探查骨质状况，用磨钻或小骨凿打开鞍底，形成骨窗，显露鞍底硬膜，1mL 注射器带长针头穿刺鞍底，判断有无血管及脑脊液，勾刀或针式电极电凝呈"十"字或环形切开硬膜后可见肿瘤（图 9–10–4），硬膜用双极电凝止血。

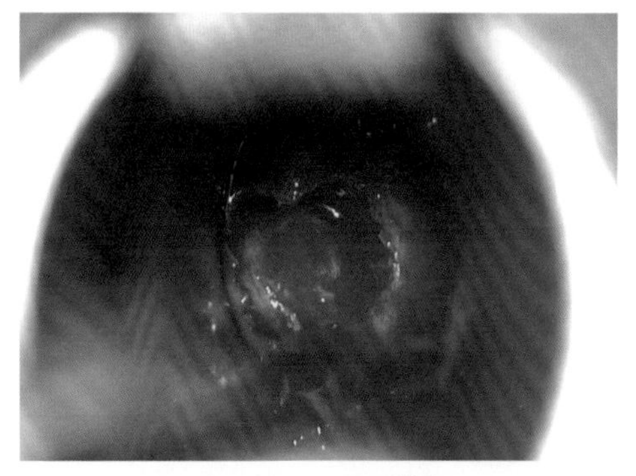

图 9-10-3　进入蝶窦

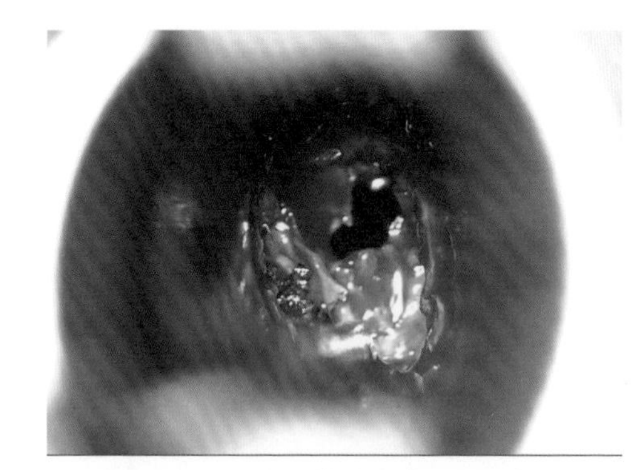

图 9-10-4　打开鞍底硬膜、显露肿瘤

6. 切除肿瘤：用取瘤镊、取瘤钳切取部分肿瘤，用刮匙配合抽吸器于假包膜外切除肿瘤（图 9–10–5）。

7. 保护鞍隔：肿瘤大部分切除后可见鞍隔下降进入术野，用一小棉片保护鞍隔（图 9–10–6）。

8. 进一步切除肿瘤：用刮匙探查鞍隔与鞍结节和鞍背的夹角以及海绵窦侧壁。

9. 创面止血及预防脑脊液漏：用明胶海绵、脑棉片清理创面并止血，必要时准备特殊止血材料；有脑脊液漏者取自体脂肪填塞或人工硬膜修补（图 9-10-7）。

10. 复位鼻中隔，填塞鼻腔：取出鼻撑开器，清点脑棉片，将鼻中隔复位后用膨胀海绵条或表面涂抹四环素眼膏的指套或凡士林纱条填塞双侧鼻腔，非手术切口侧主要用于复位鼻中隔，手术切口侧用于压迫止血（图 9-10-8）。

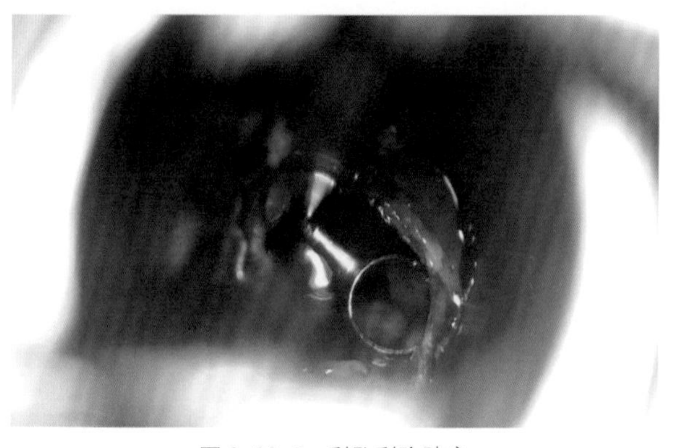

图 9-10-5　刮匙刮除肿瘤

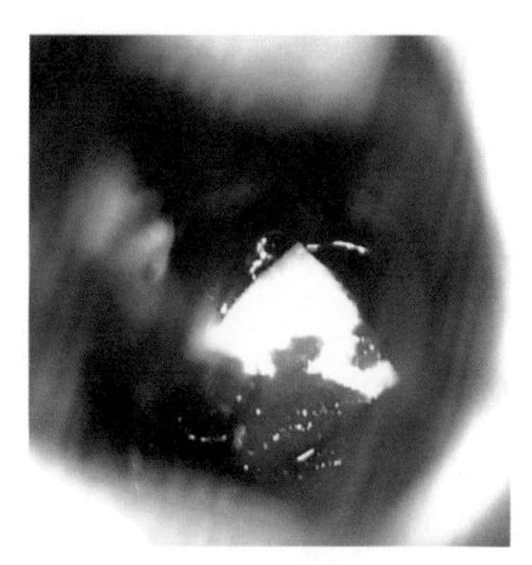

图 9-10-6　棉片保护鞍隔

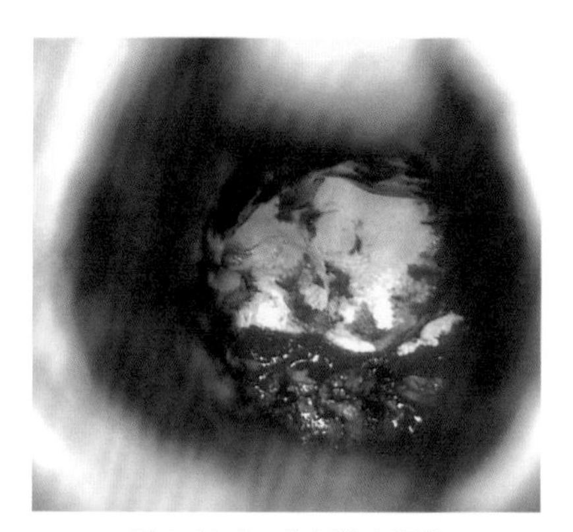

图 9-10-7　修复鞍底硬膜

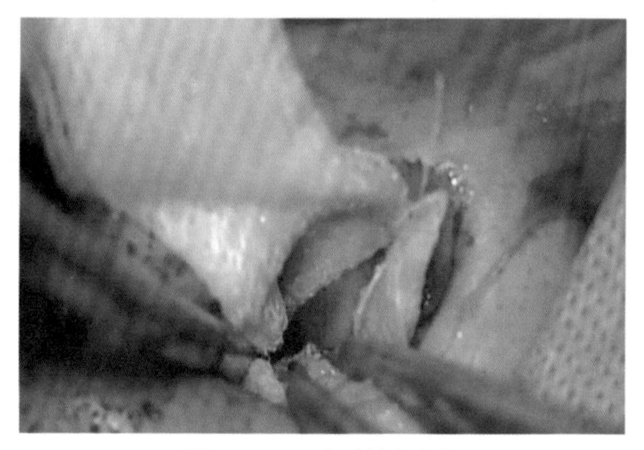

图 9-10-8　鼻腔填塞止血

【护理要点】

1. 擦拭鼻腔的棉片视为已污染，须单独放置。

2. 手术中电刀功率 15 Hz 左右。

3. 取自体脂肪一般是从患者大腿上切取，应准备单独一个手术台及用物。

4. 整个手术过程中严密观察患者的尿量，必要时测量每分钟尿量及尿比重，以便及早发现患者尿崩症状，及时采取有效措施。

5. 注意闭合眼睑，保护角膜。

PART
TEN

第十章

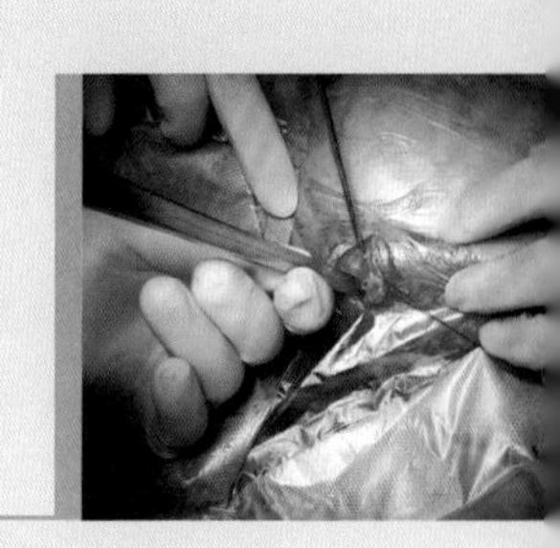

小儿神经外科手术护理

颅缝骨化症整形术

侧脑室分流术

脊髓拴系综合征手术

枕部颅裂脑膜膨出修补术

第一节 颅缝骨化症整形术

一 狭颅症矢状缝再造术

颅缝提前闭合使颅腔生长扩大受限，不足以容纳快速发育的脑组织，从而使脑和颅神经受到挤压损害的一种疾病，也称颅缝早闭或颅缝骨化症。主要表现为头颅狭小、颅内压增高和智力障碍。基于颅缝闭合数量及发生时间的早晚，头颅畸形有多种表现，其最常见为矢状缝早闭，典型特征表现为额骨及枕骨突出，双侧顶骨缩窄，这种伸长的颅骨称为舟状颅。手术治疗是唯一有效的方法，通过骨缝再造或颅骨切开，重新建立新的骨缝，使颅腔可随着脑组织的发育增大，以免限制大脑的正常发育。

【用物准备】

1. 基本用物：钻孔手术器械包、头钉包、铺巾包、手术衣包。

2. 一次性用物：20 号刀片、3–0 带针无损伤缝线、3–0 可吸收线、抽吸管、自体血回输管、冲洗器、手套、孔被、电刀笔、导尿包、头皮夹、骨蜡、明胶海绵、棉片、粘贴手术巾、纱布。

3. 特殊用物：铣刀。

【体位】

患者取仰卧位，头圈固定头部。

【切口】

双额部冠状切口（图 10–1–1）。

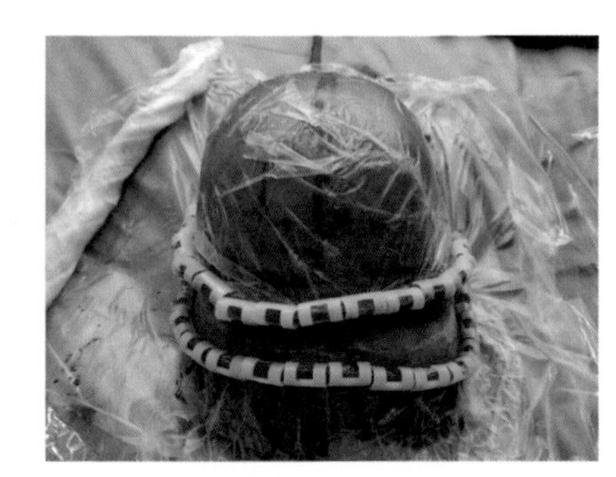

图 10–1–1 双额部冠状切口

【步骤与配合】

1. 消毒、铺单：皮肤消毒剂消毒皮肤，协助术者铺无菌单。

2. 切开皮肤及皮下组织：自双侧耳前过双侧顶结节的冠状切口切开皮肤，头皮夹止血。用骨膜剥离器分别向前向后剥离头皮，前方头皮剥离至眉弓，后方暴露人字缝（图 10–1–2）。

3. 矢状缝再造：根据骨缝闭合情况，在颅骨上钻孔，用铣刀将颅骨的矢状缝旁两侧铣出“Ⅱ”型骨槽缺口 2 条，每条骨道宽 0.5 ~ 1 cm。双骨槽前端越过冠状缝，后端越过人字缝。再将双侧顶骨每侧铣出 2 条冠状走行骨槽，前一条位于冠状缝后，后一条位于顶骨中后 1/3，均连接矢状切开的骨槽及鳞状缝，宽 0.5 ~ 1 cm（图 10-1-3）。

4. 缝合切口：止血，3% 过氧化氢溶液冲洗，缝合皮下及头皮（图 10-1-4）。

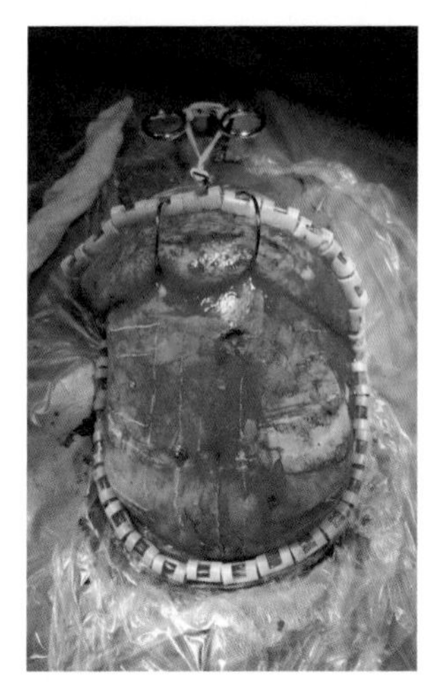

图 10-1-2　牵开皮瓣显露

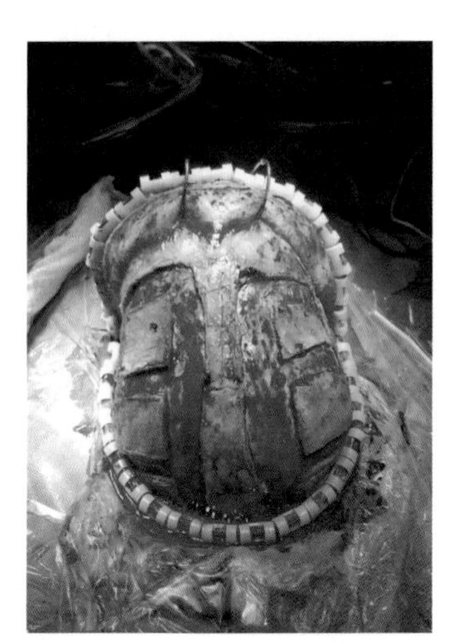

图 10-1-3　手术开创的颅骨骨槽

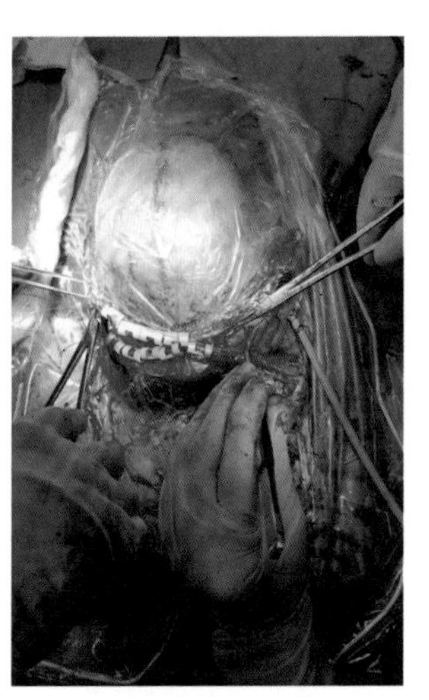

图 10-1-4　缝合切口

【护理要点】

1. 由于手术需切除颅骨，易有较多失血，且婴幼儿对失血耐受性差，应及时输血防止发生休克，可采用中心静脉置管，以保证输液、输血通畅。

2. 体温管理：患儿体温调节中枢尚未发育成熟，环境温度极易影响体温的升降，加上手术暴露范围大、创面大、出血多，易致术中散热过多而引起体温下降，应注意术中保温，需备好加温毯、加温输液仪等设备。

二 狭颅症冠状缝再造术

双侧冠状缝闭合常单独发生或作为其他复杂的颅面畸形的一种表现。颅骨形态常兼有短头及尖头畸形。整个颅骨左右径增宽，垂直径增加，枕骨扁平，颅盖骨的最高点向前移位。此外，颅骨的前后径缩短，双侧前颅底的距离缩短。

【用物准备】

1. 基本用物：钻孔手术器械包、头钉包、铺巾包、手术衣包。

2. 一次性用物：20 号刀片、3–0 带针无损伤缝线、3–0 可吸收线、抽吸管、自体血回输管、冲洗器、手套、孔被、电刀笔、导尿包、头皮夹、骨蜡、明胶海绵、棉片、粘贴手术巾、纱布。

3. 特殊用物：铣刀。

【体位】

患者取仰卧位。

【切口】

双额部冠状切口。

【步骤与配合】

1. 消毒、铺单：皮肤消毒剂消毒皮肤，协助术者铺无菌单。

2. 切开皮肤及皮下组织：沿冠状缝做一弧形切口，两侧达颧弓上缘，皮瓣向前翻转，切除冠状缝处的骨膜，宽约 3 cm。

3. 冠状缝再造：弓形钻在骨化的冠状缝正中钻孔，用铣刀切一骨沟，宽约 1.5 cm，两侧达颞骨鳞部，形成一人工的冠状缝。

4. 缝合切口：止血，3% 过氧化氢冲洗，缝针、敷料核对无误后，关闭切口，无菌敷料加压包扎。

【护理要点】

同“狭颅症矢状缝再造术”。

第二节 侧脑室分流术

一 脑室—腹腔分流术（右侧手术为例）

脑积水是由于多种原因导致脑脊液的形成、流动和吸收障碍引起的脑室系统或（和）蛛网膜下腔扩大以及颅内脑脊液的过量聚积。常常伴有颅内压升高及系列症状。其治疗方法有排除梗阻、减少脑脊液生成及脑积液分流术等。脑室—腹腔分流术是将一组带单向阀门的分流装置置入体内，将脑脊液从脑室分流到腹腔中吸收的一种术式。

【用物准备】

1. 基本用物：钻孔手术器械包、头钉包、脑室腹腔分流通条、铺巾包、手术衣包。

2. 一次性用物：20 号、11 号刀片、2-0 丝线、8 × 20 角针、抽吸管、冲洗器、手套、孔被、电刀笔、导尿包、骨蜡、粘贴手术巾、纱布。

3. 特殊用物：脑室腹腔分流装置（图 10-2-1）。

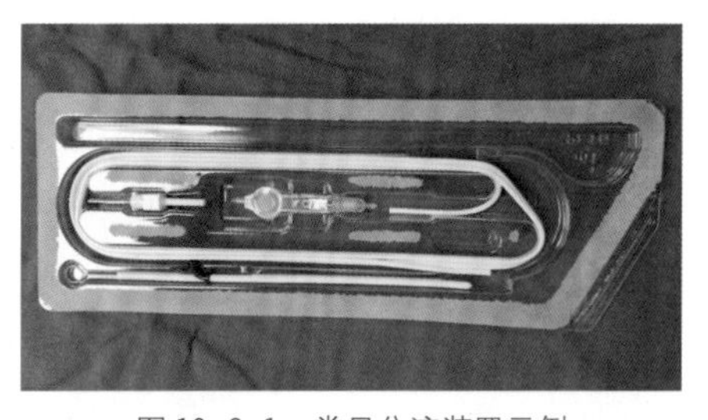

图 10-2-1　常见分流装置示例

【体位】

患者取仰卧位，肩背部垫枕，头左偏约 60°，头圈固定（图 10-2-2）。

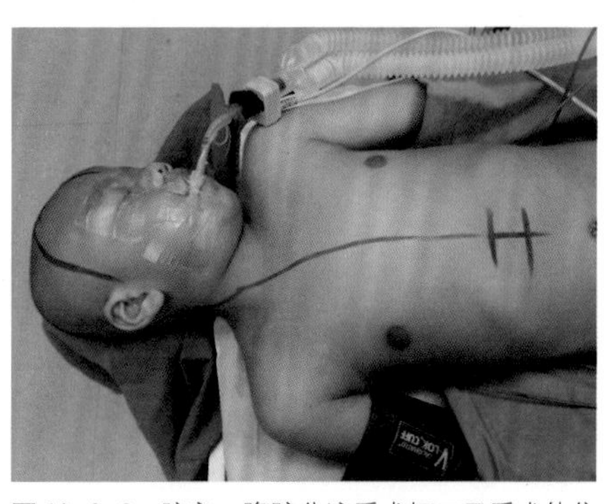

图 10-2-2　脑室—腹腔分流手术切口及手术体位

【切口】

右额部、右枕部耳后、剑突下 3 处切口。

【步骤与配合】

1. 消毒、铺单：皮肤消毒剂消毒皮肤，协助术者铺无菌单（图 10-2-3）。

2. 右额部切口：右额叶中线旁 2.5 cm 与发迹后 2.5 cm 交叉点为中心做一中线旁小 L 形切口，开口至后外，逐层切开皮肤、皮下及帽状腱膜，乳突撑开器撑开显露（图 10–2–4）。

3. 颅骨钻孔：骨膜剥离器推开骨膜，弓形钻钻孔（图 10–2–5）。

4. 脑室穿刺置管：11 号刀片“十”字切开硬脑膜，选脑皮质无血管区作穿刺点，用带金属导芯的脑室导管穿刺侧脑室额角（图 10–2–6），成功后拔出导芯，见有脑脊液流出，证实导管确在脑室内，测量脑脊液压力，作为调节分流泵压力的参考。将脑室导管 4 ~ 6 cm 游离于脑室前角内，并剪取适当长度，接在分流泵门近端的接头上，并将分流泵与骨膜缝合固定。注意分流泵上下方向不能颠倒，分流泵小泵室上所标定的箭头是指示脑脊液分流方向。临时阻断导管，不致脑脊液流失过多，但不能损坏导管和分流泵。

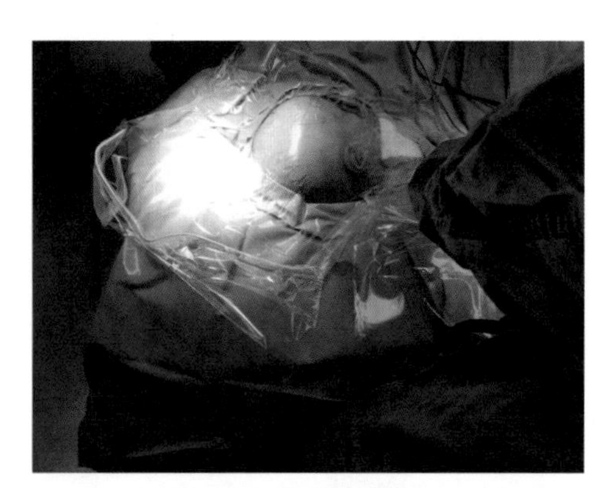

图 10–2–3　消毒铺单

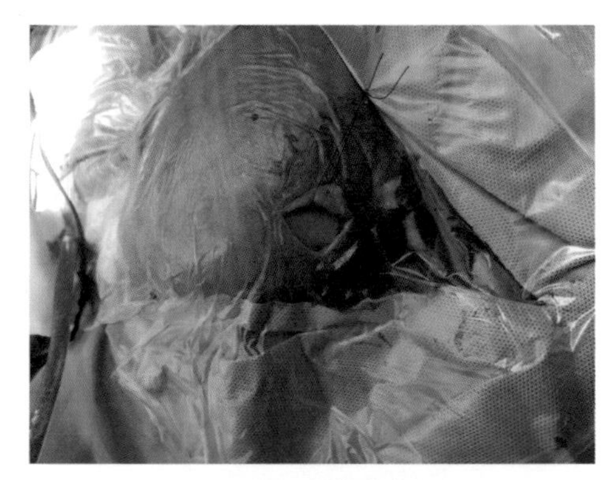

图 10–2–4　额部手术切口

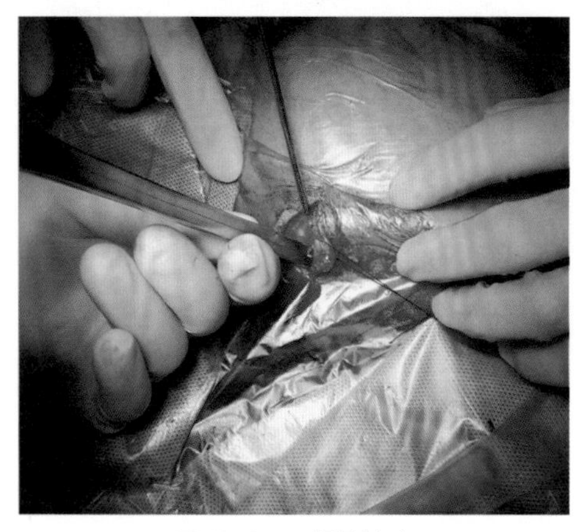

图 10–2–5　颅骨钻孔

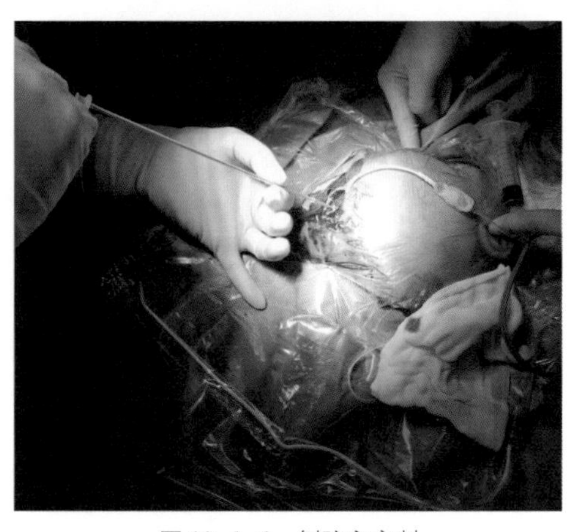

图 10–2–6　侧脑室穿刺

5. 建立皮下隧道：腹腔导管从右额部切口经顶颞部、耳后、颈部、胸部和腹部，皮下隧道较长，可分 2 次打通。第一个切口在右枕部耳后，第二个在剑突下，以通条将剑突下及耳后切口间皮下隧道打通，分流管腹腔端沿隧道放置，拔出通条，再将耳后及额部切口间皮下隧道打通（图 10–2–7）。

6. 放置腹腔管、连接分流装置（图 10–2–8）：分流管腹腔端沿隧道放置到额部切口，将分流泵分别连接腹腔端及脑室端，置于额部皮下隧道中，证实引流管通畅后，将腹腔端放置于左髂窝。

7. 缝合切口：缝针、敷料核对无误后，分别缝合三处切口，无菌敷料覆盖。

8. 及时调节分流泵压力。

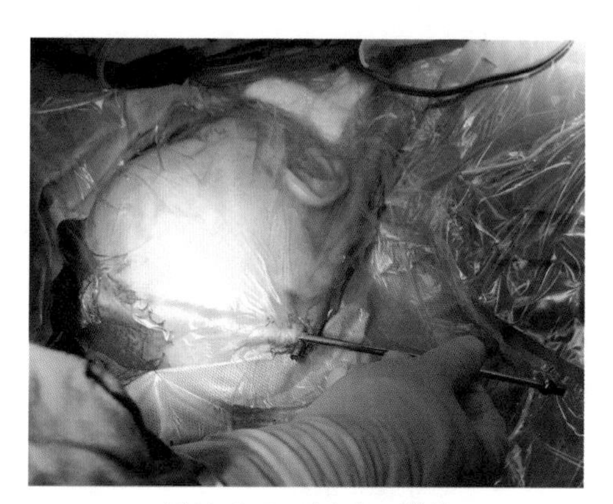

图 10-2-7　建立皮下隧道

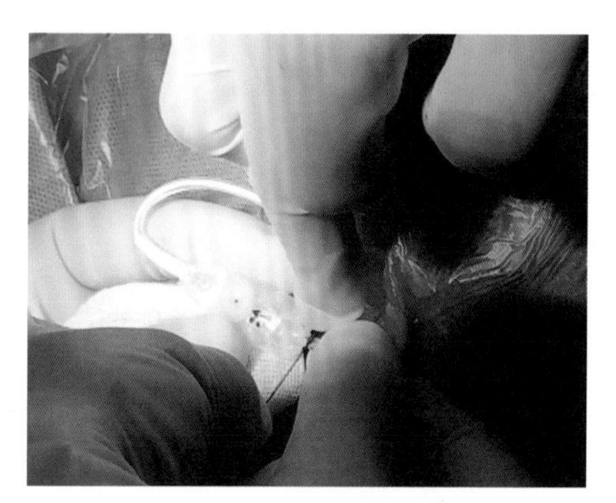

图 10-2-8　连接分流装置

【护理要点】

1. 术前、术中、术后常规应用抗生素，严格无菌操作。

2. 打开脑室—腹腔分流管包装必须严格无菌操作，现开现用，切勿过早打开包装以避免污染，使用前普通导管可用 0.5 g 万古霉素加入 200 mL 生理盐水浸泡（抗菌管免浸泡），并预先检查导管及分流泵是否通畅及工作正常。

二 脑室—心房分流术（以分流至右心房为例）

脑积水的分流术式首选脑室—腹腔分流，当腹腔有出血、感染、粘连等情况时才考虑脑室—心房分流。脑室—心房分流术是利用带有单向阀门的分流装置，在体内将脑脊液从脑室引流到上腔静脉或右心房内。

【用物准备】

1. 基本用物：钻孔手术器械包、头钉包、脑室腹腔分流通条、铺巾包、手术衣包。

2. 一次性用物：20 号、11 号刀片、2–0 丝线；8 × 20 角针；抽吸管、冲洗器、手套、孔被、电刀笔、导尿包、骨蜡、粘贴手术巾、纱布。

3. 特殊用物：脑室—腹腔分流装置、肝素注射液。

【体位】

患者取仰卧位，肩背部垫枕，头左偏约 90°，头圈固定。

【切口】

右额部、颈部两处切口（图 10–2–9）。

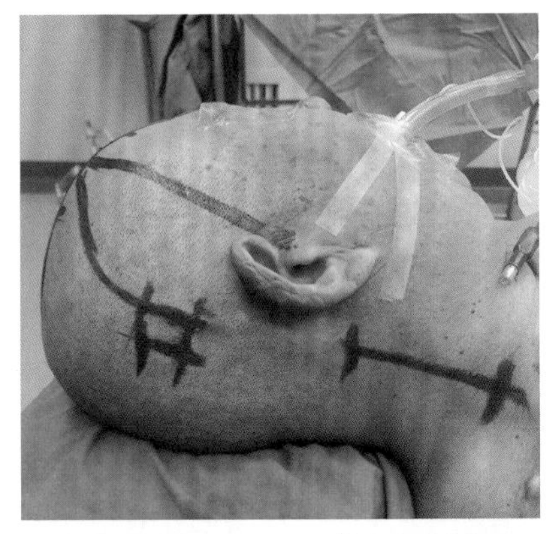

图 10–2–9　脑室心房分流手术切口

【步骤与配合】

1. 消毒、铺单：皮肤消毒剂消毒皮肤，协助术者铺无菌单（图 10–2–10）。

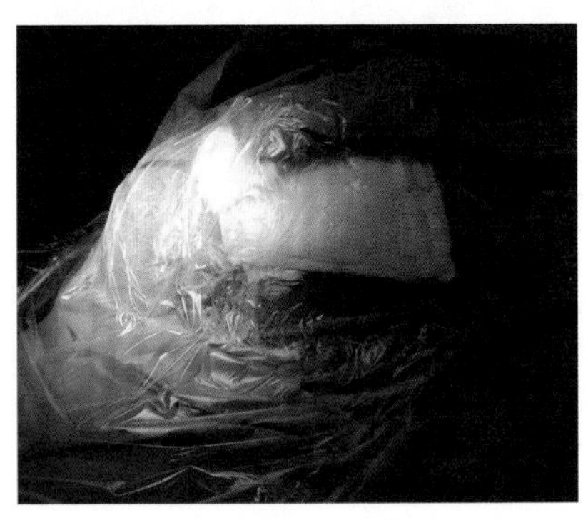

图 10–2–10　脑室心房分流手术消毒铺单

2. 显露颈内静脉：胸锁乳突肌中点对舌骨平面横切口切开皮肤，显露颈内静脉，游离颈内静脉 1 ~ 2 cm。

3. 右额部切口，颅骨钻，脑室穿刺置管，均同“脑室—腹腔分流术”。

4. 建立皮下隧道、连接分流装置：在头部和颈部切口之间，于帽状腱膜和深筋膜下做一隧道，测量分流泵阀门到右心房的距离，并剪取与之相应长度的心房导管递给术者，术者将心房导管与阀门装置接通后通过隧道进入颈部。

5. 放置分流管心房端：肝素溶液浸润导管外壁。在游离颈内静脉段的上下部各上一个血管夹或绕过一根丝线，控制颈内静脉切开后出血和空气进入。11 号刀片切开颈内静脉壁，以通过导管为度。轻轻按压分流泵阀门，将心房导管经颈内静脉小切口插入上腔静脉或至右心房，2-0 丝线将颈内静脉壁结扎在导管上。用手指按压分流泵泵室数次，以启动分流装置工作，并可检查分流装置是否通畅。

6. 缝合切口：缝针、敷料核对无误后，分别缝合两处切口，无菌敷料覆盖。

【护理要点】

同“脑室—腹腔分流术”。

第三节 脊髓拴系综合征手术

脊髓拴系综合征（tethered cord syndrome，TCS）是由于先天或后天原因牵拉脊髓圆锥，使其处于低位而产生的一系列临床症状，如大小便障碍、下肢运动感觉障碍、足部畸形等。外科手术是唯一有效的治疗方法。手术在显微镜下进行并需要神经电生理监测作指导，松解脊髓和硬膜外内牵拉的病理因素，最低位切断内、外终丝，松解圆锥及神经的固定和牵拉，使脊髓有较大限度的空间活动范围，并获得维持躯体活动时脊髓充分活动的余地，从而改善受损神经组织的血液循环，促进神经细胞的修复。

【用物准备】

1. 基本用物：椎管手术器械包、铺巾包、手术衣包。

2. 一次性用物：20 号、11 号刀片、4-0 带针无损伤缝线、抽吸管、冲洗器、手套、孔被、电刀笔、导尿包、骨蜡、明胶海绵、脑棉片、粘贴手术巾、纱布。

3. 特殊用物：短头针式电极、双极电凝、超声刀及神经电生理监测系统。

【体位】

患者取俯卧位（图 10-3-1）。

【切口】

腰骶部后正中梭形切口（图 10–3–2）。

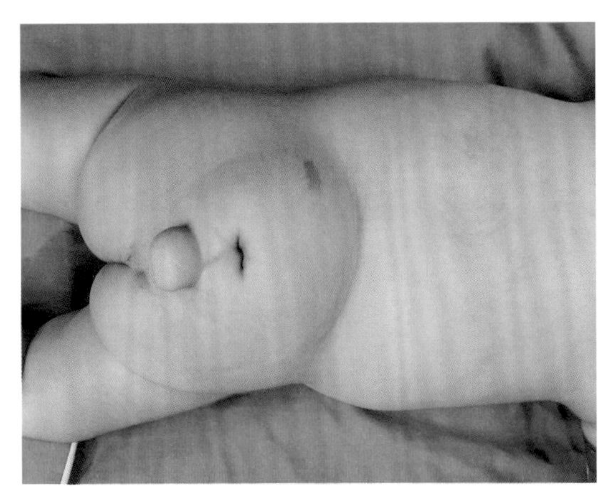

图 10–3–1　脊髓拴系综合征手术体位

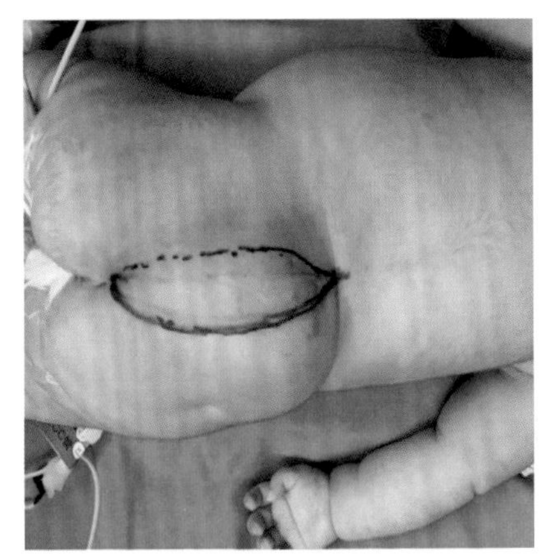

图 10–3–2　脊髓拴系综合征手术常用手术切口

【步骤与配合】

1. 摆放体位，安放好电生理监测电极。

2. 消毒、铺单：皮肤消毒剂消毒皮肤，协助术者铺无菌单。

3. 暴露切口：于腰骶部后正中包绕膨出的包块或皮毛窦行梭形切口，电刀沿着脂肪瘤逐层分离皮下组织（图 10–3–3）。

4. 切除脂肪瘤，松解栓系：沿椎骨（棘突）两侧纵行切开肌肉筋膜，推开肌肉，暴露裂开的椎板，咬骨钳扩大椎板缺如区，暴露硬膜囊。11 号刀片沿正中从头端切开硬膜，剥离子探查脂肪瘤的范围，与圆锥、马尾、终丝的关系。用超声刀沿四围向中间分块切除脂肪瘤（图 10–3–4），并在神经电生理监测指导下辨识神经纤维。

5. 回纳膨出神经组织：松解切除粘连的瘢痕组织，将膨出神经组织回纳入椎管内。

6. 缝合切口：缝针、敷料核对无误后，4–0 带针无损伤缝合线缝合人工硬膜修补的硬脊膜，2–0 可吸收线缝合骶棘肌、皮下组织及皮肤。

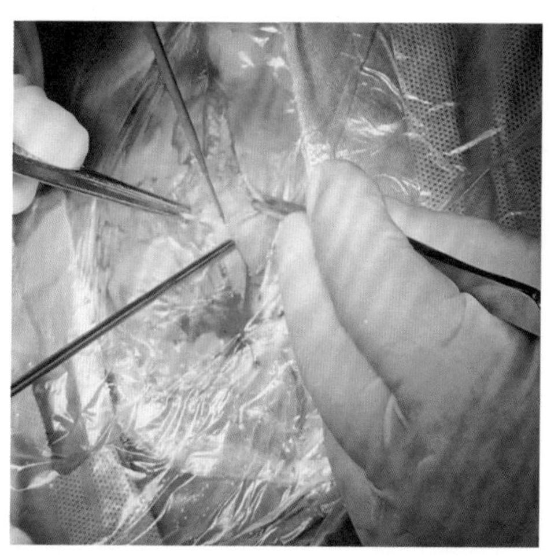

图 10-3-3　针式电刀切开皮肤、皮下组织

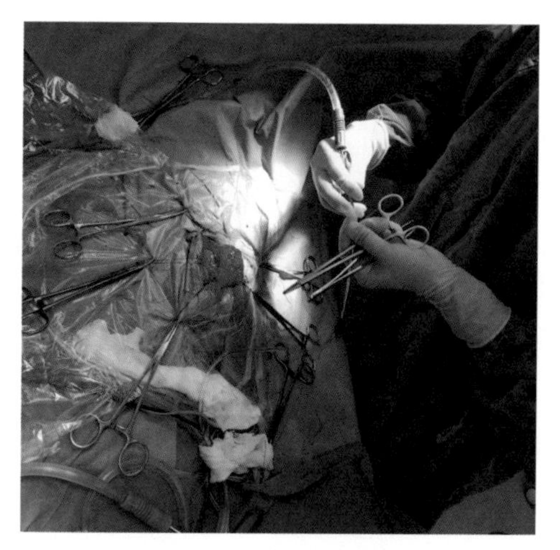

图 10-3-4　切除脂肪瘤等病变

【护理要点】

1. 巡回护士应严密观察患儿的体温、血压、脉搏、出血量及尿量。因术前患儿禁食禁饮，加上术中失血，对循环系统影响比较大，因此切开皮肤前宜补充容量。

2. 巡回护士摆放体位时注意保持肢体的功能位，观察有无影响患儿的心率及循环系统功能。躯干受压部位垫海绵，保持手术布单的平整性，软质头圈轻托头部，避免眼球、鼻部及耳郭受压。

第四节　枕部颅裂脑膜膨出修补术

颅裂系先天性颅骨发育异常，表现为颅缝闭合不全而遗留一个缺口。其病因目前尚不清楚，可能与胚胎时期神经管发育不良有关。颅裂一般发生在颅骨中线部位，少数可偏于一侧，颅穹隆部、颅底部均可发生（图10-4-1）。

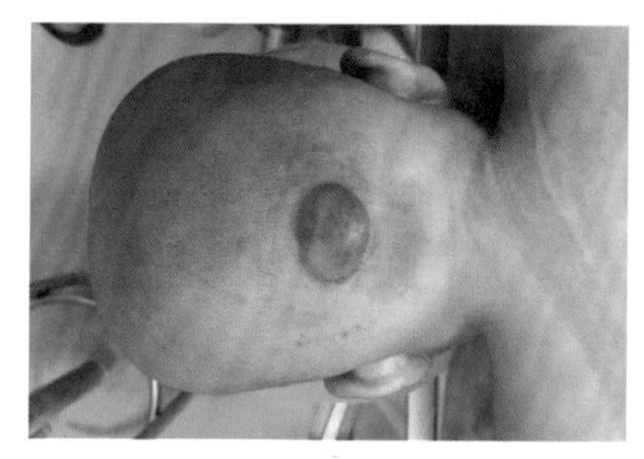

图 10-4-1　枕部脑膜膨出

【用物准备】

1. 基本用物：钻孔手术器械包、头钉包、铺巾包、手术衣包。

2. 一次性用物：20 号、11 号刀片、4–0 带针无损伤缝线、2–0 丝线、8 × 20 角针、抽吸管、冲洗器、手套、孔被、电刀笔、导尿包、骨蜡、明胶海绵、棉片、粘贴手术巾、纱布。

3. 特殊用物：颅骨修补材料。

【体位】

患者取俯卧位。

【切口】

沿膨出囊的基底部做梭形切口。

【步骤与配合】

1. 消毒、铺单：皮肤消毒剂消毒皮肤，协助术者铺无菌单。

2. 暴露切口：沿膨出囊的基底部做梭形切口，尽量保留皮肤以便缝合，分层切开头皮至颅骨外膜。

3. 回纳脑组织：向颅裂孔处分离，找到膨出的囊颈。切开囊壁探查囊腔，若为单纯的脑膜膨出，囊内仅有脑脊液，则将囊切除。如囊内有小块脑组织尽可能回纳入颅内，大块脑组织不能回纳者，适当切除。

4. 修补：以自体组织或人工硬膜修补硬膜缺损，颅骨修补材料修补颅骨缺损。

5. 缝合切口：缝针、敷料核对无误后，分别缝合两处切口，无菌敷料覆盖。

【护理要点】

患儿取俯卧位，大多数情况下未安装头架，注意头面部、眼球等部位的保护，防止损伤或压疮发生。

PART
ELEVEN

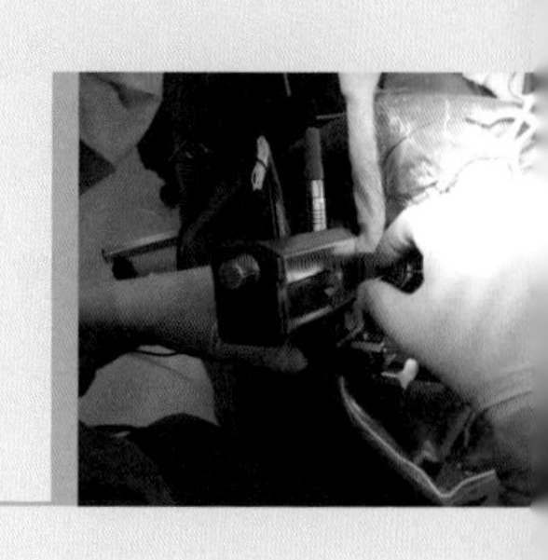

第十一章

功能神经外科疾病手术护理

颅骨骨瘤切除

经颅视神经管减压术

脑功能区病变切除术

癫痫电极置入术

癫痫病灶切除术

选择性杏仁核海马切除术

胼胝体切开术

脑深部电极置入术

立体定向颅内肿物切除/活检手术

枕后微骨窗入路显微血管减压术

第一节　颅骨骨瘤切除

颅骨骨瘤是较为常见的颅骨良性肿瘤，可发生于颅骨的任何部位，额部尤为多见。颅骨骨瘤大多为自然生长，少数可能与外伤有关，多见于中青年。按照发生部位及其生长方式的不同可分为外生型、板障型及内生型 3 种。其中外生型最多见，此型生于颅骨外板且局限，生长慢，可自行停止。骨瘤小时常无症状，一般为偶然发现局部肿物而就诊。骨瘤大或累及眶内可出现头痛、突眼甚至面部畸形，位于副鼻窦可导致感染。临床通过 X 线或 CT 检查可确诊。对于生长慢、体积较小、不影响面容及无症状者可观察；外生型骨瘤未侵犯内板者，可局部切除肿瘤，保留板障和内板；范围较广而肿物较大者，行骨瓣切除及颅骨修补；累及眼鼻者，与相关专科联合处理。

【用物准备】

1. 基本用物：钻孔手术器械包、头钉包、铺巾包、手术衣包。

2. 一次性用物：20 号、11 号刀片；2–0 丝线；8 × 20 角针；抽吸管、冲洗器、头皮夹、孔被、粘贴手术巾、电刀笔、导尿包、中号敷贴、骨蜡、明胶海绵。

3. 特殊用物：颅骨修补材料及工具、铣刀。

【体位】

根据骨瘤部位取合适手术体位，额部病变取仰卧位，头圈固定头部。

【切口】

根据骨瘤大小设计纵行或弧形切口。

【步骤与配合】

1. 消毒、铺单：皮肤消毒剂消毒皮肤，协助术者铺无菌单。

2. 暴露切口：按照设计好的切口，20 号刀片切开皮肤、电刀逐层切开皮下组织、帽状腱膜，头皮夹夹持止血。

3. 显露病变：骨膜剥离器轻轻推开骨膜，显露颅骨骨瘤（图 11-1-1）。

4. 切除骨瘤：确定切除范围，颅骨钻孔后，铣刀切除肿瘤所在的骨瓣（图 11-1-2），骨蜡止血（图 11-1-3）；检查骨瓣内板有无穿透（图 11-1-4），硬脑膜是否累及，如有累及，需更进一步切除。

5. 修补颅骨：根据切除骨瓣大小修整颅骨修补材料边缘，覆盖于缺损骨窗并用螺钉妥善固定（图 11-1-5）。

6. 缝合切口：彻底止血，8×20 角针 2-0 丝线间断缝合切口。

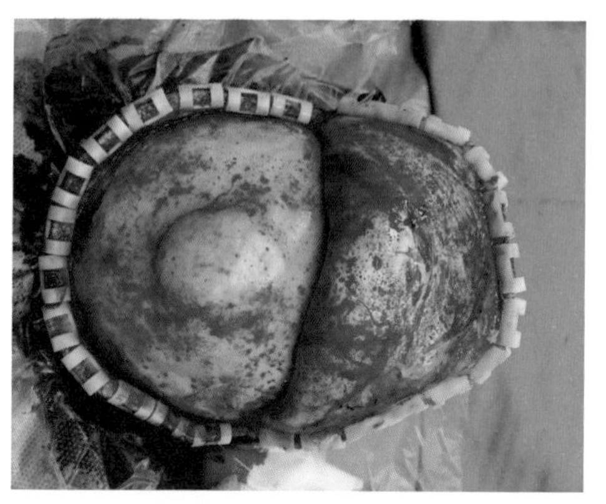

图 11-1-1　显露颅骨骨瘤

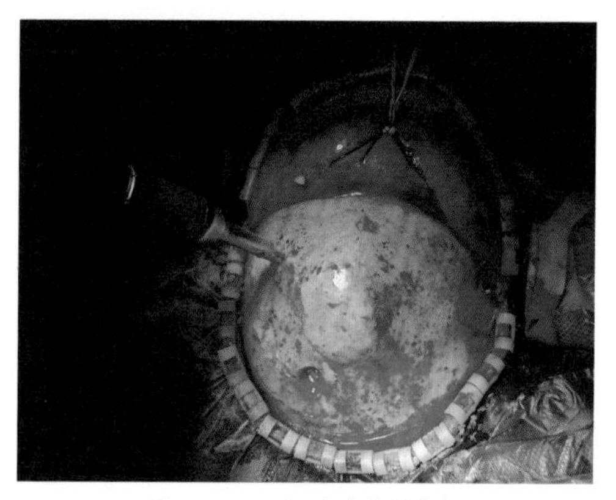

图 11-1-2　切除肿瘤所在颅骨

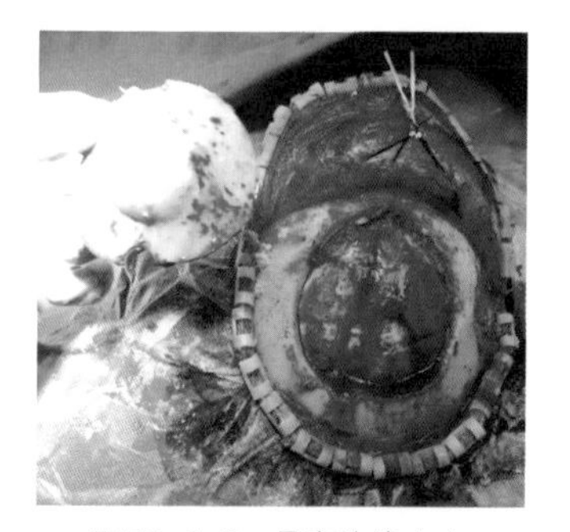

图 11-1-3　骨窗边缘止血

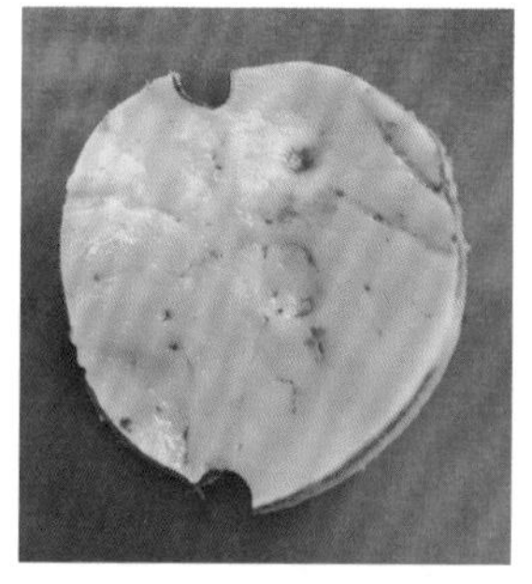

图 11-1-4　检查骨瓣内板有无被肿瘤穿透

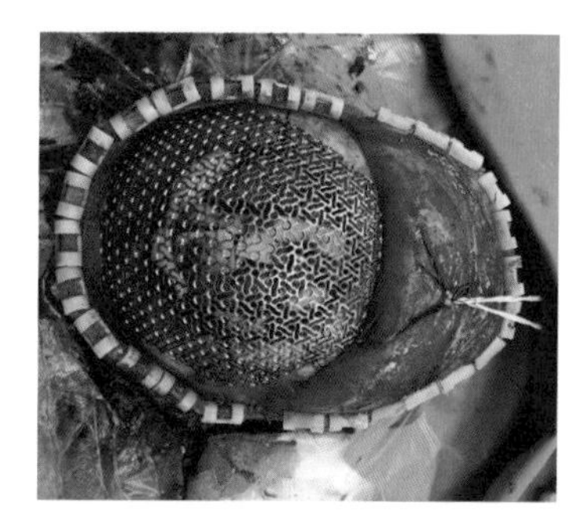

图 11-1-5　修补颅骨

【护理要点】

1. 颅骨骨瘤切除之后常需要修补材料进行修补，手术开始前先确定好材料的类别及型号，确认到位。

2. 骨瘤累及眼眶或副鼻窦者，手术过程中注意器械的分区，避免污染。

第二节 经颅视神经管减压术

在颅脑损伤中的震荡或牵拉，视神经管、前床突或眶顶等处的骨折，视神经管内血肿、积液的压迫等亦可使视神经功能出现障碍。

视神经从视神经盘至视交叉总长约 50 mm，可分为 4 段，即眼球内段、眶内段、视神经管内段和颅内段。由于解剖特点，视神经管内段的视神经被硬脑膜固定于管内，硬脑膜与骨紧密黏着，一旦遭受损伤，无活动余地，故视神经损伤多发生在视神经管内段，其他部位少见。

视神经管是由蝶骨小翼内侧两个顶部联合而成，管内走行由颅内向前、向下、稍向外，与矢状窦成 36°。其颅内的开口（内口）到眶部的开口（眶口）的上壁长度为 10.4 ~ 15.9 mm，平均为 13.1 mm（国内统计），国外报道约为 10 mm。在眶口处管壁增厚变硬，形成骨环。眶尖处的软膜、蛛网膜与硬脑膜和 Zinn 纤维环融合在一起。管内除视神经外，尚含有眼动脉、颈动脉交感神经丛的节后纤维以及由颅内向管内延伸的脑膜鞘，视神经在管中走行由扁圆变为正圆。视神经与鞘膜之间有少量脑脊液，此段视神经接受由颈内动脉和眼动脉的软膜支血管供血。

治疗上多采用保守疗法，近年来随着神经显微外科技术的进步，手术治疗成功率不断上升。

视神经损伤减压术在手术入路上可分为两种：

（1）经颅开放视神经管的上壁减压。

（2）经筛窦、蝶窦开放视神经管的内侧壁减压。

此处仅介绍经颅开放神经管上壁减压术。

【用物准备】

1. 基本用物：钻孔手术器械包、头钉包、蛇形牵开器、铺巾包、手术衣包。

2. 一次性用物：20 号、11 号刀片；4-0 无损伤带针缝线，2-0 丝线；8 × 20 角针；抽吸管、冲洗器、头皮夹、孔被、粘贴手术巾、电刀笔、导尿包、显微镜套，骨蜡、明胶海绵。

3. 特殊用物：铣刀、磨钻。

【体位】

仰卧位，头圈固定头部，头略偏向健侧。

【切口】

多采用前额部发际内冠状切口，亦可采用额颞部单侧切口，皮瓣前翻达眶上缘。

【步骤与配合】

1. 切开头皮：前额部发际内冠状切口或额颞部单侧切口切开头皮，双极电凝和头皮夹止血。

2. 分离各层组织：电刀分离皮下、肌肉、帽状腱膜，头皮拉钩拉开或乳突撑开器撑开，显露切口及颅骨。

3. 打开颅骨：颅骨钻钻孔，根据需要单侧额部铣刀铣开骨瓣，避免打开额窦，骨窗周围用骨蜡封闭止血。

4. 切开硬脑膜：显微镜下用 11 号刀片挑开硬膜，硬脑膜切口平行于眶上缘，切口的内侧端与外侧端再向上下方向用脑膜剪剪开两个辅助切口，形成“H”形硬脑膜瓣，4-0 带针缝线将切口下方的硬脑膜瓣缝吊在骨膜上。

5. 显露前颅窝底：用脑压板轻抬额叶底面，在外侧掀开外侧裂表面的蛛网膜，吸出脑脊液，使脑组织自动退缩，直到显露出手术侧的视神经和前床突。用棉片保护好额叶眶面，并用蛇形牵开器将脑压板固定，使前颅窝底面充分暴露在术野之中。

6. 切除视神经管上壁：11 号刀片将视神经管上壁的硬脑膜沿视神经走行的方向切开，并在视神经管内口的上面做一辅助横切口，将硬脑膜左右剥离，露出视神经管上壁的骨质，用磨钻磨除管的上壁，充分露出视神经鞘。

7. 切开视神经管鞘：根据视神经损伤情况，可将神经管内口呈镰状的硬脑膜反折处切开减压，亦可将视神经鞘全部切开减压。

8. 关闭切口：4-0 带针缝线连续缝合硬脑膜；复位颅骨骨瓣并固定；逐层关闭切口，加压包扎。

【护理要点】

如术中不慎打开额窦，注意手术器械的隔离与分区，避免感染的风险，并配合医生严密缝合颅底硬脑膜，防止脑脊液漏出。

第三节 脑功能区病变切除术

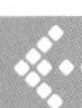

大脑中很多病变常位于脑功能区或其附近，如胶质瘤、瘢痕癫痫灶、血管畸形、脑膜瘤等。脑功能区病变的治疗要求是最大范围地切除病灶和最低程度的神经功能损伤，得到最优化的治疗。目前认为术中直接电刺激是确定皮层和皮质下功能区位置的金标准，术中皮层直接电刺激可以实时、安全、有效、准确的判断脑功能区并予以保护，但仍然存在术中皮质电刺激没有确定出功能区的情况。遇到这种情况必须仔细分析阴性结果的原因，要明确是否是假阴性结果，如果只有阴性结果，则相当于没有进行功能区监测，因此，为了更好地识别功能区，可以进行术中唤醒麻醉。在患者清醒的状态下，通过皮质诱发电位及皮质电刺激等方法进行脑功能区定位，在保护脑功能区的前提下切除脑内病变后再在全麻下完成手术。其优点是患者能在清醒状态下与医生交流配合，完成感觉、运动、语言及神经认知的测试，使病变得到最大限度的切除，从而避免不必要的损伤，为手术成功提供可靠的保障。

【用物准备】

1. 基本用物：开颅手术器械包、头钉包、铺巾包、手术衣包、敷料包。

2. 一次性用物：20 号、11 号刀片；4–0 无损伤带针缝线，2–0 丝线；8 × 20 角针；抽吸管、冲洗器、头皮夹、孔被、粘贴手术巾、电刀笔、吸氧管、导尿包、显微镜套，骨蜡、明胶海绵。

3. 特殊用物：铣刀，皮层电刺激及皮质诱发电位监测设备（图 11–3–1），无菌冰盐水，可含服的小冰块。

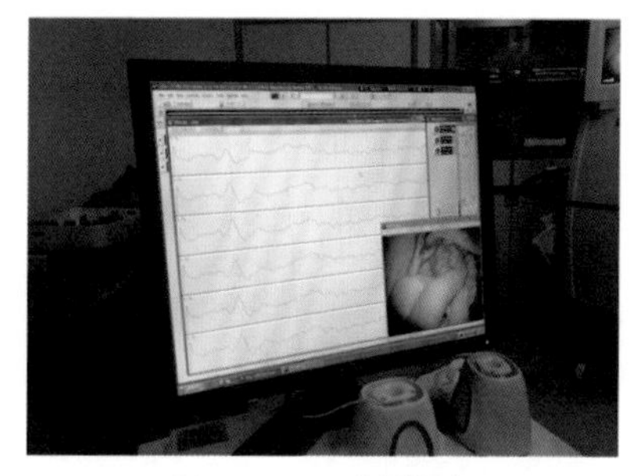

图 11–3–1 监测设备

【体位】

侧卧位或半坐卧位，头架固定头部，头部向健侧偏转 30°～45°，手术床头抬高 20°～30°，保持呼吸道通畅，消毒铺单后，布置一块术中唤醒操作区域（图 11–3–2），以便术中唤醒及测试；切口区域神经阻滞麻醉，以减少术中唤醒时伤口的疼痛感。

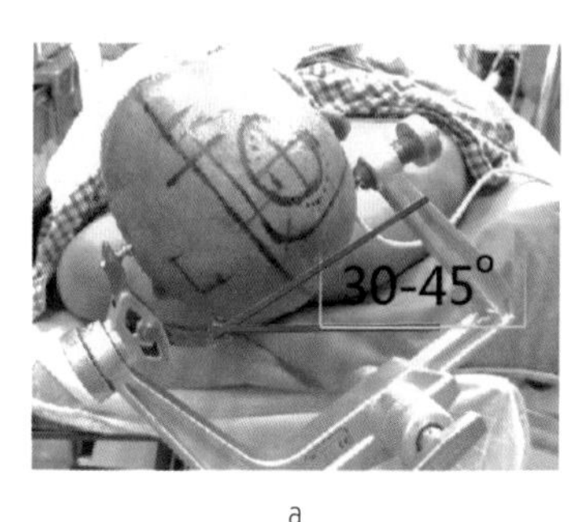

a

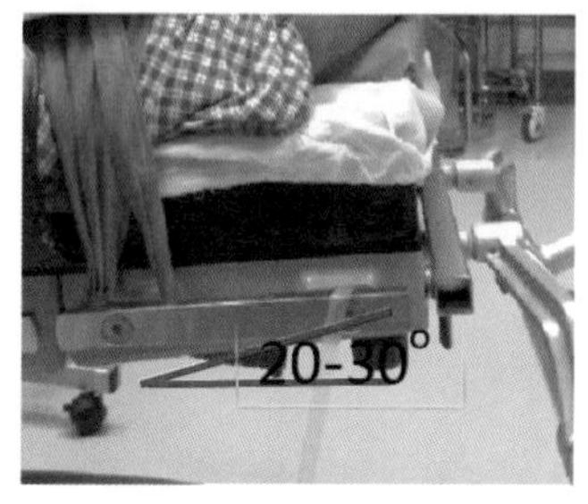

b

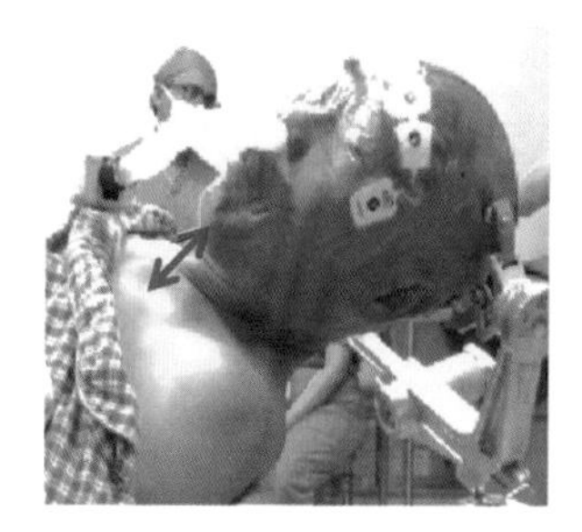

c

图 11–3–2 术中唤醒手术体位

【切口】

根据病变部位取合适切口，上头架。

【步骤与配合】

1. 切开头皮：沿切口线切开头皮，双极电凝和头皮夹止血。

2. 分离各层组织：电刀分离皮下、肌肉、帽状腱膜，头皮拉钩牵开头皮，显露切口，显露颅骨。

3. 打开颅骨：颅骨钻钻开颅骨，铣刀铣开合适骨瓣，骨蜡止血。

4. 切开硬脑膜：骨窗四周清理后脑棉片压迫覆盖，显微镜下用 11 号刀片挑开硬膜，脑膜剪剪开，4–0 带针缝线将剪开的硬脑膜瓣缝吊在骨膜上。

5. 脑功能区检测：用皮质电极刺激并根据结果逐个标记功能区位置。

6. 术中唤醒：麻醉医生提前停止麻醉药物，唤醒患者，拔除喉罩，与患者交流（图 11–3–3），完成感觉、运动、语言及神经认知的测试（图 11–3–4）。

7. 切除病变：确保患者功能区不受损的情况下，尽可能彻底地切除病变。

8. 止血，关闭切口：创面彻底止血后，4–0 带针缝线连续缝合硬脑膜；复位颅骨骨瓣并固定；逐层关闭切口，加压包扎。

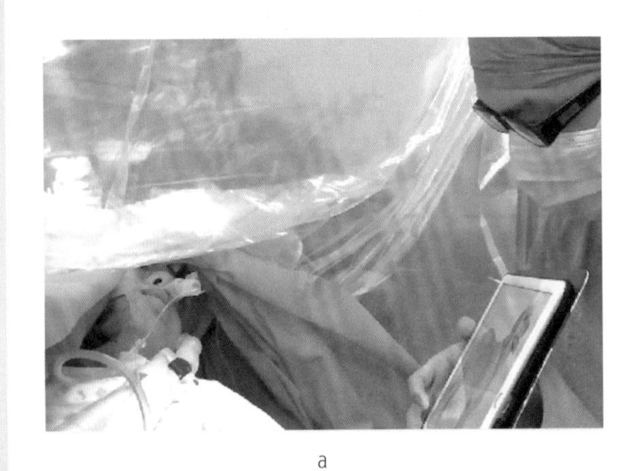

a

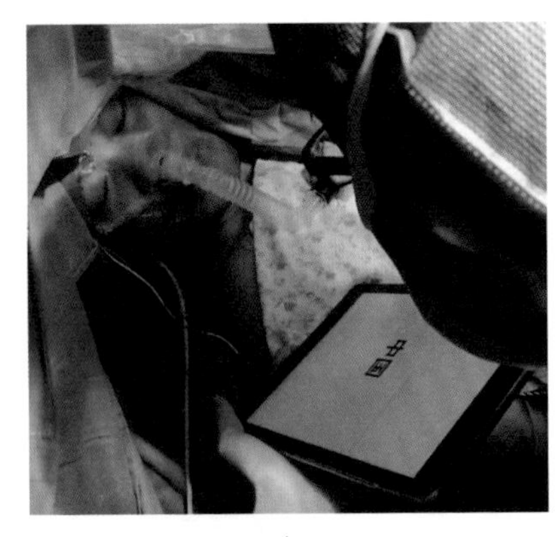

b

图 11–3–3　术中唤醒交流

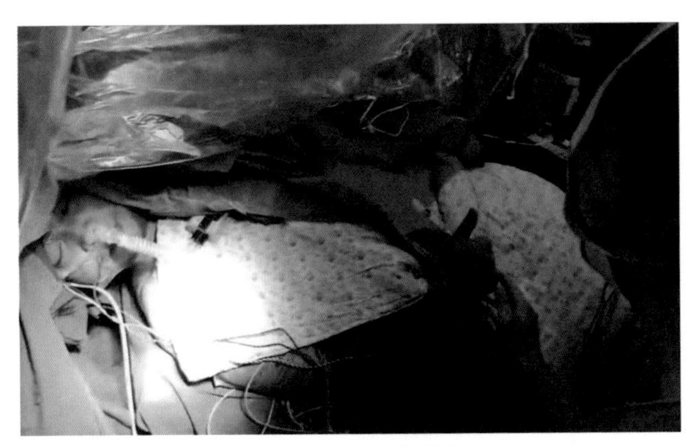

图 11–3–4　运动测试

【护理要点】

1. 手术开始前给患者进行切口区域神经阻滞，以缓解术中唤醒时患者的不适。

2. 术中唤醒时，如患者出现不适，可酌情给予适量冰块含服，以减轻不适。

3. 对患者进行皮质功能区检测时如诱发癫痫，应立即停止刺激，并尽快于术野内喷洒冰盐水，必要时加深麻醉，控制气道，保证患者生命安全。

第四节 癫痫电极置入术

癫痫是大脑神经元突发性异常放电，导致突然反复和短暂的中枢神经系统功能失常的一种慢性疾病。由于异常放电的起始部位和传递方式的不同，癫痫发作的临床表现复杂多样，可表现为发作性运动、感觉、自主神经、意识及精神障碍。癫痫患者首选药物治疗，经过正规的抗癫痫药物治疗，约 70% 的患者发作得到控制，部分患者甚至可以痊愈，与正常人一样地工作和生活。尽管如此，仍有 20%～30% 患者药物治疗无效而成为难治性癫痫，但大部分难治性癫痫患者都可以通过外科手术得到有效的治疗。癫痫外科治疗的目的是阻断癫痫放电的异常通路和刺激脑的抑制性结构，切除致痫性病变组织。

精确定位致痫灶和脑功能区是手术治疗成功的关键。目前国内外学者一致认为，有关致痫灶和脑功能区的术前定位应采用综合性诊断程序为宜，最常用的方法是分期综合评估，即初期（Ⅰ期）的非侵袭性检查和Ⅱ期的侵袭性检查。非侵袭性检查，包括病史收集及神经系统检查、常规头皮脑电图检查，动态脑电监测和视频脑电监测、头颅 MRI、CT、SPECT、PET、MRS、fMRI、脑磁图和特定的神经心理学检查等。如果通过各种非侵袭性检查仍不能精确定位，尚需侵袭性检查，包括颅内硬膜下条状或网状电极和深部电极监测及诱发电位，Wada 试验等，以进一步定位致痫灶和脑功能区。植入电极的优点是灵敏度高，能够比较准确地记录癫痫样异常放电，也可以进行持续脑电监测，但也会给患者造成一定的创伤，存在感染的风险。本节主要就如何在癫痫患者颅内硬膜下植入电极来做介绍。

【用物准备】

1. 基本用物：开颅手术器械包、头钉包、铺巾包、手术衣包、敷料包。

2. 一次性用物：20 号、11 号刀片；2-0 丝线；8×20 角针；4-0 无损伤带针缝线；抽吸管、冲洗器、头皮夹、显微镜套、孔被、电刀笔、导尿包、中号敷贴、骨蜡、明胶海绵、棉片、粘贴手术巾。

3. 特殊用物：铣刀、显微器械、植入电极（图 11-4-1）、立体定向或导航设备。

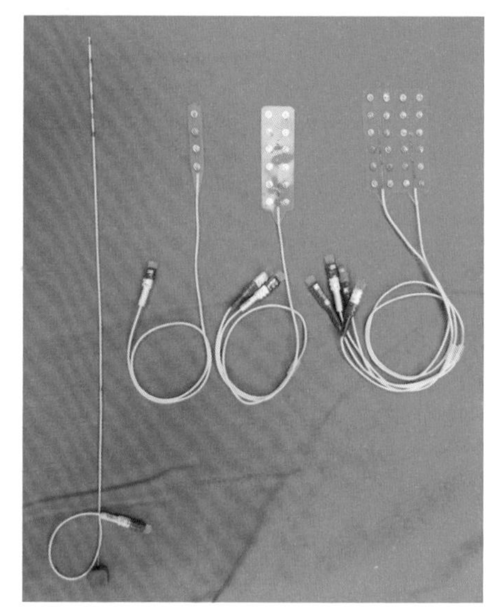

图 11-4-1　条状电极及栅状电极

【体位】

根据术前非侵袭性检查发现的致痫灶部位选择体位，头架固定头部。需立体定向、定位者，需术前上立体定向头架，并CT 或 MRI 定位。

【切口】

根据手术部位选择合适入路，仰卧位者居多。

【步骤与配合】

1. 术前定位：术中需要立体定向定位者，先在局麻下上立体定向框架，行 CT 或 MRI 检查定位，计算出电极靶点，设计颅内各部位电极置入靶点，做手术计划。

2. 切开头皮：沿切口线切开头皮，双极电凝和头皮夹止血。

3. 分离各层组织：电刀分离皮下、肌肉、帽状腱膜，头皮拉钩牵开头皮，暴露切口，显露颅骨。

4. 打开颅骨：颅骨钻钻开颅骨，铣刀铣开合适骨瓣。

5. 切开硬脑膜：显微镜下用 11 号刀片挑开硬膜，脑膜剪剪开扩大切口，显露皮层（图 11-4-2）。

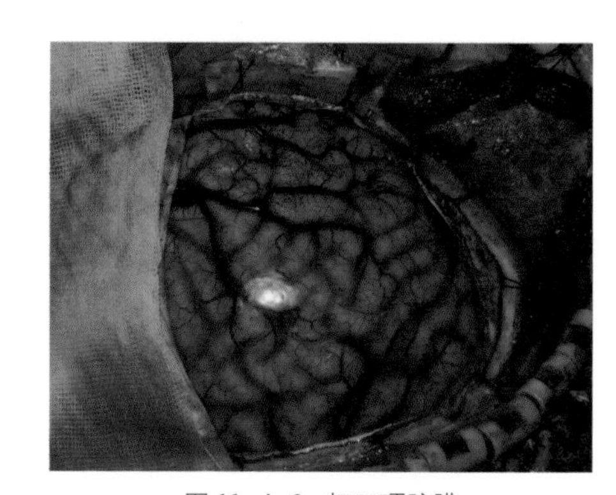

图 11-4-2　打开硬脑膜

6. 置入电极：选择合适的条状或栅状电极置入靶点硬膜下（图 11-4-3a、图 11-4-3b），紧贴脑皮质表面放置，将连接线理顺，牵引置于硬膜外，缝合切口时留置于头皮以外（图 11-4-4）。

7. 关闭切口：4-0 带针缝线连续缝合硬脑膜；必要时硬膜外放置引流管，皮下置入参考电极并妥善固定；复位颅骨骨瓣并用钛板钛钉固定；逐层关闭切口，加压包扎，留出电极导线连接端。

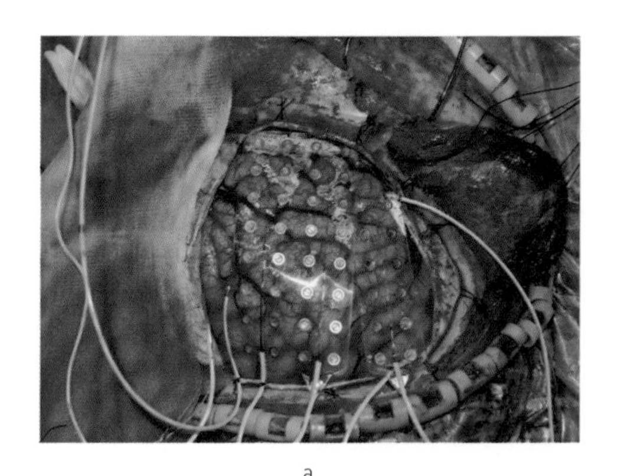
a

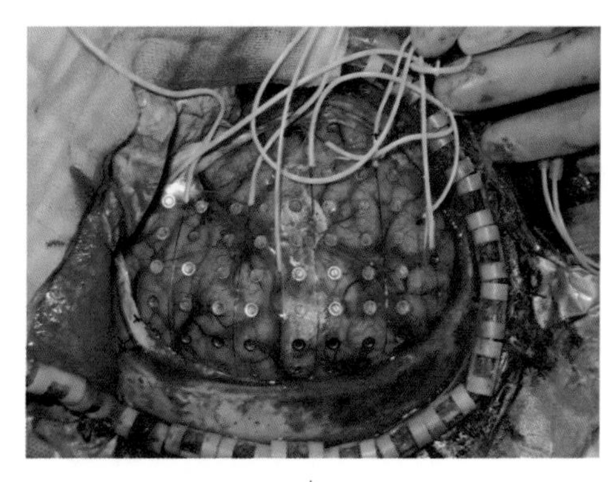
b

图 11-4-3 置入电极

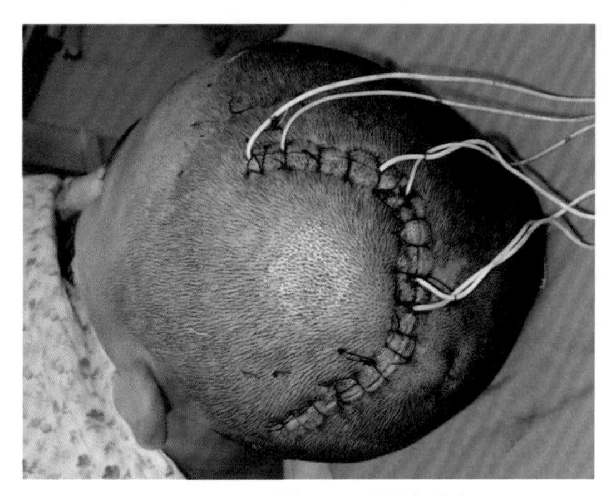

图 11-4-4 电极置入后缝合头皮

【护理要点】

1. 置入的电极是为患者检测癫痫放电情况的重要工具，在缝合硬脑膜、头皮过程中及固定颅骨时切勿损伤。

2. 术中、术后注意无菌操作，防止电极置入后发生感染。

第五节 癫痫病灶切除术

癫痫患者通过检查，发现大脑皮质有明确的致痫灶，如外伤后的皮质瘢痕、钙化斑、血管畸形或肿瘤者，临床、影像学及电生理检查结果一致，切除病变部位不会引起神经功能障碍者，可行癫痫病灶切除手术。

【用物准备】

1. 基本用物：开颅手术器械包、头钉包、铺巾包、手术衣包、敷料包。

2. 一次性用物：20 号、11 号刀片；2–0 丝线；8×20 角针；4–0 无损伤带针缝线；抽吸管、冲洗器、头皮夹、显微镜套、孔被、电刀笔、导尿包、中敷贴、骨蜡、明胶海绵、棉片、粘贴手术巾。

3. 特殊用物：铣刀、显微器械、皮质脑电图监测用物。

【体位】

根据病变部位取合适体位，多为仰卧位，头偏向健侧。

【切口】

根据病变部位及手术体位取合适切口。

【步骤与配合】

1. 切开头皮：沿切口线切开头皮，双极电凝止血，头皮夹钳夹止血。

2. 分离各层组织：电刀分离皮下、肌肉、帽状腱膜，头皮拉钩牵开头皮，暴露切口，显露颅骨。

3. 打开颅骨：颅骨钻钻开颅骨，铣刀铣开合适骨瓣。

4. 切开硬脑膜：显微镜下用 11 号刀片挑开硬膜，脑膜剪剪开，4–0 带针缝线将剪开的硬脑膜瓣缝吊在骨膜上。

5. 探查病变区域：行脑电监测（图 11–5–1），将电极置于皮质表面，生理盐水浸润，脑棉片压迫于电极表面，使电极与脑皮质充分贴合，逐一标记（图 11–5–2）拟切除病灶区域。

6. 切除病变：双极电凝处理血管，逐步切除病变（图 11-5-3）。再次行脑电监测，确认致痫灶已切除。

7. 止血，关闭切口：彻底止血后用 4-0 带针缝线连续缝合硬脑膜；复位颅骨，钛板钛钉固定骨瓣；逐层关闭切口，加压包扎。

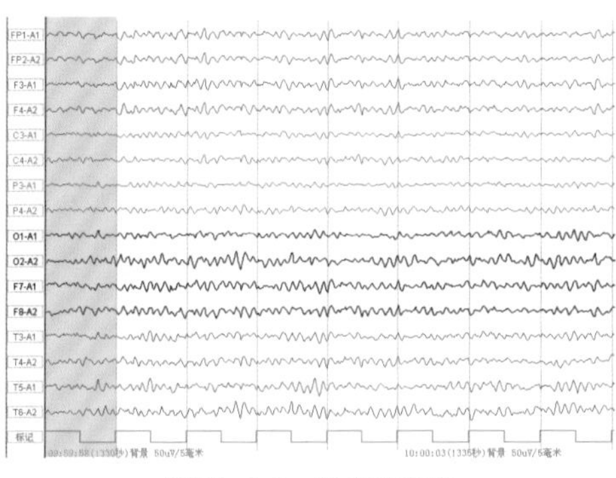

图 11-5-1　脑电图波形

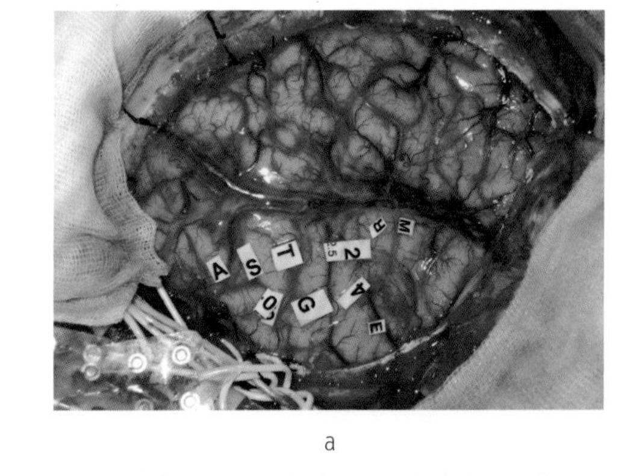

a

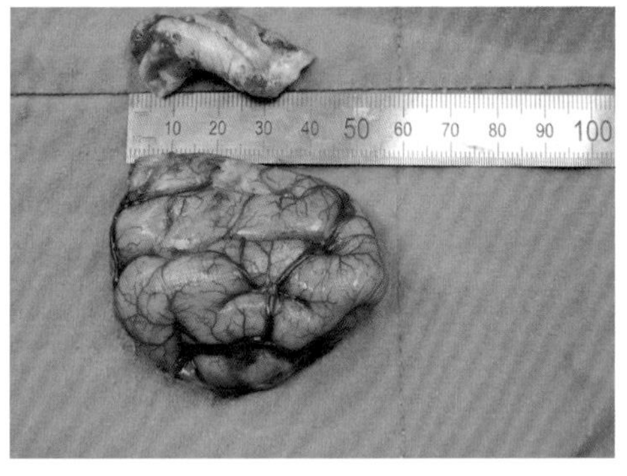

图 11-5-3　切除的癫痫病灶

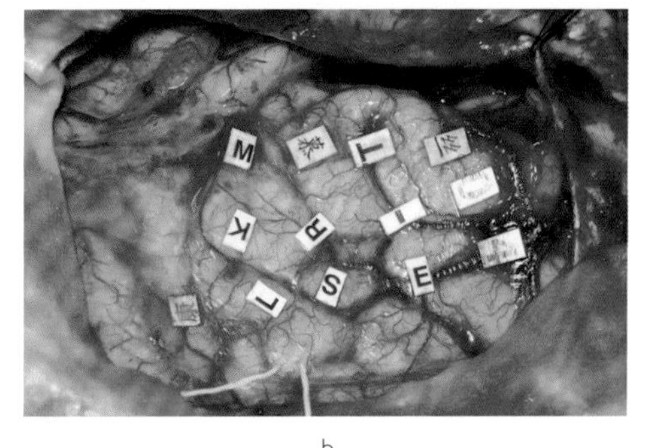

b

图 11-5-2　手术区域做好癫痫病灶标记

【护理要点】

1. 如患者提前行癫痫电极置入，在行病灶切除时应注意充分清洁和消毒原切口，预防手术部位感染的发生。

2. 术中行脑电监测时，如显示电极接触不严密，可用生理盐水充分湿润电极或用湿棉片轻盖其上，使之充分接触。

第六节 选择性杏仁核海马切除术

海马体（Hippocampus）又名海马回、海马区、大脑海马，海马体主要负责记忆和学习。由于电生理学的进展，认识到颞叶癫痫的致痫灶多数位于边缘系统内侧基底部，即杏仁核、海马和海马旁回，在显微镜下此结构可清楚地辨认，因而彻底切除这些结构，并保留颞叶外侧皮质的完整成为可能，选择性杏仁核海马切除术为 Wieser 和 Yasargil 首创（1982 年），其治疗效果满意。

【用物准备】

1. 基本用物：开颅手术器械包、头钉包、铺巾包、手术衣包。

2. 一次性用物：20 号、11 号刀片；2–0 丝线；8 × 20 角针；4–0 无损伤带针缝线；抽吸管、冲洗器、头皮夹、显微镜套、孔被、电刀笔、导尿包、中号敷贴、骨蜡、明胶海绵、棉片、粘贴手术巾。

3. 特殊用物：铣刀、显微器械、脑电图监测设施。

【体位】

仰卧位，头转向健侧，头架固定头部。

【切口】

翼点入路手术切口。

【步骤与配合】

1. 切开头皮：翼点入路切开头皮，双极电凝止血，头皮夹钳夹止血。

2. 分离各层组织：电刀分离皮下、肌肉、帽状腱膜，头皮拉钩牵开头皮，暴露切口，显露颅骨（图 11–6–1）。

3. 打开颅骨：颅骨钻钻开颅骨，铣刀铣开合适骨瓣；将蝶骨嵴外侧咬除或用高速微型钻磨除（图 11–6–2），向下至前床突为止。

4. 切开硬脑膜：显微镜下用 11 号刀片挑开硬膜，脑膜剪弧形扩大剪开，4–0 带针丝线将剪开的硬脑膜瓣缝吊在骨膜上；暴露颞叶，显露出颞上回的前 1/3。

5. 显露海马：显微剪剪开蛛网膜（图 11-6-3），放出脑脊液，逐步分开外侧裂，暴露岛叶的前 1/3。切开颞叶和额眶区之间的蛛网膜，显露颈内动脉、钩回和海马旁回。于颞上回内侧面，颞极动脉和前颞动脉之间，用双极电凝及显微剪做 1～2 cm 长的皮质切口（图 11-6-4）。

6. 显露杏仁核：杏仁核位于皮质下数毫米处，用活检钳将杏仁核分块咬除，并留送标本做病理检查，用吸引器轻轻吸除剩余部分。

7. 彻底止血，关闭切口：4-0 带针丝线连续缝合硬脑膜；复位颅骨，钛板钛钉固定骨瓣；逐层关闭切口，加压包扎。

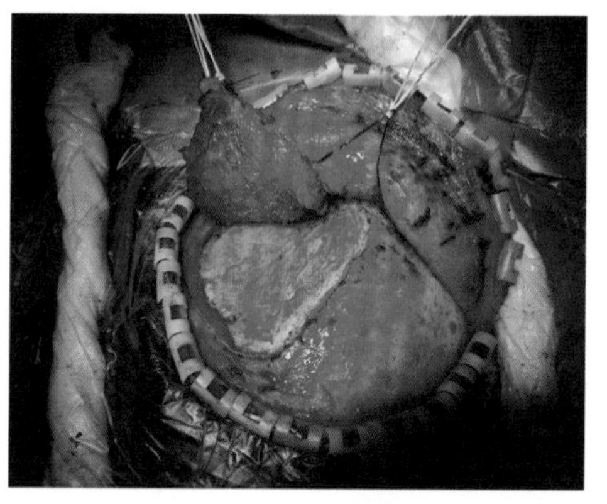

图 11-6-1 显露颅骨

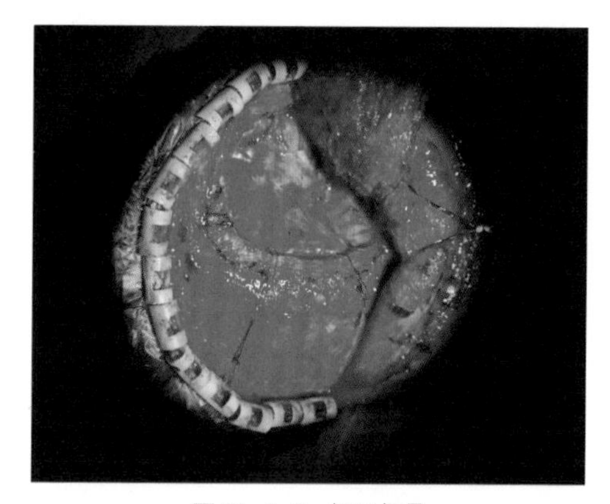

图 11-6-2 打开颅骨

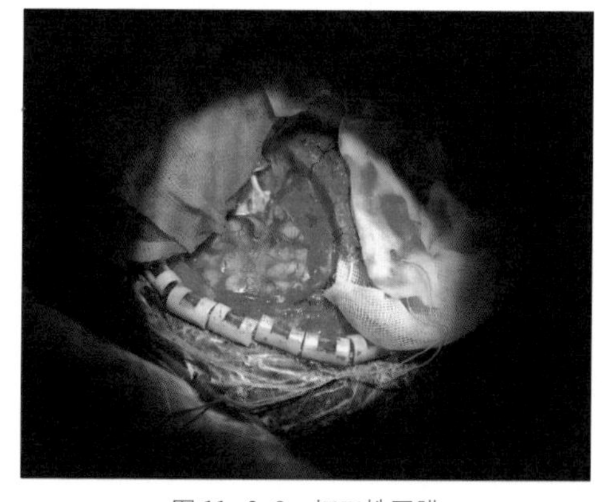

图 11-6-3 切开蛛网膜

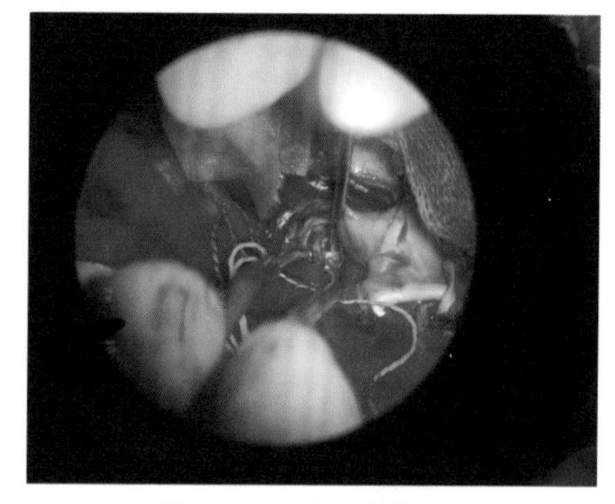

图 11-6-4 打开皮质切口

【护理要点】

手术中注意留取和保管好病理标本。

第七节 胼胝体切开术

胼胝体是位于大脑半球纵裂的底部，连接左右两侧大脑半球的横行神经纤维束，是大脑半球中最大的连合纤维。

癫痫是由于脑部神经元反复突然过度放电，导致间歇性中枢神经系统功能失调。将手术无法切除病灶的严重癫痫患者的左右脑间胼胝体切除，可使癫痫病情得到缓解，此种术式被称为胼胝体切开术（Corpus callosotomy），又称“裂脑术”。但近年来，有患者反馈由于手术切断了双侧大脑半球之间的联系而出现了一系列并发症，临床应用较为少见。

【用物准备】

1. 基本用物：开颅手术器械包、头钉包、铺巾包、手术衣包、敷料包。

2. 一次性用物：20 号、11 号刀片；2–0 丝线；8 × 20 角针；4–0 无损伤带针缝合线；抽吸管、冲洗器、头皮夹、显微镜套、孔被、电刀笔、导尿包、中敷贴、骨蜡、明胶海绵、棉片、粘贴手术巾。

3. 特殊用物：铣刀、显微器械、脑电图监测设施。

【体位】

若行胼胝体前部切开，取仰卧位；若行胼胝体后部切开，取俯卧位。

【切口】

胼胝体前部切开术于右额冠状缝前 2.5 cm 处做一与矢状窦垂直的直线切口，对右大脑半球占优势的患者或有显著的左半球病变的患者，可偏于左额部做切口。胼胝体后部切开术于顶骨隆凸平面做一直线切口。

【步骤与配合】

1. 切开头皮：于右额冠状缝前 2.5 cm 处做一与矢状窦垂直的直线切口或左额部做切口，双极电凝止血，头皮夹钳夹止血。

2. 分离各层组织：电刀分离皮下、肌肉、帽状腱膜，乳突撑开器牵拉头皮，暴露切口，显露颅骨。

3. 打开颅骨：颅骨钻钻开颅骨，铣刀铣开合适骨瓣；亦可采用环钻直接取圆形骨瓣。

4. 切开硬脑膜：显微镜下用 11 号刀片挑开硬膜，脑膜剪剪开，4–0 带针丝线将剪开的硬脑膜瓣缝吊在骨膜上；暴露额叶表面（图 11–7–1）。

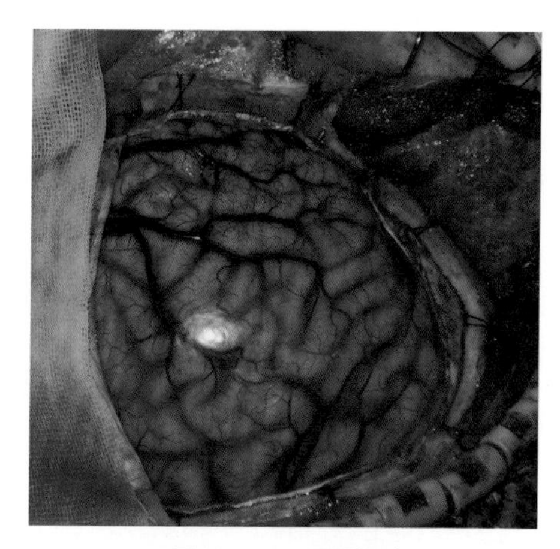

图 11–7–1　显露额叶

5. 显露胼胝体：手持脑压板，向外牵拉右额叶，沿大脑镰进入大脑纵裂，继续向深部分离即可找到胼胝体周围动脉，将动脉向两侧牵开，看清动脉之下呈白色光泽的胼胝体。暴露出需切开的胼胝体长度。

6. 切断胼胝体：用双极电凝处理胼胝体表面的小血管，用 11 号刀片切割胼胝体纤维。

7. 彻底止血，关闭切口：4–0 带针丝线连续缝合硬脑膜；复位颅骨骨瓣，并固定；逐层关闭切口，加压包扎。

【护理要点】

术中护理要点基本同癫痫病灶切除术。

第八节　脑深部电极置入术

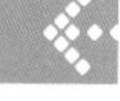

帕金森病的外科手术治疗方法是大脑深部核团的操作，可分为两种处理方法，即毁损术和深部脑刺激术（Deep Brain Stimulation，DBS）。DBS 治疗是目前国内外广泛使用的治疗神经系统疾病手段之一，是依据脑立体定向手术原理，将直径仅 1mm 的电极（图 11–8–1）精确植入到大脑深部的靶点核团，将电极与埋藏在患者

前胸部皮下的神经刺激器（图 11–8–2）连接，通过刺激器发出的高频弱电脉冲刺激脑内核团，调节脑内与疾病有关的信号传导，从而有效地控制患者症状，达到治疗疾病的目的（图 11–8–3）。神经刺激器是可以动态调控的，根据患者的不同情况和病情发展来调节电刺激的大小，以达到最佳效果。

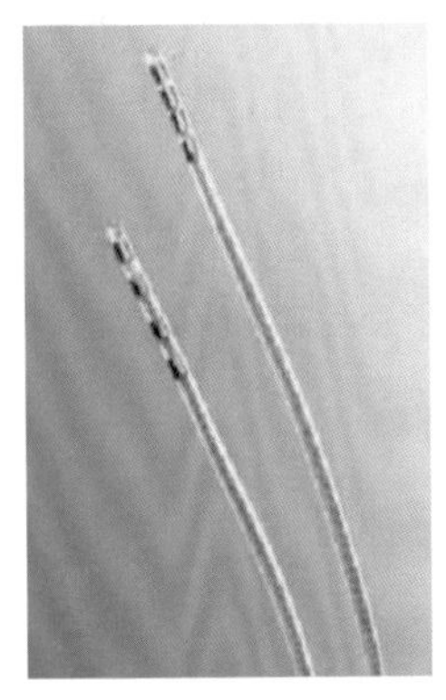
图 11–8–1　脑深部电极

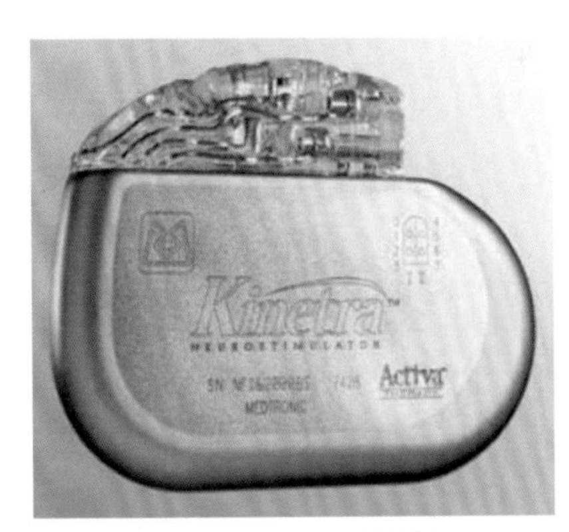

图 11–8–2　神经刺激器

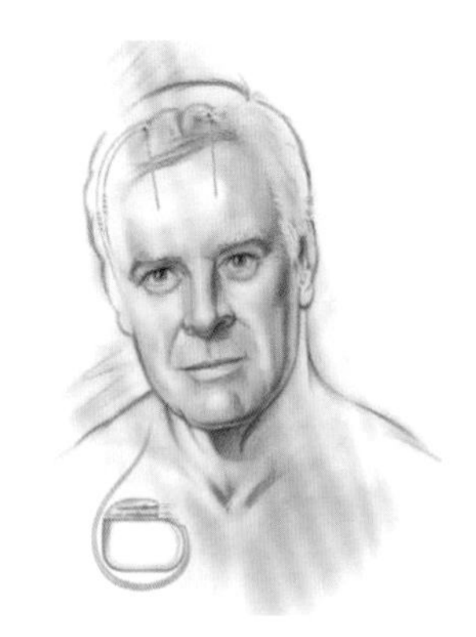
图 11–8–3　DBS 工作示意图

【用物准备】

1. 基本用物：微血管减压手术器械包、头钉包、铺巾包、手术衣包。

2. 一次性用物：20 号、11 号刀片；4–0 带针无损伤缝线、2–0 可吸收线、1–0、2–0 丝线；8 × 20 角针；抽吸管、冲洗器、10 mL 注射器、孔被、导尿包、电刀笔、中号敷贴、头皮夹、骨蜡、明胶海绵、棉片、8–10 号硅胶导尿管，粘贴手术巾。

3. 特殊用物：双极电凝，磨钻，立体定向器械、电极及其植入测试器械设备，2% 利多卡因或 1% 罗哌卡因 1 盒（两种稀释至 0.5%）。

【体位】

置入深部电极时取半坐卧位上立体定向头架（图 11–8–4），膝下或垫软枕，双手自主放置，保持舒适；置入脉冲刺激器时取仰卧位，去头架，上头托，右侧肩部、颈部垫高（图 11–8–5）。

【切口】

双侧额部小弧形切口（图 11–8–6）、右侧锁骨下切口及耳后皮肤切口（图 11–8–7）。

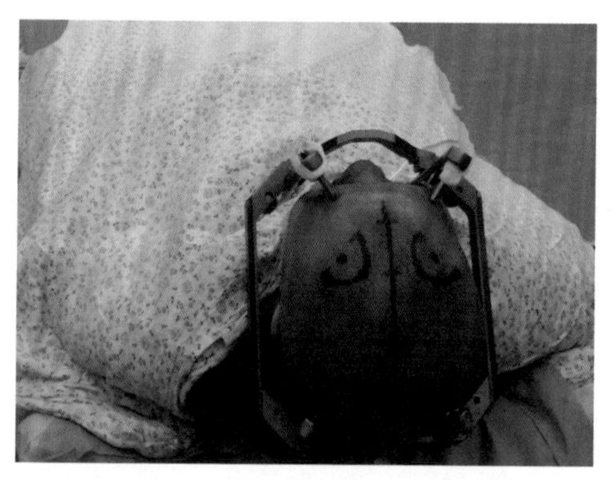

图 11-8-4　脑深部电极植入手术体位

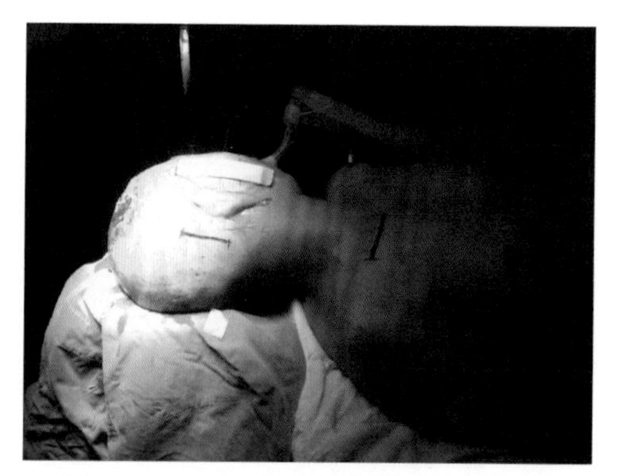

图 11-8-5　DBS 手术刺激器植入的手术体位

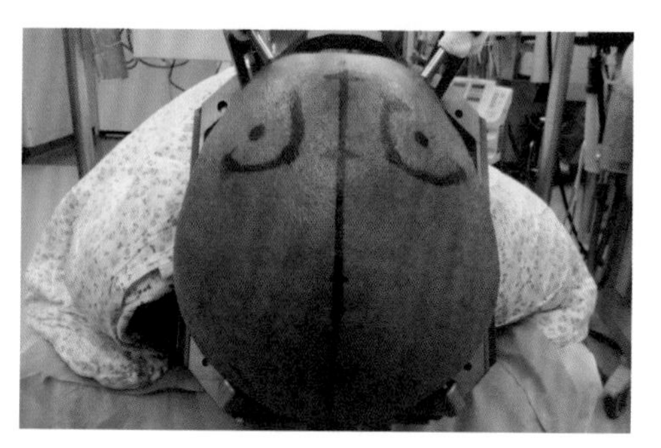

图 11-8-6　脑深部电极植入切口

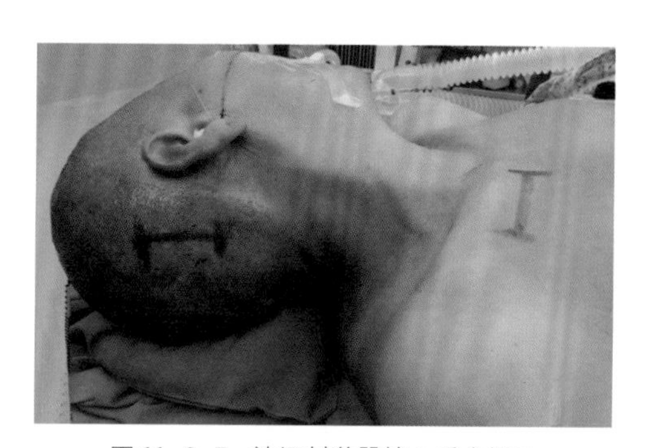

图 11-8-7　神经刺激器植入手术切口

【步骤与配合】

1. 立体定向头架的安装：患者在局部麻醉下于头部安装一个立体定向头架（此操作在病房完成），将立体定向头架与患者脑内结构之间形成一个精确的几何定位关系，有助于 CT 或 MRI 扫描定位。定位后计算三维坐标值，将值调度至立体定向仪上，确定手术中穿刺的位置、方向和深度。

2. 准备：患者接入手术室，建立静脉通路，注意控制输液速度。保持体位的舒适。

3. 定位切开头皮：常规消毒铺单后，根据三维坐标值组装好立体定向仪（图 11-8-8），确定手术侧，0.5% 罗哌卡因或 1% 利多卡因局部麻醉，做额部小弧形切口，分层切开皮肤、皮下组织，头皮夹钳夹止血，电刀切开帽状腱膜，骨膜剥离器推开骨膜。圆针、7 号丝线分两层外翻缝合皮肤、皮下和帽状腱膜固定于无菌单，或乳突撑开器撑开切口（图 11-8-9）。

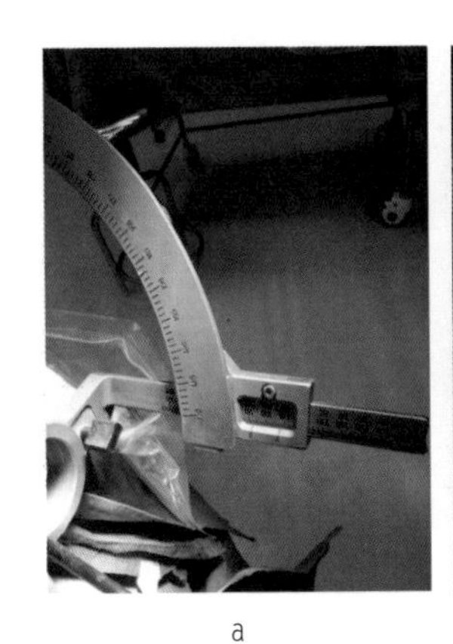

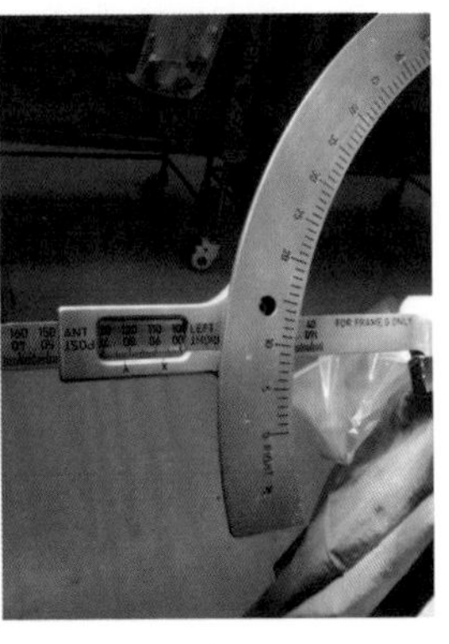

a　　b

图 11-8-8　根据三维坐标值安装好立体定向系统

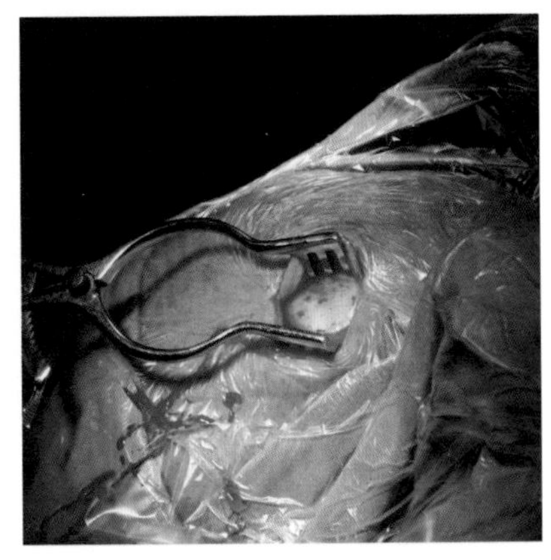

图 11-8-9　乳突撑开器显露切口

4. 颅骨钻孔：定向探针确定骨孔的位置，颅骨钻钻开并扩大骨孔，骨蜡或双极电凝止血。用小弯血管钳上好硬质硅胶的骨孔环，并调整方向使缺口朝向对侧。

5. 置入测试导线：探针定位后，11 号刀挑开硬脑膜，用粗套管内装实心针进行试穿，满意后拔出实心针换细套管，并用固定帽固定，从细套管内放入测试电极（图 11-8-10），连接好测试导线并缓慢靠近靶点。微电极记录系统由靶上 10 mm 开始记录穿刺道中神经元放电情况，应用微推进器每 0.5 ~ 1mm 记录 1 次，直至靶下出现黑质放电模式为止（图 11-8-11）。

6. 实验刺激测试：到达靶点后，利用试验性刺激的反应评价电极位置的正确性和刺激强度是否合适，观察术中患者临床症状改善的程度，如移动手和上肢，拍打手指，做其他的运动。

7. 植入电极：测试满意后植入电极导线，注意要用小胶钳夹持固定电极线，以免损伤，然后拔出内芯，7 号丝线固定于定向系统上。同法植入对侧电极。

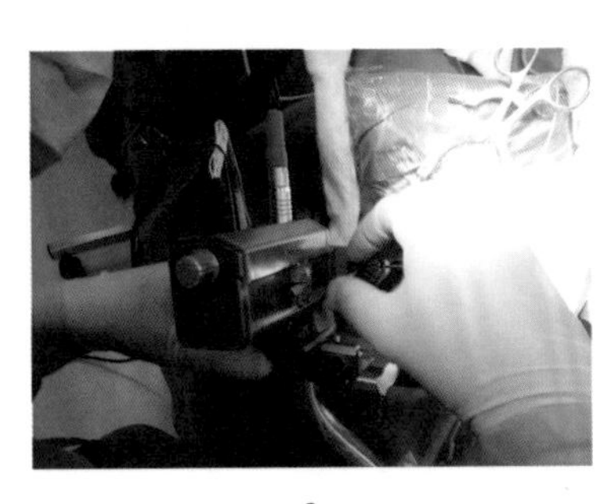

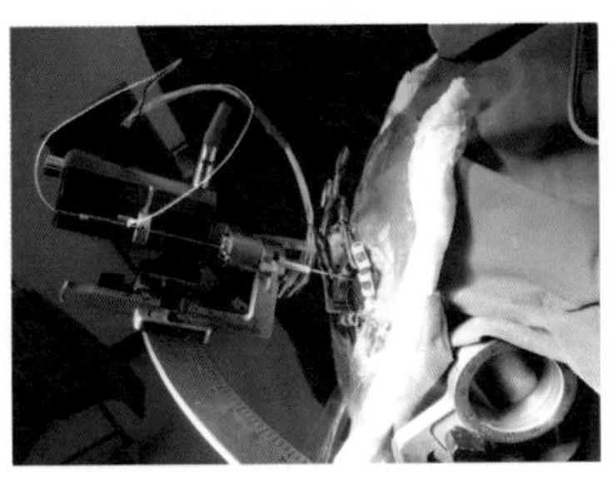

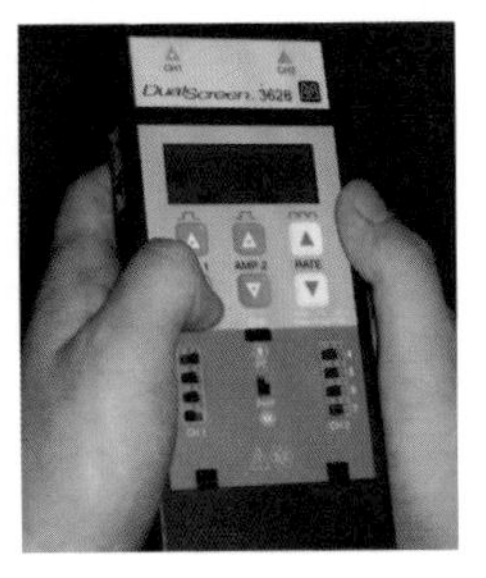

a　　b　　c

图 11-8-10　置入测试电极并进行测试

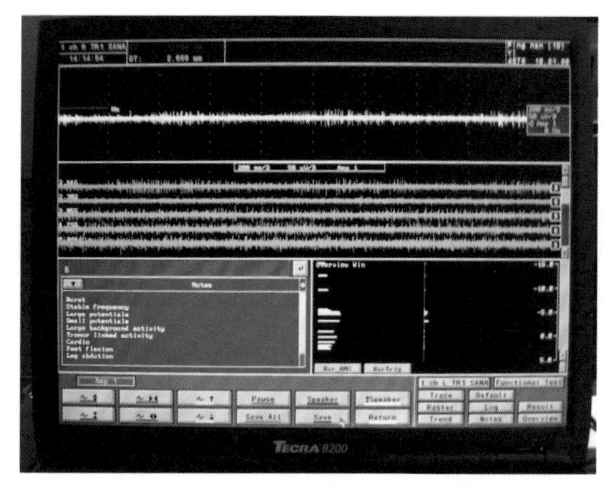

图 11-8-11　DBS 电极测试时的界面

8. 关闭切口：效果确定后关闭切口，明胶海绵或医用生物蛋白胶封闭硬脑膜切口，上软盖，小硅胶管保护电极末端，将两根导线全部盘入拟置入刺激器一侧的切口内，2–0 可吸收缝线缝合帽状腱膜，1–0 丝线全层缝合头皮。

9. 植入神经刺激器：右侧锁骨下及耳后各做一皮肤切口，上下切口之间皮下做一隧道，骨性结构用磨钻磨出一隧道。

10. 连接各部件：拆开盘入电极的额部切口，依次连接电极、延伸导线和神经刺激器，注意各接头的清洁，避免血渍等污染影响传导功能，注意保护各配件，防止损坏。

11. 关闭切口：清点缝针、敷料，各切口皮下均用 2–0 可吸收线缝合，皮肤 2–0 丝线全层缝合。

【护理要点】

1. 植入深部电极时，患者为局部麻醉，需要取强迫体位时间较长，舒适度差，应给予耐心细致的心理护理，关心体贴患者，稳定患者情绪。

2. 置入测试导线时巡回护士将所有电器撤离手术床，避免电磁波干扰，保证测试结果的可靠性。

3. 全麻之前尽可能避免导尿，以免患者不适，不能配合手术。

第九节　立体定向颅内肿物切除／活检手术

立体定向脑活检术，常用于颅内各种病灶不能确定性质时，先取小块组织进行活检，根据病理结果采取合适的治疗方案。这种技术损伤小，给患者造成的痛苦轻，除小儿和极少数不合作的患者外，局部麻醉下就可进行。

【用物准备】

1. 基本用物：立体定向手术器械包、铺巾包、手术衣包。

2. 一次性用物：20 号、11 号刀片、2–0 丝线、4–0 带针无损伤缝线、8 × 20 角针、2–0 可吸收缝线、抽吸管、骨蜡、明胶海绵。

3. 特殊用物：双极、立体定向脑活检手术专用特殊器械（图 11–9–1），显微镜，开颅包和显微器械以备颅内出血时紧急开颅止血用、2% 利多卡因 1 盒。

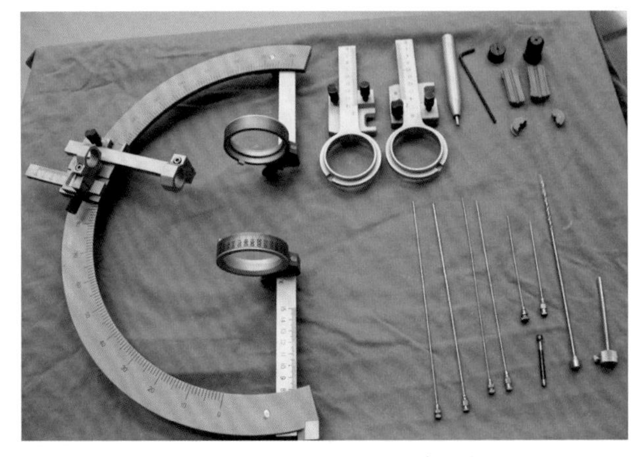

图 11–9–1　立体定向脑活检器械

【体位】

半坐卧位，膝下垫软枕。

【切口】

CT 或 MRI 扫描定位后，计算三维坐标值，显示至立体定向仪上，确定手术切口部位，行局部小弧形或直切口。

【步骤与配合】

1. 立体定向头架的安装及定位：局麻下，在患者头部安装一个立体定向头架（图 11–9–2），行 CT 或 MRI 扫描定位，计算三维坐标值，标定至立体定向仪上，确定手术中穿刺的位置、方向和深度（图 11–9–3）。

2. 切开头皮：常规消毒铺单后，1% 利多卡因局部麻醉，小弧形切口分层切开

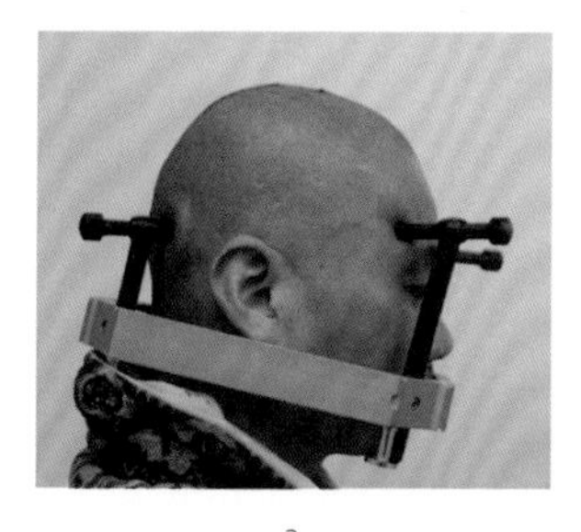

a

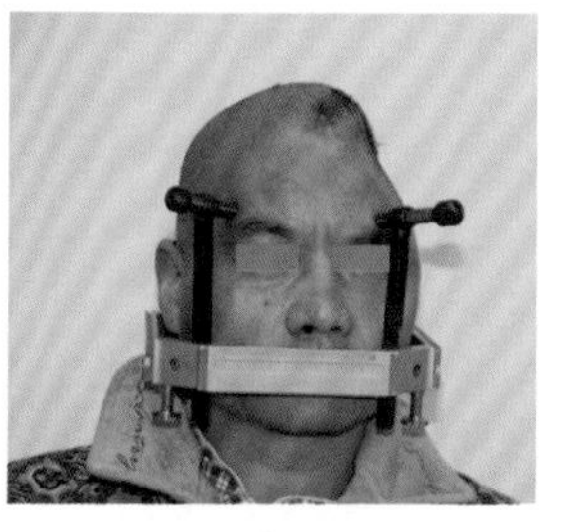

b

图 11-9-2　安装立体定向头架后

图 11-9-3　穿刺前定位

皮肤、皮下组织、帽状腱膜，骨膜剥离器推开骨膜，乳突撑开器撑开切口。

3. 颅骨钻孔，切开硬脑膜：颅骨钻钻开并扩大颅骨孔，骨蜡或双极电凝止血，11 号刀片挑开硬脑膜。

4. 取活检标本：用活检针根据立体定向仪导引到达预定部位，取出标本并妥善保管。

5. 关闭切口：彻底止血后，清点缝针、敷料，逐层关闭切口。皮下用 2–0 可吸收线缝合，皮肤 2–0 丝线全层缝合。

【护理要点】

1. 充分准备用物，拟局部麻醉患者亦需要按照全麻术前准备，以备手术中改变手术方案。

2. 活检患者有很大一部分为特异感染患者，如艾滋病和其他一些病毒，医护人员须按照标准预防原则做好职业防护。

第十节　枕后微骨窗入路显微血管减压术

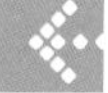

三叉神经痛是指颜面部三叉神经分布区内反复发作的短暂阵发性剧痛，可由说话、进食、刷牙等一些日常活动引发，令患者痛苦不堪。其病因说法不一，最为流行的是由于三叉神经感觉传入通路中部分神经纤维发生脱髓鞘病变，导致传

入神经冲动短路，使非伤害性感觉冲动引发了伤害性的疼痛反应。三叉神经进入脑桥前后约 1 cm 的一段，对外来压力敏感，经过该部位的血管，尤其是迂曲的动脉，可以对该部分血管构成压迫，并导致神经纤维的脱髓鞘改变，从而引发三叉神经痛。三叉神经显微血管减压术即对此段血管进行处理，从而达到根治三叉神经痛的目的，同时也是目前唯一可以根治原发性三叉神经痛的方法。除此之外，面肌痉挛、舌咽神经痛、耳鸣、痉挛性斜颈以及体位性眩晕等，虽然各有不同的临床表现，但都有一个共同的基本病理改变就是：脑干旁相应颅神经发出区域内的血管压迫（临床上将产生压迫的血管称之为责任血管），因此显微血管减压术也可用于上述疾病的治疗。本节就以三叉神经显微血管减压术为例进行介绍。

【用物准备】

1. 基本用物：微血管减压手术器械包、头钉包、铺巾包、手术衣包。

2. 一次性用物：20 号、11 号刀片；4–0 带针无损伤缝线、2–0 可吸收线、2–0 丝线；8 × 20 角针；抽吸管、冲洗器、10 mL 注射器、孔被、电刀笔、导尿包、中号敷贴、骨蜡、明胶海绵、棉片、粘贴手术巾。

3. 特殊用物：双极电凝，显微镜，显微器械，磨钻，颅骨修补材料，Teflon 棉 1 包。

【体位】

侧卧位，手术侧朝上，患侧肩部用宽约束带轻拉向床尾并妥善固定患者。头下置凝胶头圈并下垂 15°，乳突位于头部最高水平；手术床头高足低 15°，使头部高于心房水平（图 11–10–1）。

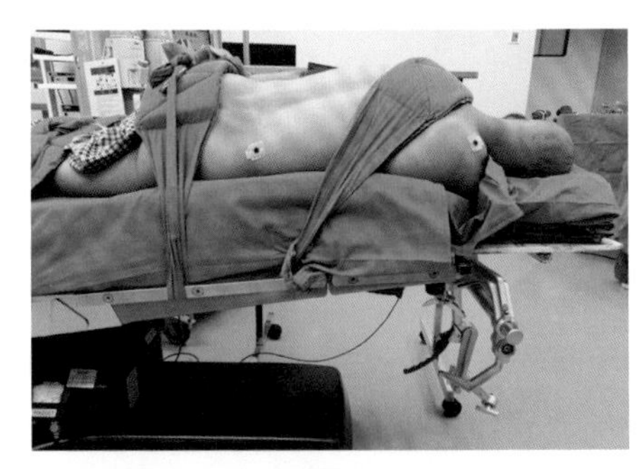

图 11–10–1　颅神经减压术手术体位

【切口】

耳后、乳突切迹后上方做一长约 4cm 直切口（图 11–10–2）。

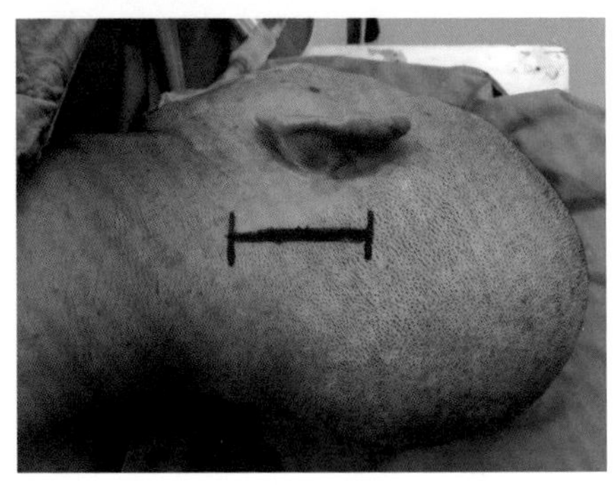

图 11–10–2　手术切口

【步骤与配合】

1. 切开头皮：患侧乳突切迹后上方做一直切口。

2. 分离各层组织：电刀分离皮下、肌肉、帽状腱膜，乳突撑开器撑开，暴露切口，显露颅骨。

3. 打开颅骨：颅骨钻钻开颅骨，磨钻扩大骨窗至合适大小；骨窗周围用骨蜡封闭止血。

4. 切开硬脑膜：显微镜下用 11 号刀片挑开硬膜，脑膜剪扩大切口，4–0 带针缝线两侧各缝一牵引线。

5. 显露岩静脉和三叉神经：用显微脑压板轻轻牵开小脑半球，缓慢放出脑脊液，直至显露小脑时无明显张力。显微镜下探查，如有黏连带或桥静脉则用双极电凝烧灼后显微剪剪断，直至充分显露三叉神经。

6. 找到并处理责任血管：显微剪剪开或动脉瘤探针钝性分离三叉神经周围蛛网膜，彻底检查三叉神经各部位，确定责任血管（图 11–10–3）。

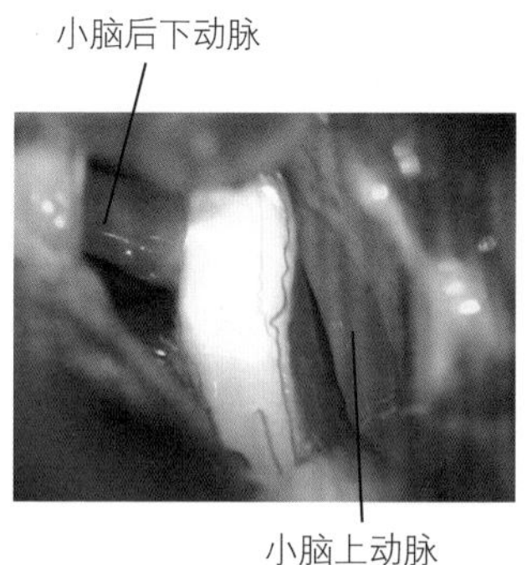

a. 小脑上动脉及小脑后下动脉压迫三叉神经根部

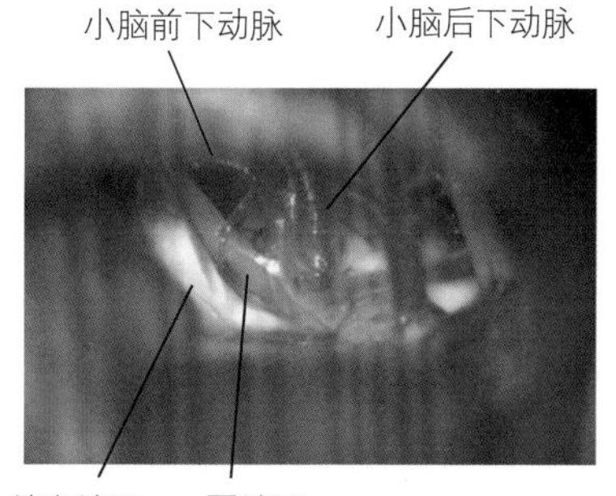

b. 小脑上动脉及小脑前下动脉压迫面神经根部

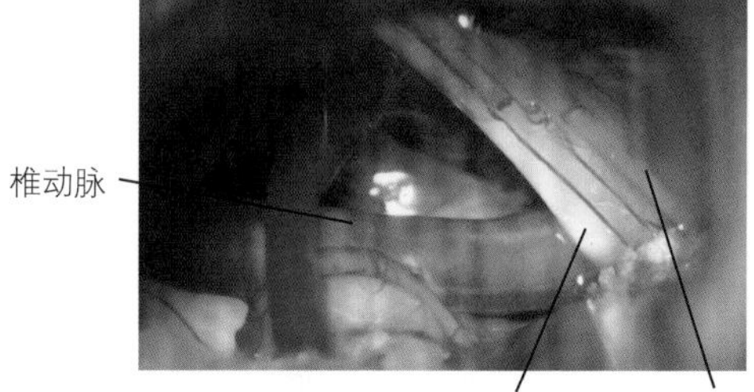

c. 椎动脉压迫舌咽神经根部

图 11–10–3　确定责任血管

7. 用 Teflon 棉将责任血管和三叉神经充分垫开，仔细检查减压是否充分和有无多根责任血管，神经根部脑桥表面静脉若有压迫，（图 11-10-4）也需电凝烧灼剪断，达到减压目的。

8. 关闭切口：4-0 带针缝线连续缝合硬脑膜；人工材料修补颅骨骨窗；逐层关闭切口，加压包扎。

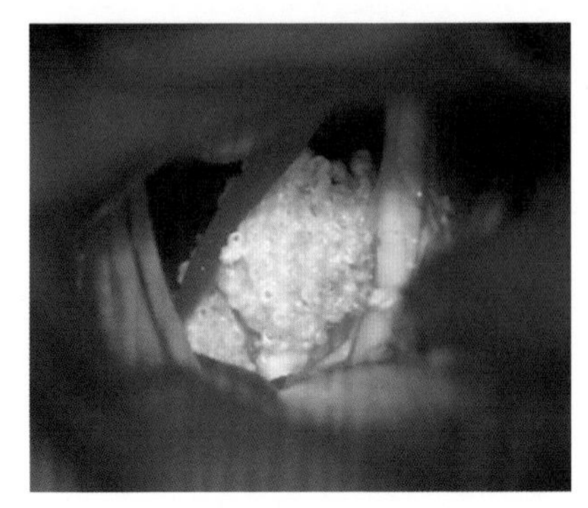

图 11-10-4　将责任血管与受压神经之间用 Teflon 垫开

【护理要点】

1. 术中若触碰到三叉神经，可能导致患者血压骤升，因此术前须准备好有创血压监测，术中密切观察患者生命体征的变化，并及时报告术者，积极配合处理。

2. 摆放体位动作轻柔，使患者头、颈、胸椎在同一水平上旋转，防止损伤脊柱。确定体位固定是否牢靠，术后有无皮肤压疮。

PART TWELVE

第十二章

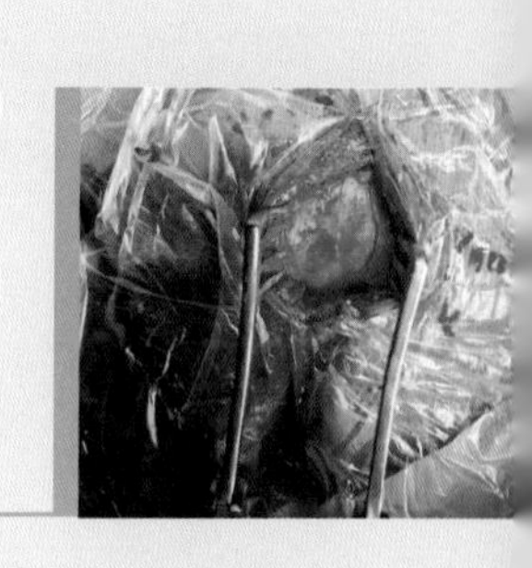

脑外伤相关疾病手术护理

第一节　开放性颅脑损伤清创、颅内异物取出术

开放性颅脑损伤是指颅骨和硬脑膜破损，导致脑组织直接或间接地与外界相通，约占颅脑损伤的 17%，多因锐器、钝器打击和坠伤与跌伤所造成。如异物插入颅内（图 12-1-1）临床表现因受伤原因、方式和暴力大小不一而差别很大，但大多数均有不同程度的昏迷，创口及伤道内出血、局灶性脑症状以及易并发感染。特别是火器性颅脑损伤，其伤情多较严重，体现为变化快、疗效较差、后遗症多和死亡率高。早期清创是取出异物治疗开放性颅脑损伤的首要原则，能显著减少颅内感染等并发症。

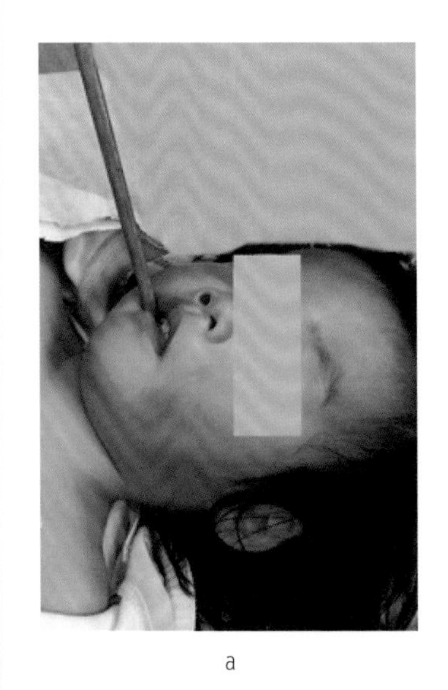

a　　b

图 12-1-1　颅内异物

【用物准备】

1. 基本用物：血肿清除手术器械包、铺巾包、手术衣包、头钉包、神经外科显微器械包（备用）。

2. 一次性用物：20 号、11 号刀片；4–0 带针丝线、2–0 可吸收线、1–0、2–0 丝线；8 × 20 角针；抽吸管、冲洗器、10 mL 注射器、孔被、电刀笔、导尿包、中号敷贴、头皮夹、骨蜡、明胶海绵、脑棉片、粘贴手术巾、显微镜保护套。

3. 特殊用物：双极电凝、铣刀、颅骨固定系统、人工硬脑膜（备用）。

【体位】

手术体位根据患者受伤部位确定，常见体位采用仰卧位、侧俯卧位。额部、顶部及颞部的开放性颅脑损伤一般采用仰卧位，病侧肩部略垫高，头偏向对侧。枕部及后颅窝病变采用侧俯卧位。

【切口】

根据患者受伤部位特别是颅内有异物时，要根据颅内影像检查资料（图 12-1-2）采用不同的手术切口（图 12-1-3），形成切口时注意利用患者头皮伤口。

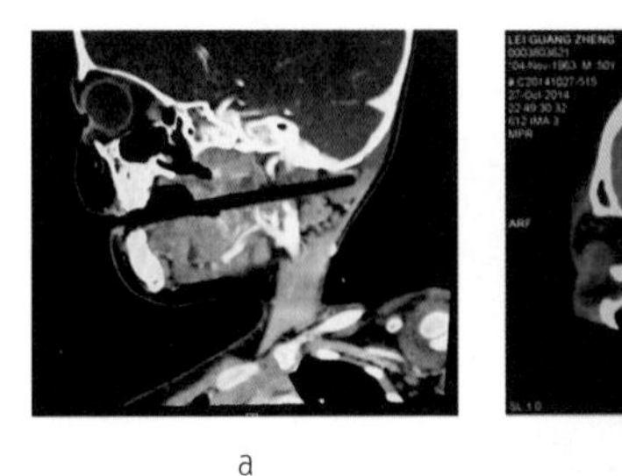

a

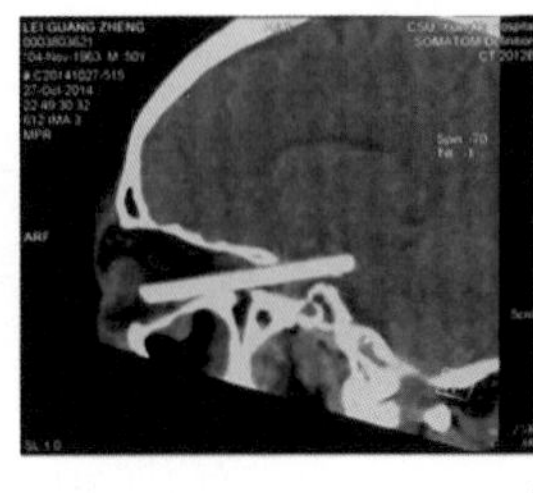

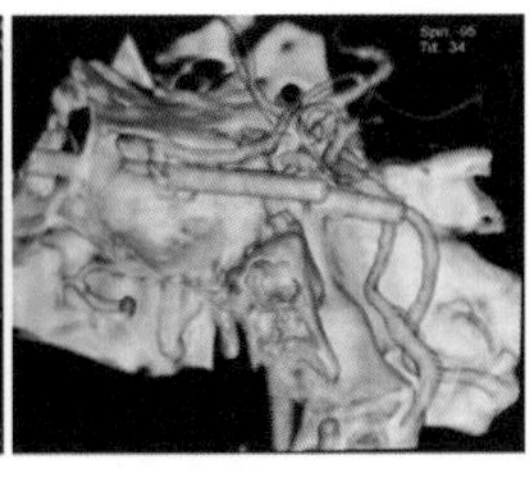

b

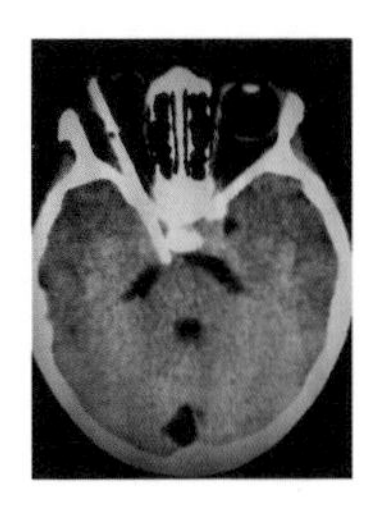

c

图 12-1-2 颅内异物影像

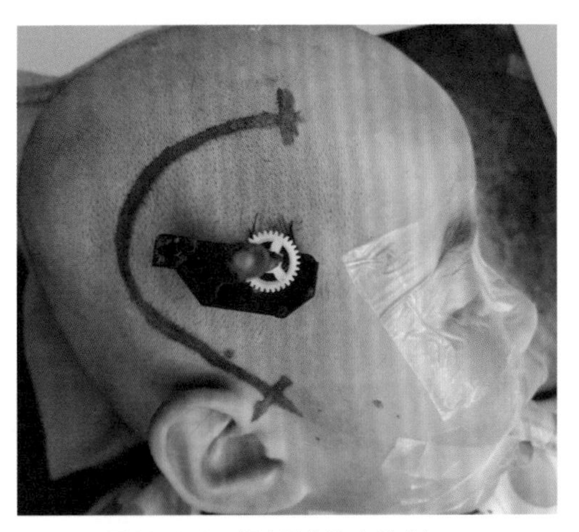

图 12-1-3 颅内异物取出手术切口

【步骤与配合】

1. 头皮清创与消毒：患者行全身麻醉、体位摆放完毕后，上好头架或头圈，协助手术医生做好头皮的清创工作。首先将头皮伤口两侧翻起，将伤口内头发、泥沙等异物去除，生理盐水、3% 过氧化氢溶液、生理盐水依次冲洗伤口。清洗完毕后严格消毒铺巾。

2. 切开头皮：在原有伤口基础上适当延长切口，同时适当修整伤口创缘，用头皮夹止血，用头皮拉钩牵开皮瓣。

3. 骨折碎片处理及骨瓣形成：翻开皮瓣后，如可见骨折碎片，予以清理干净，并妥善保管。如颅内合并其他异物或血肿，颅骨铣刀扩大骨窗，骨窗周边用 4–0 带针丝线悬吊硬膜。

4. 致伤物的清除：如颅内带有匕首、筷子之类的利器时，应将致伤物和骨瓣一并取下，交于器械护士保管，术毕交给医生。（图 12–1–4）

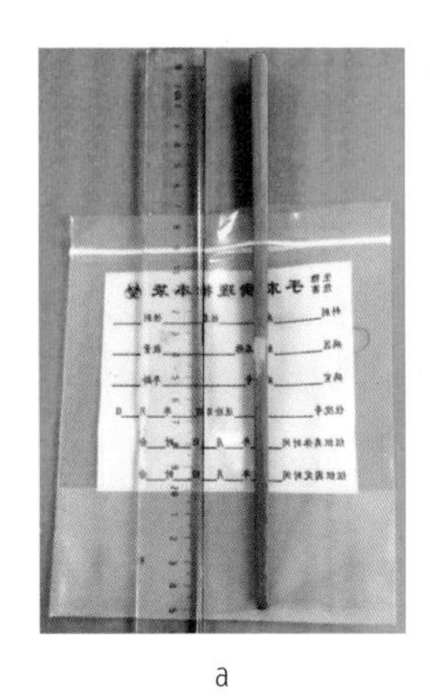

a

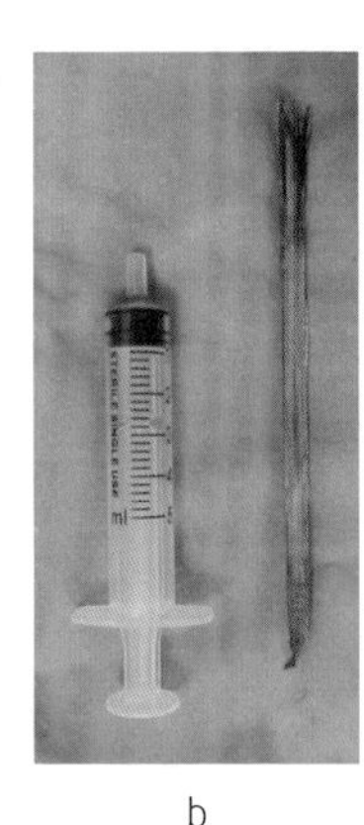

b

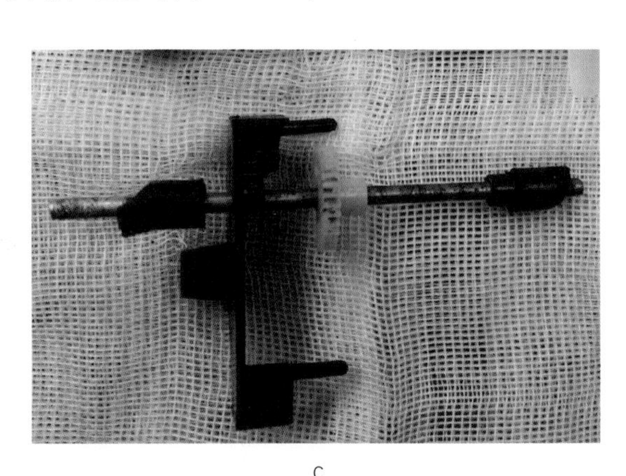

c

图 12–1–4　取出的颅内异物

5. 脑内清创：11 号刀片挑开硬脑膜，或将硬脑膜原有伤口扩大，翻开硬脑膜，显微镜下清除脑内血块及异物，双极电凝彻底止血，反复用万古霉素或庆大霉素生理盐水冲洗，确认无出血后撤下显微镜。

6. 缝合硬脑膜：如硬脑膜有部分缺损，可使用人工硬膜或自体筋膜进行修补，用 4–0 带针丝线将硬脑膜缝合严密，确认无脑脊液漏。创面较大时放置硬膜外引流管，角针 2–0 丝线固定。

7. 头皮缝合：清点缝针、敷料，各切口皮下均用 2–0 可吸收线缝合，皮肤 2–0 丝线全层缝合，无菌敷料加压包扎。

【护理要点】

1. 开放性颅脑损伤患者多合并全身其他情况，且全身情况一般较差，患者进入手术室后注意观察患者病情，尽快建立静脉通道，协助麻醉医生及手术医生尽快开始手术。

2. 颅脑损伤患者多合并全身多处损伤，摆放患者体位时要了解患者受伤情况，注意防止再次损伤的发生。

3. 取出的颅内异物器械护士需保管完好，术毕交由手术医生。

4. 手术过程中注意隔离，严格无菌操作，清创后及时更换器械台，避免二次污染发生。

第二节 慢性硬膜下血肿钻孔引流术

慢性硬膜下血肿是指颅内出血血液积聚于硬脑膜下腔，伤后 3 周以上出现症状者。常发生于额顶颞半球凸面，临床表现以颅内压增高为主，头痛较为突出，部分有痴呆、淡漠和智力迟钝等精神症状，少数可有偏瘫、失语和局源性癫痫等局源性脑症状。钻孔引流术是目前主要的治疗方式。

【用物准备】

1. 基本用物：颅骨钻孔包、头钉包、手术衣包、铺巾包。

2. 一次性用物：20 号、11 号刀片；4–0 带针丝线、2–0 可吸收线、2–0 丝线；8 × 20 角针；抽吸管、冲洗器、10mL 注射器、孔被、电刀笔、导尿包、中号敷贴、头皮夹、骨蜡、明胶海绵、粘贴手术巾；硅胶引流管、防反流引流袋。

3. 特殊用物：双极电凝。

【体位】

慢性硬膜下血肿一般采用仰卧位，头偏向对侧，患者肩部略微垫高；如需行双侧硬膜下血肿钻孔引流术，则头位保持正中位置，术中再行调整。

【切口】

根据患者影像学资料（图 12-2-1），以血肿容量最大处为中心，行约 2 cm 直切口（图 12-2-2）。

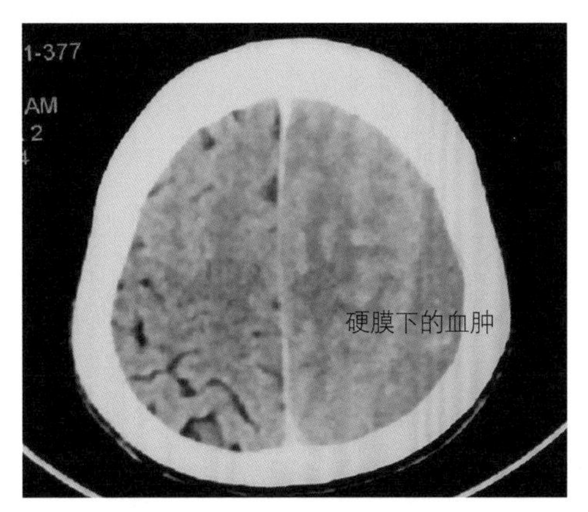

图 12-2-1　慢性硬膜下血肿影像学特征

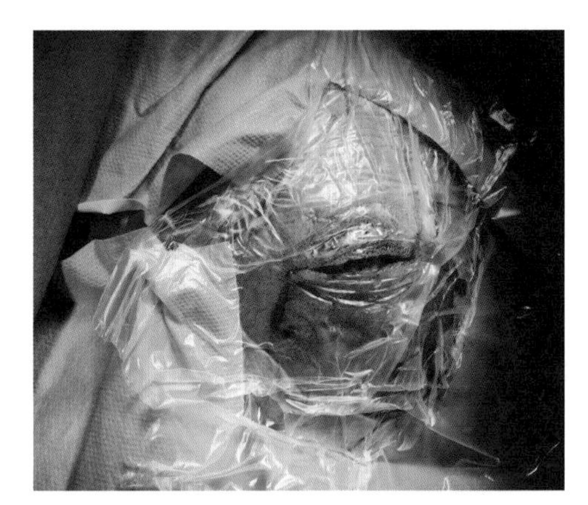
图 12-2-2　手术切口

【步骤与配合】

1. 头皮消毒、铺单：患者行全身麻醉、体位摆放完毕后，头圈固定头部，皮肤消毒剂消毒头皮，铺单。

2. 切开头皮：20 号刀片沿术前做好的切口标记切开头皮，双极电凝止血，头皮夹钳夹，电刀切开皮下至骨膜，骨膜剥离器推开，乳突牵开器撑开皮肤切口（图 12-2-3）。

3 颅骨钻孔：颅骨钻在切口中央颅骨钻孔（图 12-2-3），用枪式咬骨钳纵向扩大骨孔，骨蜡或单极电凝止血。

4. 清除血肿、留置引流管：双极电凝烧灼硬膜，11 号刀片挑开一个小口，可见褐色陈旧性血液流出，稍扩大硬脑膜。如硬脑膜上有出血，使用双极电凝止血。使用无齿长镊夹住硅胶引流管，倾斜 30°左右角度置入，防止垂直进入伤及脑组织。如引流通畅直接连接防反流引流袋，如引流不通畅可使用一次性冲洗器轻轻注水，对血肿进行适当冲洗稀释后置管引流（图 12-3-4），连接三通及防反流引流袋。

5. 关闭切口：清点缝针、敷料，各切口皮下均用 2-0 可吸收线缝合，皮肤 2-0 丝线全层缝合。角针 2-0 丝线固定引流管。

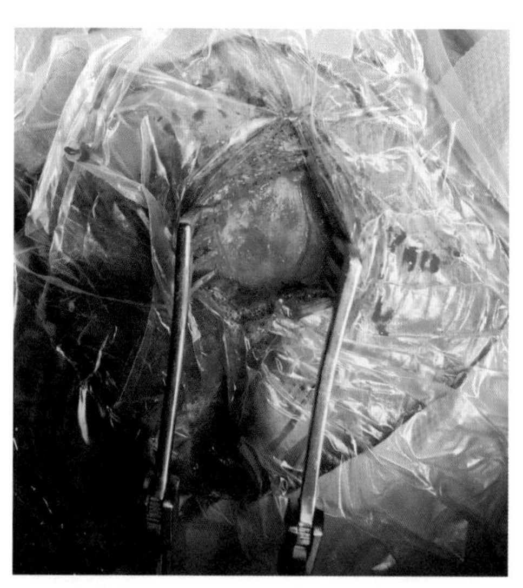

图 12-2-3　撑开皮肤切口并颅骨钻孔

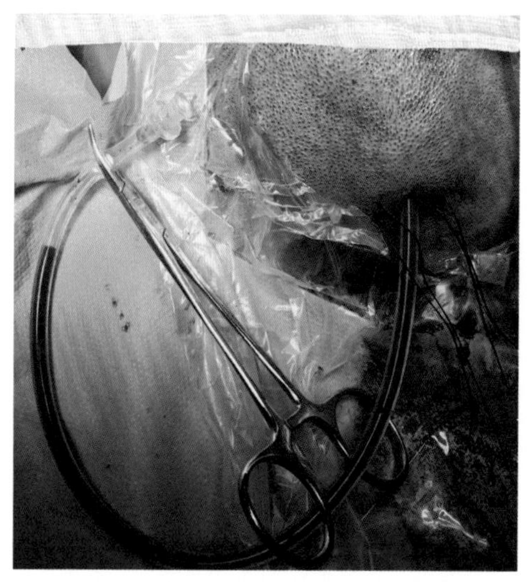

图 12-2-4　置管引流

【护理要点】

1. 慢性硬膜下血肿患者多为老年患者，一般情况较为复杂，要注意积极协助麻醉医生及手术医生备好血管活性药物等抢救药物。

2. 慢性硬膜下血肿留置的引流装置需保护完好，避免破损，同时在转运过程中注意引流袋的位置高度。

第三节　去颅骨骨瓣减压术

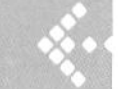

重型颅脑创伤后发生严重的脑水肿、肿胀，脑血管疾病所致的严重颅高压、开颅术后并发严重脑水肿等情况下，在药物不能控制时，应及时行颅骨去骨瓣减压术（Decompressive craniectomy，DC）。DC 可降低颅内压力、改善脑血液循环和代谢、解除脑疝、挽救患者生命，并为其他治疗奠定基础。

【用物准备】

1. 基本用物：颅骨钻孔包、头钉包，单极、双极电凝，手术衣包、铺巾包。

2. 一次性用物：20 号、11 号刀片；4-0 带针无损伤缝线、2-0 可吸收线、2-0 丝线；8×20 角针；抽吸管、冲洗器、孔被、导尿包、中号敷贴、头皮夹、骨蜡、明胶海绵、粘贴手术巾。

3. 特殊用物：颅骨铣刀、硬脑膜修补材料。

【体位】

仰卧位，头圈固定头部，头向健侧偏斜，患侧肩部垫高，双手自主放置，尽可能保持舒适；侧俯卧位适用于后颅窝的减压。

【切口】

标准去骨瓣采用大问号式切口（图 12-3-1），颧弓上耳屏前 1 cm，于耳郭上方向后上方延伸至顶骨正中线，与距离中线 2～3 cm 处平行中线向前延伸，然后沿正中线向前至前额部发际内。

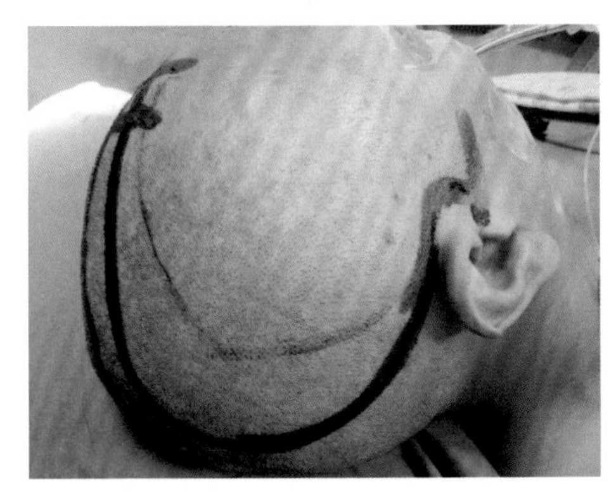

图 12-3-1　头皮大问号切口

【步骤与配合】

1. 常规消毒铺单：患者行全身麻醉、体位摆放完毕后，头圈固定头部，皮肤消毒剂消毒头皮，铺单。

2. 切皮和皮肌瓣形成：20 号刀片分层切开皮肤、皮下组织，头皮夹止血，电刀切开帽状腱膜，剥离器推开骨膜。将皮瓣从颅骨及颞肌上分离，并用头皮拉钩牵拉固定。电刀切断颞肌，用剥离子将颞肌从颞骨上剥离，2-0 丝线向前方悬吊，组织钳带橡皮筋牵拉固定。

3. 骨瓣形成：颅骨钻钻孔，常规钻 3 个孔，铣刀铣开颅骨，形成游离骨瓣（图 12-3-2），4-0 带针丝线悬吊骨窗缘硬膜。

4. 扩大修补硬膜：11 号刀片挑开硬膜，组织剪从不同方向剪开硬脑膜，以达到充分减压的目的，再使用人工硬脑

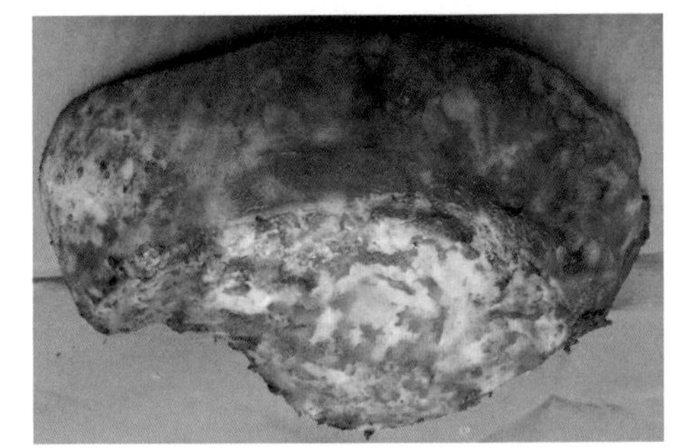

图 12-3-2　减压去除的骨瓣

膜或自体筋膜行硬脑膜扩大修补。

5. 放置引流：0.5% 碘伏棉球消毒切口后缘，11 号尖刀片做约 0.5 cm 皮肤切口，血管钳形成皮下隧道，角针 2-0 丝线预置引流管固定线，置入引流管，预置线打结固定。

6. 关闭切口：清点缝针、敷料，切口皮下用 2-0 可吸收线缝合，皮肤 2-0 丝线全层缝合。

【护理要点】

1. 去颅骨骨瓣减压术的患者通常病情较危重，常伴有脑疝或潜在脑疝风险，患者入室后要密切关注患者生命体征及瞳孔变化，尽早开始手术，缓解患者颅内压。

2. 注意患者体位和保持静脉通畅，注意导尿管通畅，避免腹压过高。

3. 取出的骨瓣应清洗包好交给医生。

第四节 颅内血肿清除术

颅内血肿是脑损伤中最常见、最严重的继发性病变。当脑损伤后颅内出血聚集在颅腔某一部位达到相当的体积后，造成颅内压增高，脑组织受压而引起相应的临床症状，称为颅内血肿。按血肿的来源和部位可分为硬脑膜外血肿、硬脑膜下血肿及脑内血肿等，影像学上也有不同的特征（图 12-4-1，图 12-4-2），外伤性颅内血肿形成后，其严重性在于可引起颅内压增高而导致脑疝；早期及时处理，可在很大程度上改善预后。

【用物准备】

1. 基本用物：开颅手术器械包、头钉包、手术衣包、铺巾包。

2. 一次性用物：20 号、11 号刀片；4-0 带针无损伤缝线、2-0 可吸收线，1-0、2-0 丝线；8 × 20 角针；抽吸管、冲洗器、孔被、电刀笔、导尿包、中号敷

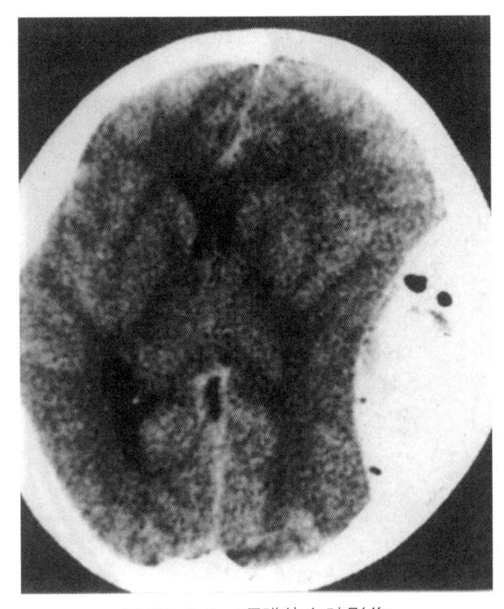

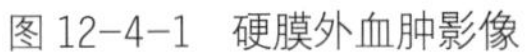

图 12-4-1　硬膜外血肿影像

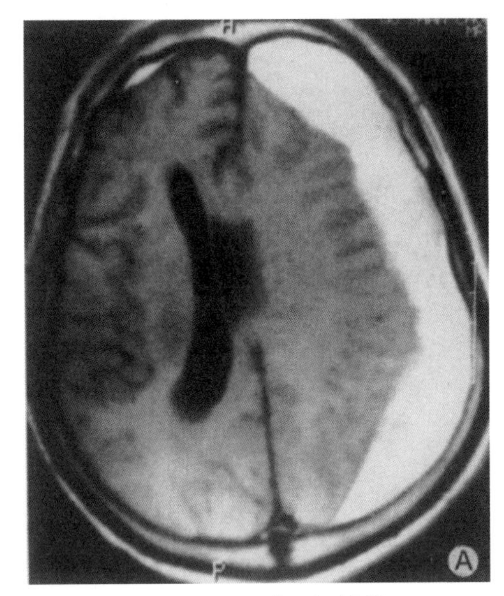

图 12-4-2　硬膜下血肿影像

贴、头皮夹、骨蜡、明胶海绵、棉片、粘贴手术巾。

3. 特殊用物：双极电凝、颅骨铣刀、颅骨固定系统。

【体位】

额颞部及前顶部通常采用仰卧位，头适当偏向健侧，肩部必要时略微垫高；枕部及后颅窝病变采取侧俯卧位。

【切口】

根据血肿部位不同，采取不同的切口。

【步骤与配合】

1. 消毒、铺巾：患者行全身麻醉、体位摆放完毕后，头圈固定头部，皮肤消毒剂消毒头皮、铺单。

2. 切皮和皮瓣形成：20 号刀片分层切开皮肤、皮下组织，头皮夹止血，电刀切开帽状腱膜，骨膜剥离器推开骨膜，头皮拉钩牵开头皮皮瓣。

3. 骨瓣形成：颅骨钻钻孔，如骨孔骨缘有出血可使用单极电凝及骨蜡止血。颅骨铣刀铣开颅骨，形成游离骨瓣，如为硬膜外血肿，揭开骨瓣的同时就可见血肿，4–0 带针丝线悬吊骨窗周缘硬膜。

4. 血肿清除：硬膜外血肿在揭开骨瓣的同时可见（图 12-4-3），大号取瘤钳夹取血块保留，脑压板轻轻压迫骨窗以外颅骨下硬脑膜，小吸引器头吸除血肿，生理盐水冲洗硬脑膜，观察有无出血点，双极电凝止血（图 12-4-4）。硬膜下血肿，11 号刀片挑开硬脑膜，脑膜剪扩大切口可见硬膜下的血块（图 12-4-5），大号取瘤钳夹取血肿，生理盐水冲洗创面，吸引器轻吸血肿，观察脑组织表明有无出血，如有需使用双极电凝止血。脑内血肿需在显微镜下用双极电凝、显微剪等行皮质造瘘或利用脑组织自然间隙清除血肿。

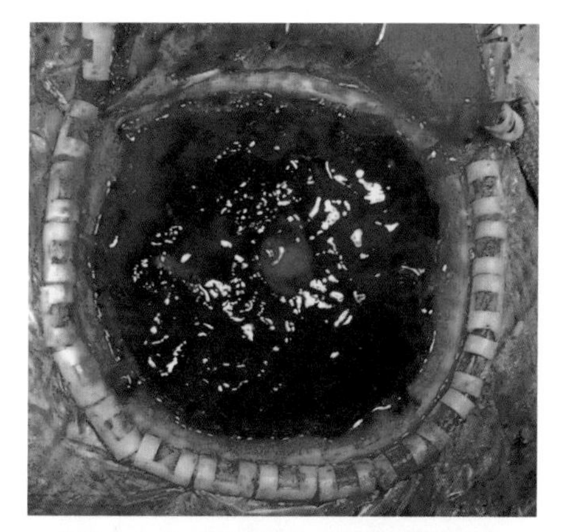

图 12-4-3 打开颅骨，显露硬膜外血肿

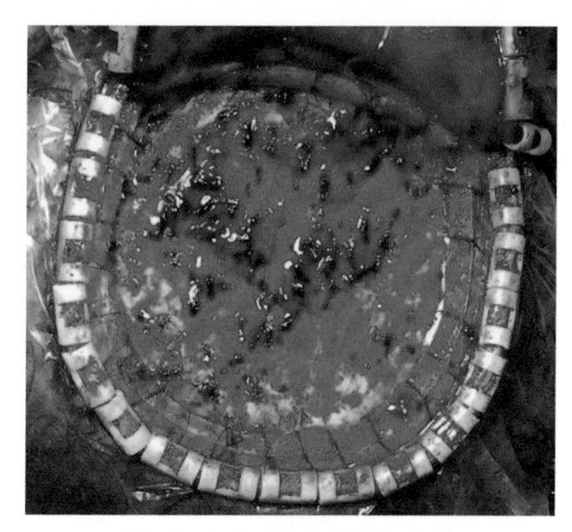

图 12-4-4 清除硬膜外血肿

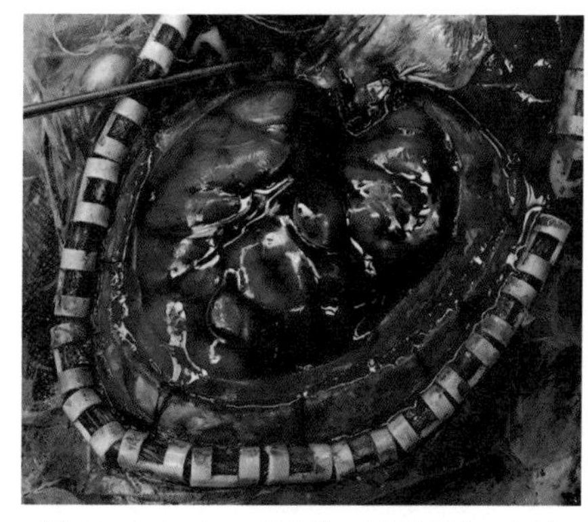

图 12-4-5 打开硬脑膜，显露硬膜下血肿

5. 关闭硬脑膜：硬膜下血肿或脑内血肿需剪开硬脑膜，在清除血肿后 4-0 带针无损伤缝线严密缝合硬脑膜，根据脑组织张力情况使用人工硬脑膜或自体筋膜组织扩大修补。

6. 骨瓣复位：关闭硬脑膜后，使用颅骨固定系统将骨复位，必要时行去骨瓣减压。

7. 关闭切口：清点缝针、敷料，皮下用 2-0 可吸收线缝合，皮肤 2-0 丝线全层缝合。

【护理要点】

保持静脉输液通畅，打开骨瓣减压时可能因为颅内压降低而导致患者血压骤降，应及时为患者快速补充液体及血制品等。

第五节　颅内压监测传感器置入术

颅内压（intracranial pressure，ICP）监测是神经重症治疗不可缺少的重要方法，用于颅脑损伤、蛛网膜下腔出血、颅内肿瘤、颅内出血、脑梗死、脑积水、中枢神经系统感染和暴发性肝衰竭病人的临床治疗管理。颅内压监测技术分为有创和无创两种，但目前没有一种可用于临床的高精确度、无创简便、持续性的监测方法，仍需使用有创颅内压监测技术来管理重症病人，以指导临床，改善预后。

有创颅内压监测装置基本原则：置入颅内的监测装置对脑组织损伤小，感染风险可忽略不计，无脑脊液漏风险，操作简单、可靠，进行诊断和治疗操作时能继续发挥作用。临床常用的监测方法有脑室内压力监测、光纤颅内压监测、微型压电应变传感器监测、气动传感器监测、多模式颅内监测、遥测颅内压监测等。光纤设备光纤颅内压监护仪适用于脑实质内、脑室内和硬膜下（图 12-5-1），其中脑实质型光纤颅内压监护仪临床应用最广泛。本章节以脑室内探头置入为例来简要介绍。

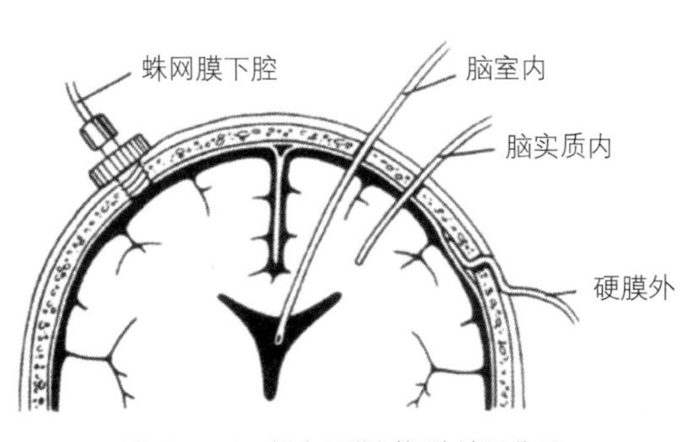

图 12-5-1　颅内压监测探头放置位置

【用物准备】

1. 基本用物：钻孔手术器械包、弓形钻、头钉包、手术衣包、铺巾包。

2. 一次性用物：20 号、11 号刀片；4-0 带针无损伤缝线、2-0 可吸收线，1-0、2-0 丝线；8 × 20 角针；抽吸管、冲洗器、孔被、导尿包、电刀笔、中号敷贴、头皮夹、骨蜡、明胶海绵、棉片、粘贴手术巾。

3. 特殊用物：双极电凝、颅内压监测套件、颅内压传感器监护仪（图 12-5-2）。

【体位】

仰卧位，头部略抬高。

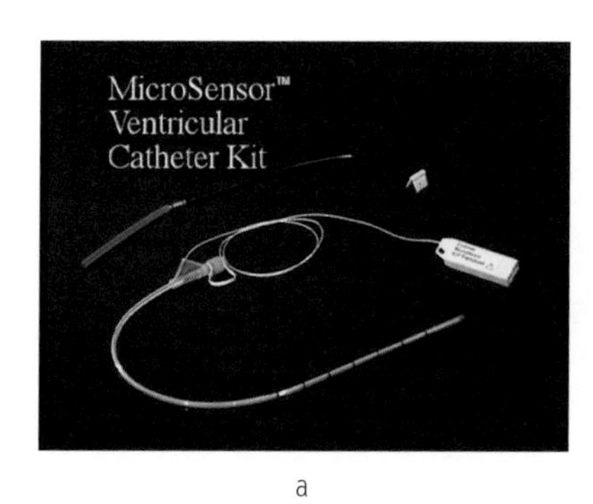

a

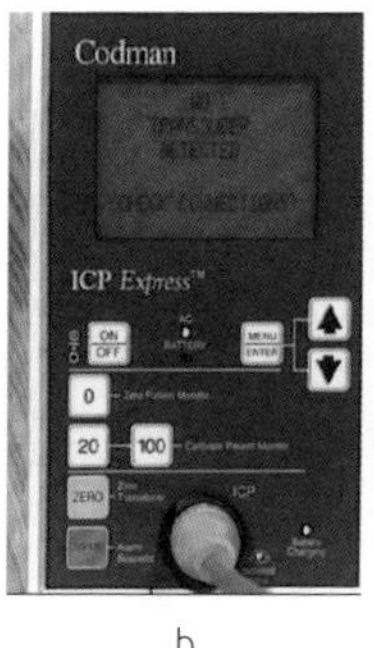

b

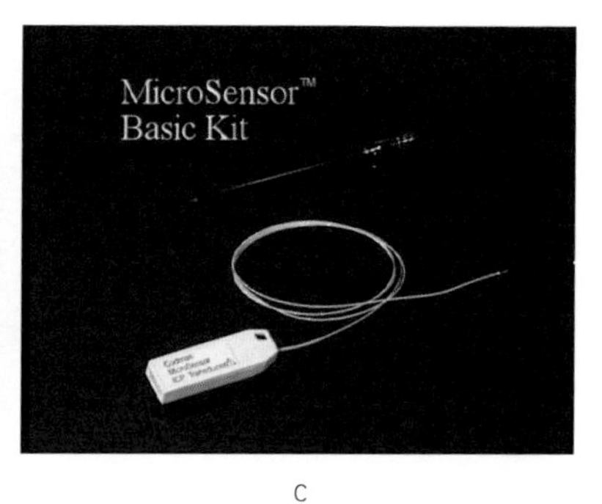

c

图 12-5-2　颅内压监测及附件

【切口】

冠状缝前 2 cm，中线右旁开 2 cm，“L”形切口。

【步骤与配合】

1. 头皮消毒、铺单：患者行全身麻醉、体位摆放完毕后，头圈固定头部，皮肤消毒剂消毒头皮、铺单。

2. 切开头皮：用 20 号刀片沿切口标记切开头皮，双极电凝止血，头皮夹钳夹，电刀切开皮下至骨膜，骨膜剥离器推开，乳突牵开器撑开皮肤切口。

3. 颅骨钻孔：颅骨钻于颅骨钻孔，用枪式咬骨钳纵向扩大骨孔，骨蜡或单极电凝止血。

4. 置入传感器：11 号刀片在切口旁头皮做 5 mm 左右切口，用血管钳撑开皮下组织间隙形成皮下隧道，将探头导线置入；再用双极电凝烧灼硬脑膜，11 号刀片挑开一个小口，用套件内的穿刺针以双侧内耳道连线为假设线穿刺，见脑脊液流出后再深入 1 cm 左右，以确保探头在脑室内；固定好探头，连接仪器，测试压力传感器是否工作正常。

5. 关闭切口：清点缝针、敷料，皮下用 2–0 可吸收线缝合，皮肤 2–0 丝线全层缝合，固定引流管。

【护理要点】

1. 颅内压检测套件较为精细，注意保护，避免受损。

2. 测试压力传感器工作是否正常时，需将探头包裹完好，避免影响无菌技术，造成颅内感染的发生。

第六节 颅骨修补术

颅脑外伤和脑部手术后行去骨瓣减压术后，颅骨良性肿瘤、类肿瘤切除，颅骨慢性骨髓炎等均可造成一定程度的颅骨缺损。由于颅骨缺损区形状改变，头皮受大气压的影响，使其内陷压迫脑组织，同时脑组织缺少颅骨的保护易于受损。颅骨修补术是使用钛网（图 12–6–1）、特种工程塑料（PEEK，图 12–6–2）或生物材料等修补缺损，目前最常见的材料是三维塑形钛网，随着技术的进步，3D 打印的颅骨修补材料也逐渐出现。

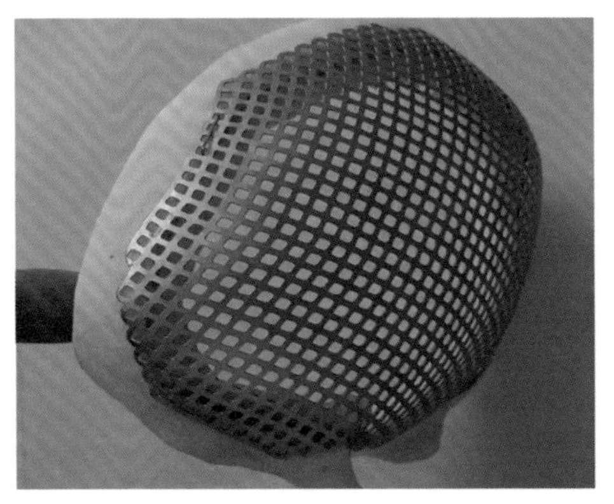

图 12–6–1 颅骨修补用钛网

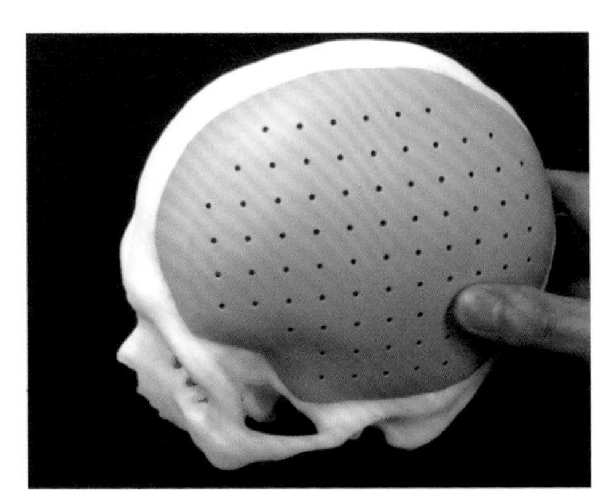

图 12–6–2 颅骨修补用 PEEK 材料

【用物准备】

1. 基本用物：钻孔手术器械包、手术衣包、铺巾包。

2. 一次性用物：20 号、11 号刀片；4–0 带针无损伤缝线、2–0 可吸收线、2–0 丝线；8 × 20 角针；抽吸管、冲洗器、孔被、导尿包、电刀笔、中号敷贴、头皮夹、明胶海绵、粘贴手术巾。

3. 特殊用物：双极电凝、颅骨修补材料。

【体位】

仰卧位，头圈固定头部，头偏向健侧，患侧肩部略微垫高。

【切口】

原手术切口。

【步骤与配合】

1. 消毒铺单：患者行全身麻醉、体位摆放完毕后，头圈固定头部，皮肤消毒剂消毒头皮、铺单。

2. 切皮，分离皮瓣：20 号刀片沿原切口切开皮肤，再沿组织间隙分离皮瓣（图 12–6–3），双极电凝止血，头皮拉钩固定皮瓣，充分暴露骨窗周边骨缘（图 12–6–4）。

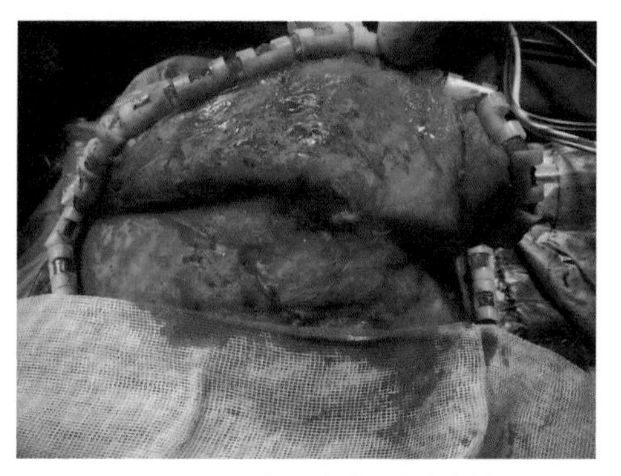

图 12–6–3　切开皮肤，分离皮瓣

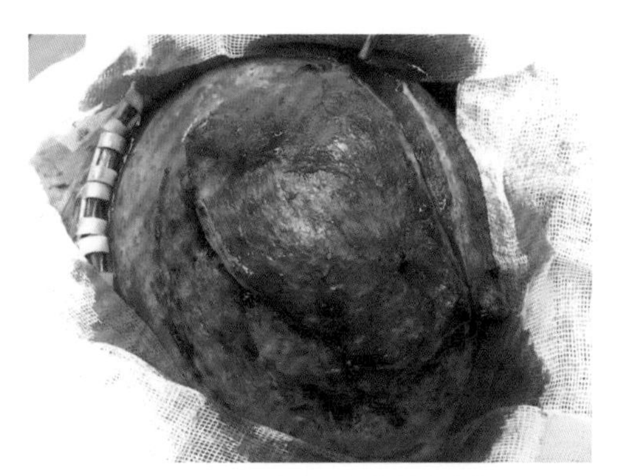

图 12–6–4　分离至颅骨骨窗边缘

3. 分离颞肌：分离皮瓣后显露颞肌，用单极电刀仔细分离颞肌，并用角针 2–0 丝线悬吊。

4. 固定颅骨修补材料：将已经塑形完好的颅骨修补材料在骨窗上固定，确定周边与骨缘贴合良好（图 12–6–5）。

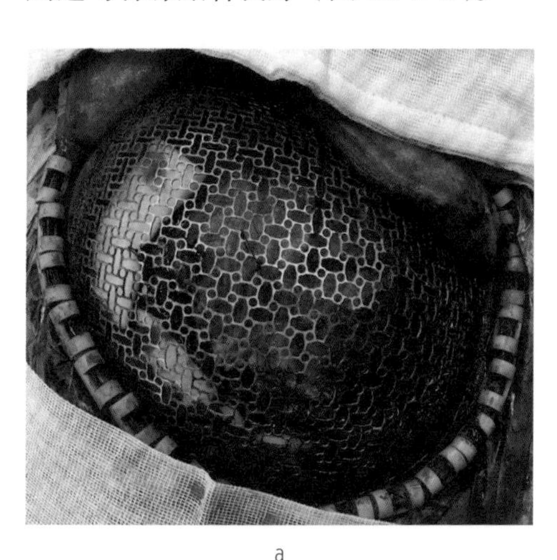

a

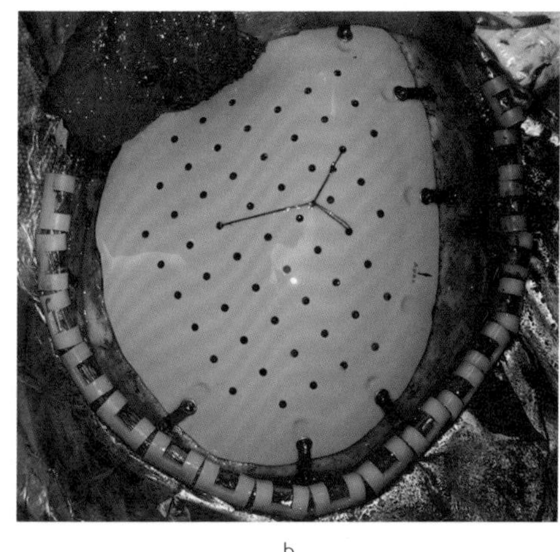

b

图 12–6–5　安装颅骨修补材料

5. 放置引流管：11 号刀片在皮瓣后缘切开皮肤约 5 mm，用血管钳撑开皮下组织间隙形成皮下隧道，放置引流管，并用 2-0 丝线固定。

6. 关闭切口：清点缝针、敷料，皮下用 2-0 可吸收线缝合，皮肤用 2-0 丝线全层缝合。

【护理要点】

1. 颅骨修补材料属于植入物，消毒灭菌必须符合相关规定。

2. 手术前，确认颅骨修补材料到位。

3. 术中注意无菌操作，注意保管好颅骨修补材料。

第七节 脑脊液漏修补术

脑脊液经颅前窝底、颅中窝底或其他部位的先天性或外伤性骨质缺损、破裂处或变薄处，流入鼻腔，称之为脑脊液鼻漏；脑脊液耳漏常为颅中窝骨折累及鼓室所致。脑脊液漏根据病因可分为外伤性和非外伤性，主要由外伤和颅底经蝶窦手术引发。因颅底骨折伴发的脑脊液漏约占闭合性颅脑损伤的 2%，占颅骨骨折的 5% 左右。非外伤性脑脊液漏又可分为：①正常颅压性，可由先天畸形、局部萎缩、颅骨骨髓炎引起。②颅内压增高性，可由颅内肿瘤直接或间接造成，也可由阻塞性或交通性脑积水造成。根据漏出部位可分为脑脊液鼻漏、脑脊液耳漏、脑脊液皮肤漏。本章主要讲外伤性引起的脑脊液鼻漏的修补。

【用物准备】

1. 基本用物：开颅手术同“大静脉窦旁脑膜瘤切除术”，经神经内镜手术者准备经鼻蝶手术器械包、单极电凝。

2. 一次性用物：开颅手术同“大静脉窦旁脑膜瘤切除术”，经鼻蝶神经内镜手术者准备的无菌保护套。

3. 特殊用物：开颅手术准备显微镜、骨动力系统、修补材料；经鼻蝶神经内镜手术者，准备内镜特殊器械及设备、肾上腺素、2% 利多卡因、庆大霉素等。

【体位】

仰卧位，患侧头稍前屈，头架固定；神经内镜下经鼻手术者头圈固定头部。

【切口】

常采用额部发迹内双侧冠状切口；神经内镜下经鼻手术者鼻腔内小切口。

【步骤与配合】

1. 开颅手术者手术野皮肤常规消毒铺单、切开头皮至帽状腱膜、处理皮瓣、去骨瓣、切开硬脑膜，准备显微镜，同“大脑凸面脑膜瘤切除术”。

2. 寻找漏口。①额窦、筛窦骨折的脑脊液漏：将额叶向后上方抬起，显露颅前窝底，寻找漏口，如额窦呈粉碎性骨折，用剥离子、组织剪从硬脑膜外将骨片摘除并切除额窦后壁，将额窦黏膜沿额鼻管向下推入鼻腔，使黏膜裸面靠拢。②岩骨骨折的脑脊液漏：漏口在颅中窝者，将颞叶上抬，在颅中窝底寻找漏口；漏口在颅后窝者，则将小脑向内牵开，在岩骨后面寻找漏口。经鼻蝶内镜手术者置入内镜到达鞍底可看到脑脊液从漏口流出（图 12-7-1）。

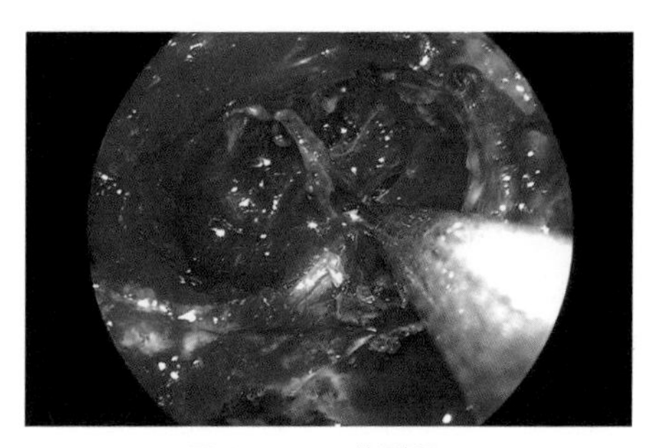
图 12-7-1　找到漏口

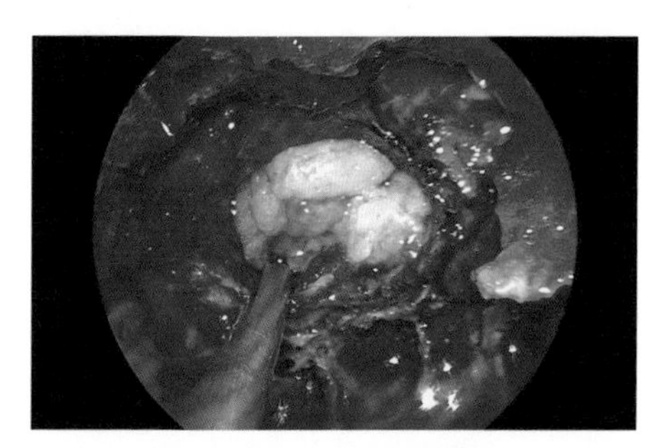
图 12-7-2　自体脂肪填充

3. 修补漏口：用 4-0 带针丝线直接缝合漏口的硬脑膜，若硬脑膜缝合困难或经内镜手术，则准备大小合适的人工硬脑膜或肌肉片、筋膜片在硬脑膜内覆盖修补（图 12-7-2、图 12-7-3）。

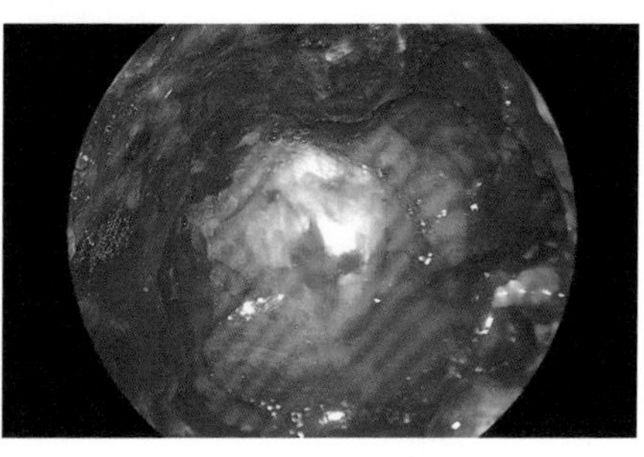
图 12-7-3　筋膜瓣修补

4. 冲水试验：修补完毕后用生理盐水反复冲洗，观察是否有液体从耳、鼻腔流出，如有漏出，找到漏口后再加以严密缝合。

5. 止血，清理手术野、缝合硬脑膜、复位颅骨、缝合帽状腱膜、皮肤、包扎伤口，同“大脑凸面脑膜瘤切除术”。

【护理要点】

额窦通过鼻腔与外界相通，属自然腔道，故手术中与额窦接触后的器械视为污染，需及时更换。

PART
THIRTEEN

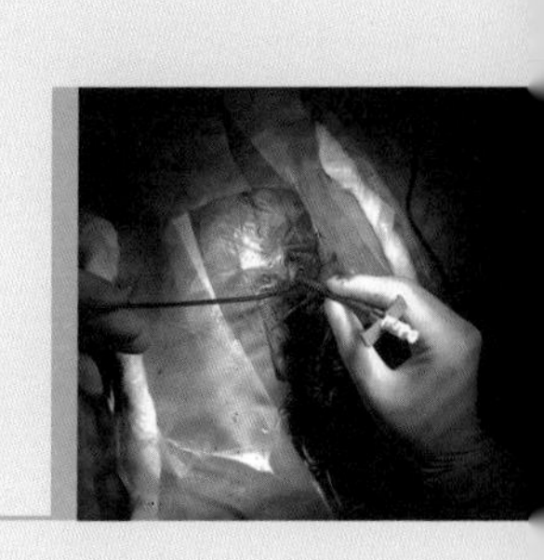

第十三章

神经内镜手术护理

经神经内镜第三脑室底造瘘术

经神经内镜脉络丛烧灼术

经神经内镜脑内囊肿造口术

神经内镜下经鼻蝶垂体腺瘤切除术

经神经内镜脑室内肿瘤切除术

腹腔镜辅助脑室—腹腔分流术

第一节　经神经内镜第三脑室底造瘘术

内镜下第三脑室造瘘术是神经内镜技术的经典手术，属于脑脊液循环通路旁路手术，主要用于导水管狭窄且导水管成形困难的梗阻性脑积水，发病率较高，常见于儿童。自 20 世纪 90 年代起，内镜成为微侵袭神经外科的重要工具，脑积水是神经内镜治疗最重要、最好的适应证，根据统计大约 70% 的脑积水患者可以通过颅内镜下第三脑室底造瘘术获得治疗。

【用物准备】

1. 基本用物：钻孔手术器械包、头钉包、神经内镜器械盒、神经内镜设备、神经内镜镜头、铺巾包、手术衣包。

2. 一次性用物：20 号、11 号刀片、4 号丝线、2–0 可吸收丝线、4–0 带针丝线、8 × 20 角针、抽吸管、一次性冲洗器、10 mL 注射器、输血器、电刀笔、孔被、骨蜡、小号敷贴、明胶海绵、粘贴手术巾、脑棉片。

3. 特殊用物：脑室穿刺导鞘、双极电凝、温生理盐水。

【体位】

仰卧位。

【切口】

冠状缝前 1 ~ 2 cm，中线旁 2 ~ 3 cm 处钻孔（图 13–1–1）。

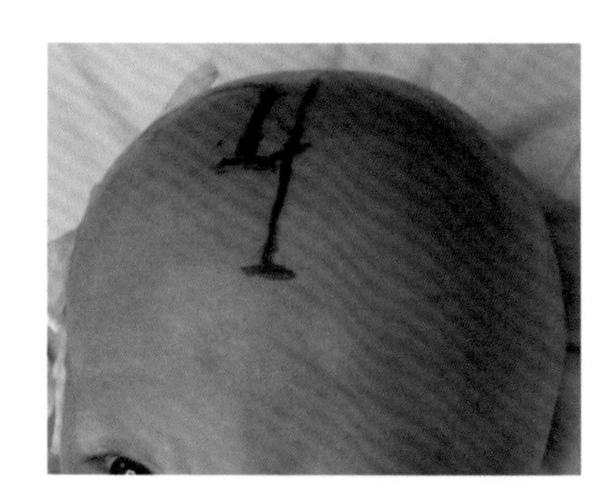

图 13–1–1　神经内镜下第三脑室底造瘘手术切口

【步骤与配合】

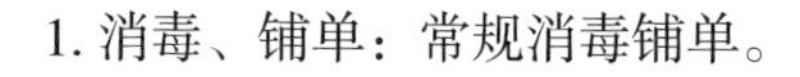

1. 消毒、铺单：常规消毒铺单。

2. 切皮及钻孔：用 20 号刀片沿切口线切开皮肤，用刀片或剥离子分离皮瓣，电刀止血，用乳突撑开器撑开皮肤切口，颅骨钻钻孔（图 13–1–2）。

3. 脑室穿刺：弧形剪剪开硬脑膜，双极电凝电灼止血，内镜穿刺导鞘行脑室穿刺（图 13–1–3），穿刺方向为外耳孔假想连线中点。

4. 置入内镜，脑室探查：脑室穿刺导鞘沿造瘘管通道进入侧脑室额角，导入内镜（图 13–1–4），内镜下显露额角和室间孔，辨认脉络丛、丘纹静脉等重要解剖结构。通过室间孔到达第三脑室底，可观察漏斗、乳头体等结构。

5. 第三脑室造瘘：造瘘点选择在漏斗和乳头体之间的三角区，最薄弱的无血管处，使用针状双极电凝进行造瘘，在形成造瘘口后应用球囊导管进行扩张，使瘘口至满意大小（图 13–1–5），看到基底动脉及大脑后动脉为造瘘成功的标志，接入温生理盐水冲洗。

6. 撤除内镜 ：仔细冲洗脑室后撤除内镜和鞘管，明胶海绵填塞皮肤隧道压迫止血，有可疑出血者可予脑室内放置 8–12 号硅胶引流管，4–0 带针丝线缝合硬膜，骨瓣复位。

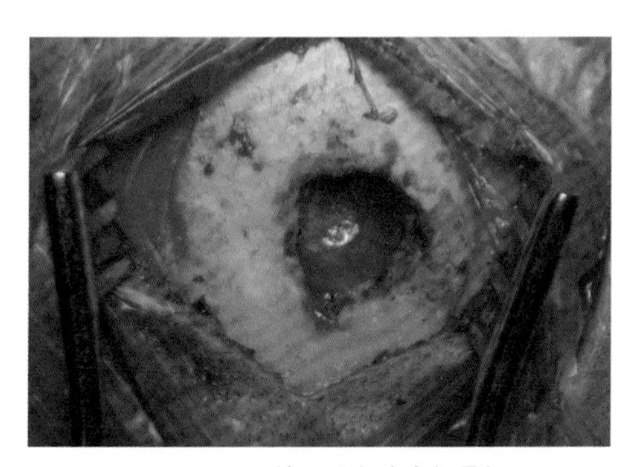

图 13–1–2　第三脑室造瘘颅骨切口

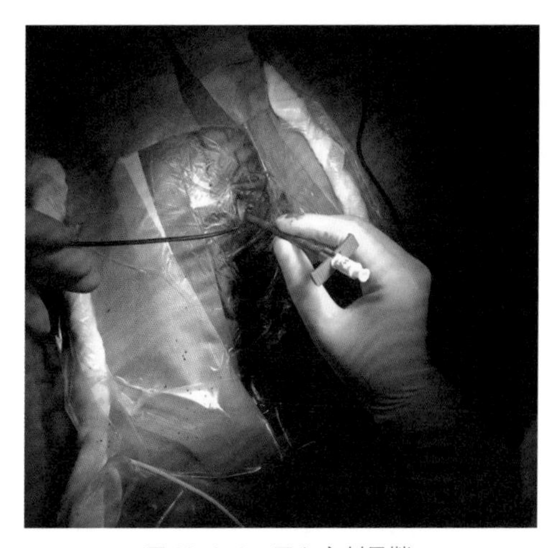

图 13–1–3　置入穿刺导鞘

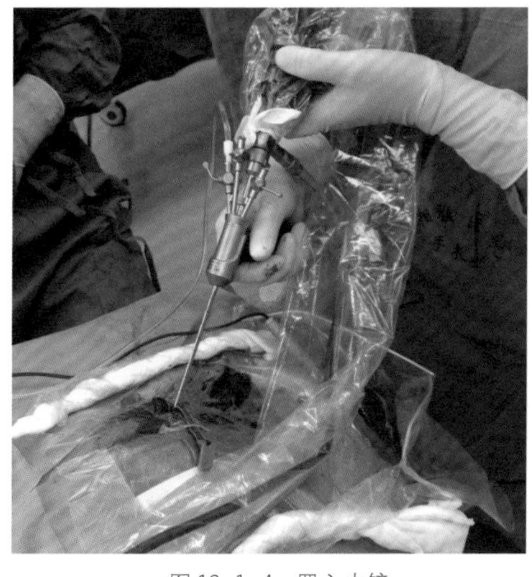

图 13–1–4　置入内镜

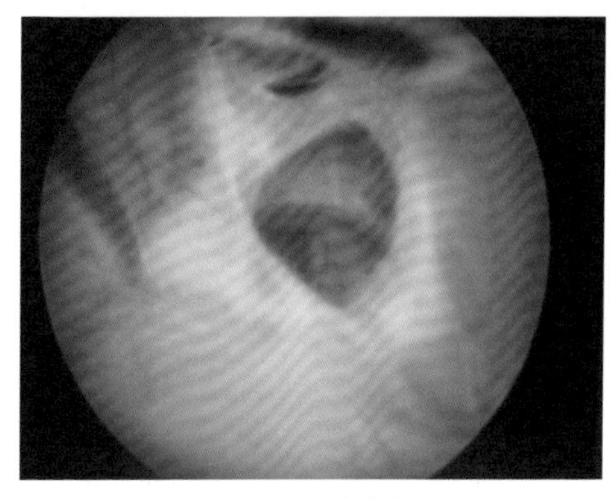

图 13–1–5　造瘘成功

7. 缝合：清点脑棉片、缝针无误后，2-0 可吸收缝线分层关闭切口，包扎伤口。

【护理要点】

1. 器械护士提前洗手，将各类用物准备齐全，认真检查器械性能。

2. 手术过程注意严格无菌操作，防止颅内感染的发生。

3. 行脑室冲洗过程中尽量使用 37℃左右温生理盐水，同时注意冲洗的速度和量。

4. 粘贴手术巾时，注意做好防水工作，以免冲洗液渗出浸湿手术单，污染手术切口。

第二节　经神经内镜脉络丛烧灼术

在脑室内，软脑膜及其上的血管与室管膜上皮共同构成脉络组织，其中有些部位血管反复分支成丛，连同其表面的软脑膜和室管膜上皮一起突入脑室形成脉络丛，为产生脑脊液的主要结构。采用内镜电凝烧灼脑室脉络丛，为治疗脑积水的手术方法，此手术方式是通过减少脉络丛的脑脊液分泌，达到缓解脑积水的目的。内镜下脉络丛烧灼术可用于治疗儿童缓慢进展的交通性脑积水、脑脊液分泌过盛导致的脑积水，不适于进行分流的交通性脑积水，以及脑室—腹腔分流失败手术。

【用物准备】

1. 基本用物：颅骨钻孔手术器械包、头钉包、铺巾包、手术衣包。

2. 一次性用物：20 号、11 号刀片、8 × 20 角针、4-0 无损伤缝线、2-0 丝线、20 mL 注射器、输血器、抽吸管、明胶海绵、脑棉片、孔被、骨蜡、手套、粘贴手术巾。

3. 特殊用物：神经内镜器械及设备、脑室穿刺导鞘，单极、双极电凝，温生理盐水。

【体位】

仰卧位。

【切口】

冠状缝前 1～2 cm，中线旁 2～3 cm 处钻孔。

【步骤与配合】

1. 常规消毒铺单。

2. 切皮及钻孔：用 20 号刀片切开皮肤，用刀片或剥离子分离皮瓣，双极电凝止血，用牵开器分开皮肤，颅骨钻钻孔。

3. 脑室穿刺：弧形剪开硬脑膜，双极电凝烧灼硬膜，内镜穿刺导鞘行脑室穿刺，穿刺方向为外耳孔假想连线中点。

4. 置入内镜，脑室探查：内镜下显露额角和室间孔，辨认脉络丛、丘纹静脉等重要解剖结构，找到脉络丛。

5. 烧灼脉络丛：使用电凝设备烧灼脉络丛，至脉络丛变苍白并萎缩。

6. 撤除内镜：温盐水仔细冲洗脑室后撤除内镜和鞘管，明胶海绵填塞皮肤隧道，4–0 无损伤缝线缝合硬膜，骨瓣复位。

7. 缝合：8 × 20 角针，2–0 丝线缝合头皮，包扎伤口。

【护理要点】

1. 内镜器械比较纤细，器械护士须重点保护好，在术者置入内镜操作和撤除内镜时协助完成，以防止器械折弯、碰撞受损。

2. 在冲洗过程中，严格控制冲洗液的滴速，适时根据出血量及视野清晰度来调节。

第三节 经神经内镜脑内囊肿造口术

颅内蛛网膜囊肿常见于颅中窝、颅后窝、大脑半球凸面、四叠体池等部位，对于有明确囊肿相关临床症状的颅内蛛网膜囊肿，一般认为有手术指征，常见的手术方法有立体定向抽吸或造瘘，显微手术、内镜手术和囊肿分流手术等。其中内镜下脑内囊肿造口术随着内镜的发展应用比较广泛。

【用物准备】

1. 基本用物：颅骨钻孔手术器械包、头钉包、神经内镜器械盒、神经内镜设备、神经内镜镜头、铺巾包、手术衣包。

2. 一次性用物：20 号、11 号刀片；4–0 带针无损伤缝线、2–0 丝线、8×20 角针；抽吸管、冲洗器、输血器、明胶海绵、孔被、骨蜡、脑棉片、手套、C–P 型粘贴手术巾。

3. 特殊用物：脑室穿刺导鞘，单、双极电凝，温盐水冲洗液。

【体位】

根据患者颅内囊肿所在位置选择不同的体位。

【切口】

根据囊肿所在部位而定。

【步骤与配合】

1. 常规消毒铺单。

2. 切皮及钻孔：用 20 号刀片切开皮肤，用刀片或剥离子分离皮瓣，双极电凝止血，用乳突牵开器撑开皮肤，颅骨钻钻孔。

3. 切开硬脑膜：用 11 号刀片十字形切开硬脑膜，彻底止血，以避免硬膜外血液流入囊肿腔。

4. 置入内镜：置入单极电凝烧灼囊肿壁及其表面的小血管，然后换长尖剪刀切开囊壁，囊腔内置入神经内镜，打开温盐水冲洗液开关，持续冲洗囊腔，探查囊腔后，根据囊肿内部具体解剖情况决定内侧壁造瘘部位。

5. 囊肿造瘘：多方向多点囊肿造瘘，沟通蛛网膜囊肿和周边脑池之间的联系。

6. 撤除内镜：冲洗囊腔，确认无血后退出内镜。

7. 缝合：缝合头皮，包扎伤口。

【护理要点】

1. 操作过程严格无菌操作，以防发生颅内感染。

2. 冲洗液需保持合适的冲洗速度，防止过高的水流对重要结构的刺激引起颅内高压。

第四节　神经内镜下经鼻蝶垂体腺瘤切除术

随着神经内镜的发展，对于大部分位于鞍内的垂体腺瘤、部分突入鞍上的非哑铃状的垂体腺瘤都可以选择神经内镜下手术治疗。术中操作在内镜监视下进行，手术更加安全，具有微创、并发症少、手术时间短、肿瘤切除彻底的特点。

【用物准备】

1. 基本用物：经鼻蝶手术器械包、单极电凝（配长针式电极）、双极电凝、铺巾包、手术衣包。

2. 一次性用物：1 mL、10 mL、20 mL 注射器各 1 支 9 号长针头，抽吸管、孔被、骨蜡、无菌保护套、明胶海绵、A-P 型粘贴手术巾、棉片。

3. 特殊用物：内镜特殊器械及设备、磨钻；肾上腺素、2% 利多卡因、庆大霉素、硬膜修补材料、止血材料等。

【体位】

仰卧位，去枕（图 13-4-1）。

【切口】

经鼻腔蝶窦入路。

【步骤与配合】

1. 消毒、铺单：皮肤消毒剂消毒鼻腔及颌面部，无菌单加中单包裹头部，依次铺无菌单、中单、孔被，粘贴手术巾并用线剪剪开双侧鼻孔覆盖区域。

2. 连接好内镜设备及管道：正确连接好摄像系统、光源系统、镜头、吸引装置、磨钻、高频电刀等。将监视器调至患者头部正前方，术者站于患者右侧，器械护士与助手位于患者左侧（图 13-4-2）。

3. 收缩双侧鼻腔：按 1∶10 的比例配置肾上腺素与利多卡因溶液，浸湿 5 片显影大棉片，用无齿镊或双极镊夹持棉片湿敷鼻腔，目的是收缩黏膜血管，减少出血；加强黏膜麻醉深度，防止剥离黏膜时产生疼痛导致血压升高。

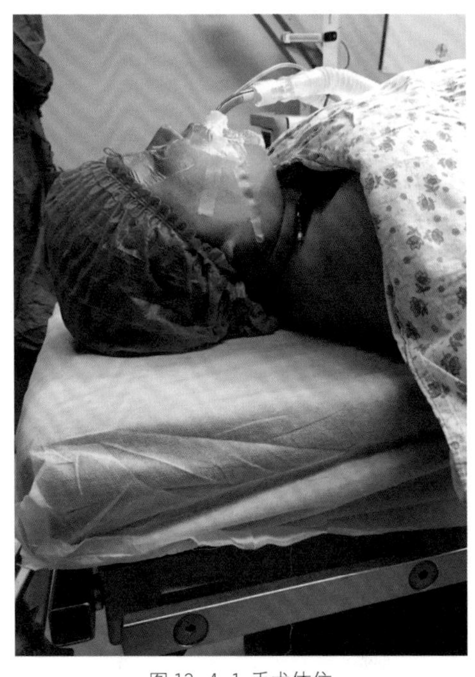

图 13-4-1 手术体位

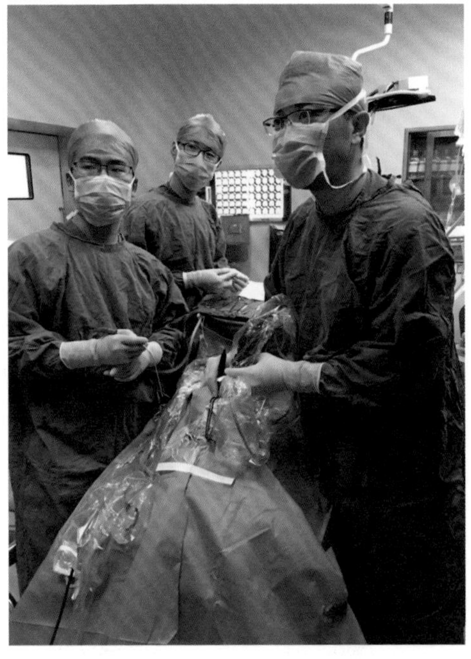

图 13-4-2 手术人员站位

4. 内镜下探查：用0°或30°镜伸入鼻腔探查，取出脑棉片，清点好脑棉片数量，隔离放置。镜头模糊时用20 mL注射器抽取生理盐水冲洗或者用全湿纱布擦拭至清洁。

5. 显露蝶窦开口：在镜头监视下于中鼻甲与鼻中隔间找到蝶窦开口（图13-4-3），未见开口者用剥离子钝性分离探查，找到蝶窦开口。

6. 穿破蝶窦：用咬骨钳或磨钻去除蝶窦前壁骨质进入蝶窦。

7. 打开鞍底骨窗：继续使用电动磨钻磨除蝶窦前壁（图13-4-4），如有骨片需取出留存，充分暴露鞍底。用剥离子探查鞍底骨质状况，用磨钻或枪状咬骨钳咬除鞍底骨质，打开鞍底（图13-4-5），显露鞍底硬脑膜。

8. 穿刺鞍底硬脑膜并打开：用双极电凝烧灼硬膜后，用1 mL注射器配9号长针头穿刺蝶鞍，助手抽动注射器至0.8～1 mL并观察抽吸的情况，以排除动脉瘤可能。用长柄小钩刀切开鞍底硬脑膜（图13-4-6），显微剪剪开扩大鞍底硬脑膜切口

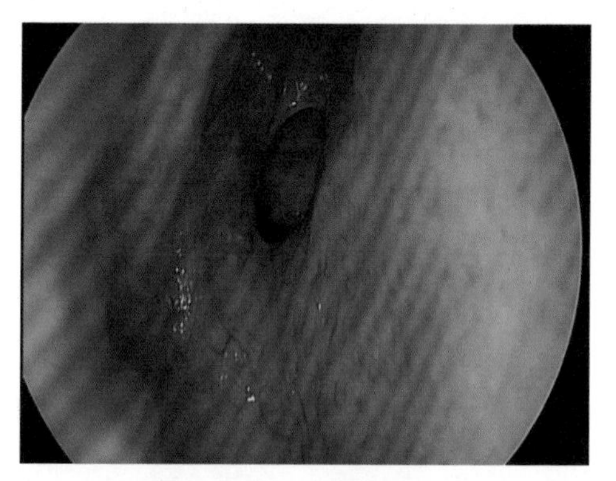

图13-4-3 显露蝶窦开口

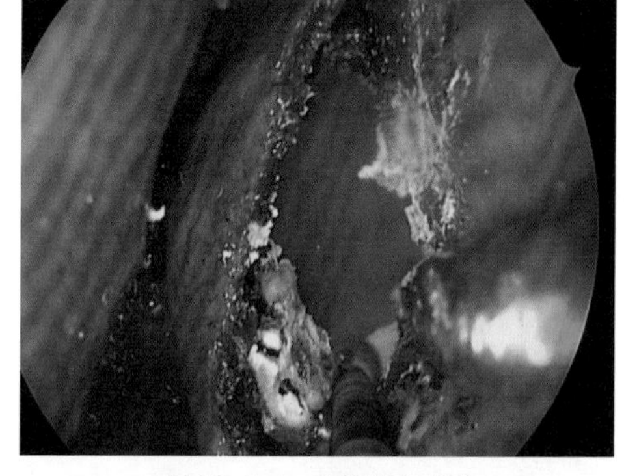

图13-4-4 磨除蝶窦前壁

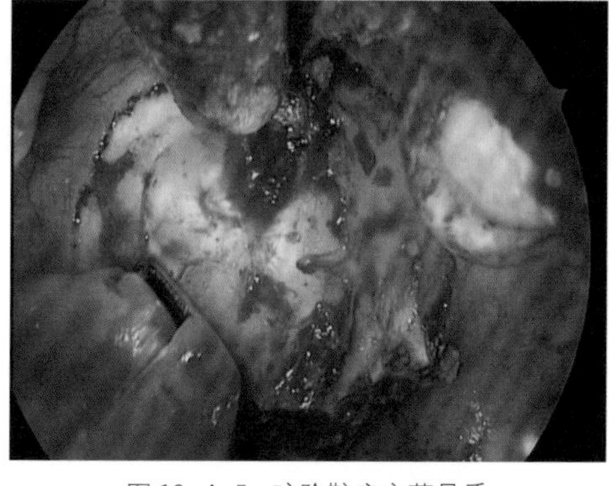

图13-4-5 咬除鞍底变薄骨质

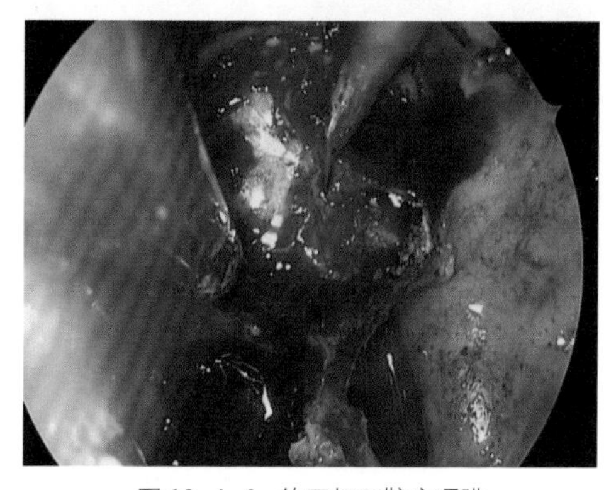

图13-4-6 钩刀切开鞍底硬膜

（图 13–4–7），或单极电凝直接环形或十字切开硬脑膜，有出血时用双极电凝止血。

9. 取出肿瘤：用取瘤钳分块取出肿瘤（图 13–4–8），送快速病理切片检查。用不同大小、方向的刮匙、取瘤钳、弯头吸引器夹取肿瘤（图 13–4–9）。

10. 创面止血：用明胶海绵或其他止血材料进行止血，用人工硬脑膜修补硬膜（图 13–4–10），必要时用留存的骨片封闭鞍底。复位鼻腔内的结构，用 1∶10 的肾上腺素和利多卡因配液加地塞米松浸湿 2 片棉片填塞鼻腔压迫止血，10 分钟后取出棉片，清点棉片数量。

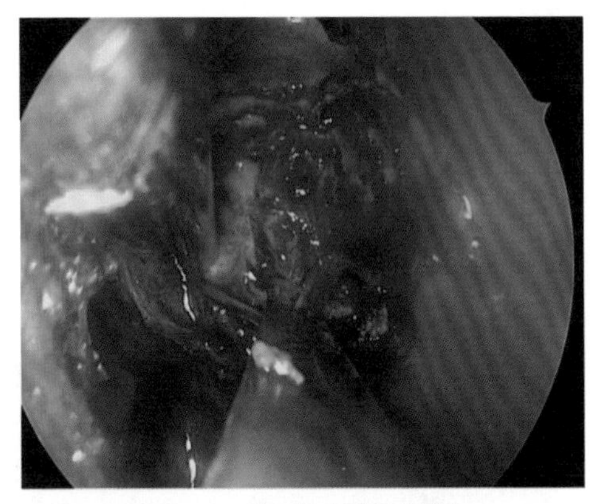

图 13–4–7　剪刀扩大鞍底硬膜切口

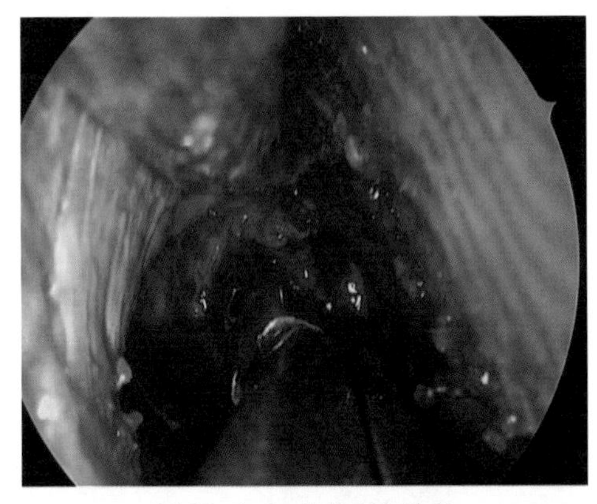

图 13–4–8　分块夹取肿瘤

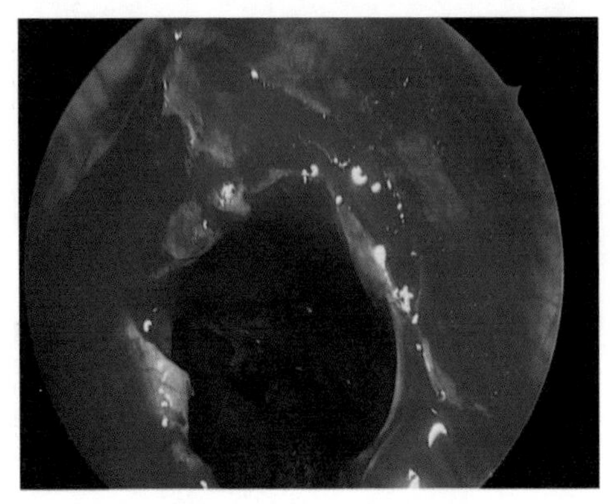

图 13–4–9　吸引器吸除肿瘤

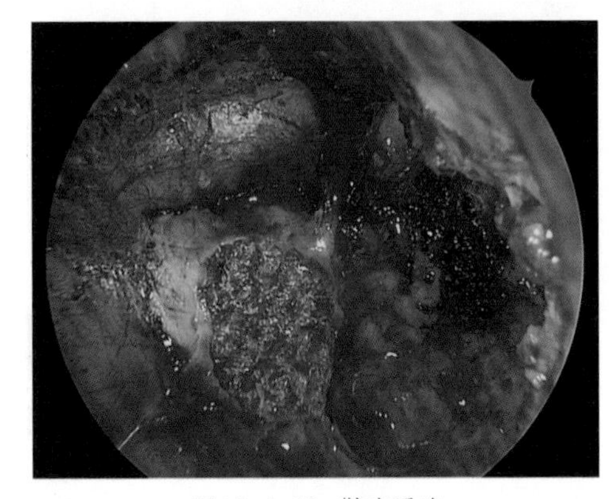

图 13–4–10　鞍底重建

【护理要点】

1. 器械护士提前洗手，准备好内镜设备及药物。

2. 消毒前，注意使用护眼贴保护好双眼，以免消毒液浸入患者眼睛引起眼睛不适或损伤。

3. 手术器械托盘桌放置在患者的髋部位置，相比一般开颅手术位置稍偏向足侧，保证术者有足够的操作空间。

4. 手术开始前留置导尿管，手术过程中观察患者尿量，以便出现尿崩症状时及早采取有效的治疗措施。

5. 手术前应控制性降压，血压应低于基础血压或保持收缩压在 110 mmHg 以下，以减少局部出血。

第五节 经神经内镜脑室内肿瘤切除术

近年来，随着内镜设备及技术的发展，脑室内肿瘤更多的采用在内镜下予以活检或切除，内镜下脑室内病变与正常组织结构之间能较为细致全面的观察，对于显微镜视野盲区更具优势，同时具有创伤小、恢复快等优势。但是对于脑室内体积较大的肿瘤，内镜也有一定的弊端。

【用物准备】

1. 基本用物：颅骨钻孔手术器械包、头钉包，单极、双极电凝，铺巾包、手术衣包。

2. 一次性用物：15 号、11 号刀片；4 号丝线、8 × 20 角针、4–0 带针丝线、2–0 可吸收线；抽吸管、冲洗器、10mL 注射器；孔被、骨蜡、明胶海绵、输血器、B–P 型粘贴手术巾。

3. 特殊用物：神经内镜特殊器械及设备、一次性静脉穿刺导管鞘、神经导航系统、温生理盐水。

【体位】

根据手术入路选择不同的体位。额角入路者取仰卧位；枕角入路者取侧俯卧位；经三角区入路取仰卧头偏位。

【切口】

侧脑室前角入路（脑室额角肿瘤为例）。切口开在冠状缝前 2.5 cm，中线旁开 2.5 cm。

【步骤与配合】

1. 常规消毒铺单。

2. 切开头皮：刀片围绕内镜置入点纵行切开头皮，用乳突撑开器撑开头皮切口。

3. 颅骨钻孔，切开硬膜：翻开皮瓣，用神经剥离子游离小皮瓣，颅骨钻孔，骨窗直径小于 2.5 cm；11 号刀片十字挑开硬脑膜，脑膜剪剪开扩大，双极电凝止血。

4. 置入脑室穿刺导鞘：在皮层表面选择无血管区域电凝后切开，可在导航下置入脑室穿刺导鞘行脑室穿刺，穿刺方向为外耳孔假想连线中点，拔出内芯将外鞘管留在穿刺道内。

5. 置入内镜，脑室探查：通过外鞘管置入神经内镜，连接冲洗液并调节适当的压力与速度，保持脑室内持续恒定冲洗和引流，保持视野清晰，显露额角和室间孔，辨认脉络丛。探查肿瘤供血动脉及肿瘤与脑室正常解剖结构间的关系。

6. 切除肿瘤：内镜下双极电凝烧灼肿瘤旁的供血血管，取瘤钳分块夹取肿瘤，然后用内镜双极电凝与剪刀切开肿瘤与脑室的粘连，微小血管出血可以冲洗止血，较大血管出血可用单极或双极电凝烧灼止血，逐步将肿瘤全部切除。

7. 撤除内镜：肿瘤切除后，若脑脊液循环通路仍难以恢复通畅者，可加行三脑室底造瘘或透明隔造瘘术，检查脑室内有无出血再充盈脑室，撤除内镜与脑室穿刺套管。

8. 关闭切口：严密缝合硬膜防止皮下积液的发生，固定好颅骨孔，核对脑棉片、缝针，无误后分层关闭切口，加压包扎。

【护理要点】

1. 器械护士提前洗手，准备好内镜设备及各种特殊器械。

2. 术中应保持脑室内持续恒定冲洗和引流，及时更换冲洗液，以防脑室坍塌，换冲洗液时注意无菌操作。

3. 预防术中低体温：由于术中需要持续冲洗，巡回护士必须为患者严格执行保温措施，如冲洗液及输入的液体、药物须加温后使用，身下加温毯或体表加温设备为患者加温。

第六节 腹腔镜辅助脑室—腹腔分流术（以右侧为例）

传统的腹腔分流手术失败的主要原因是分流管堵塞，而堵塞的主要位置是腹腔端。随着腔镜技术的发展，借助腹腔镜辅助下行脑室腹腔分流手术治疗脑积水的方法也逐步在神经外科开展起来，腹腔镜下脑室—肝膈间隙分流术与常规脑室—腹腔分流手术相比，避免以往手术的盲目性，具有切口小、创伤轻、恢复快、对患者创伤性刺激小等特点。人工气腹使肝膈间隙显露良好、视野开阔、手术操作空间大，可缩短手术时间，为脑积水治疗中较为理想的方法。

【用物准备】

1. 基本用物：颅骨钻孔手术器械包、头钉包、脑室—腹腔分流条、腹腔镜器械盒、铺巾包、手术衣包。

2. 一次性用物：20 号、11 号刀片；4–0 带针无损伤缝线、2–0 丝线；8 × 20 角针、11 × 17 圆针；抽吸管、冲洗器、孔被、导尿包、创可贴、骨蜡、明胶海绵、脑棉片、B–P 型粘贴手术巾。

3. 特殊用物：腹腔镜器械及设备系统、脑室—腹腔分流管套件及附件（提前准备好型号），单、双极电凝。

【体位】

仰卧位，头圈固定头部（图 13–6–1）。

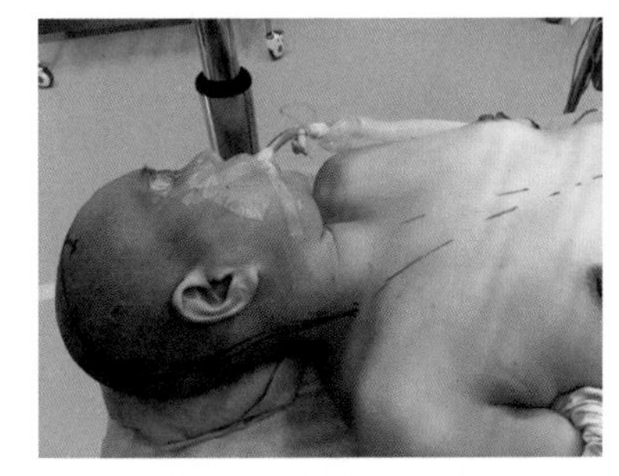

图 13–6–1 手术体位

【切口】

头部切口：右侧额角切口、右耳后切口（图 13-6-2）。

腹部切口（3 个小切口）：双侧剑突中线下 1～2 cm、脐下 1 cm、左侧腹壁腋前线肋缘下皮肤各做一小切口（图 13-6-3）。

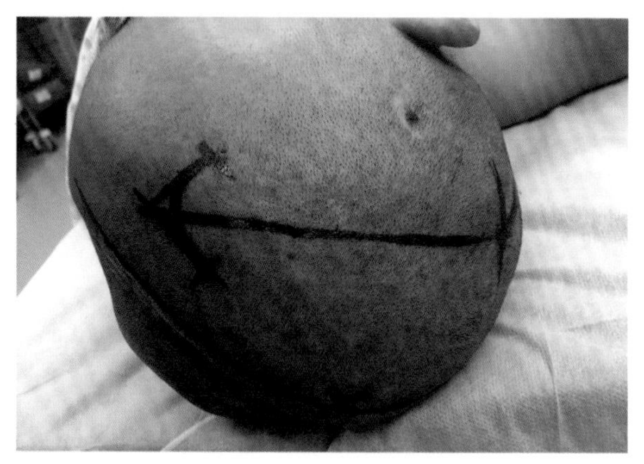

图 13-6-2　头部手术切口

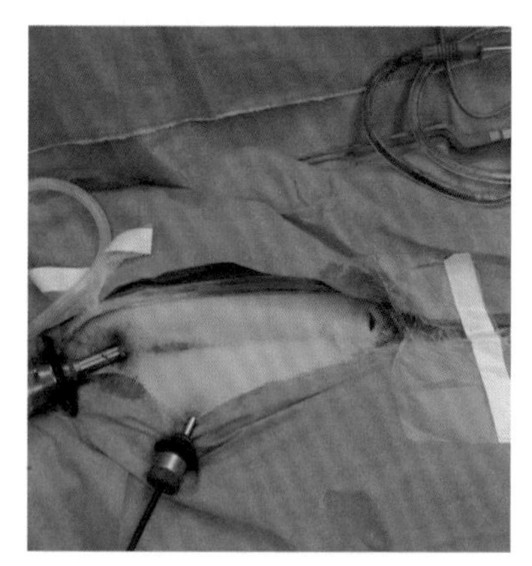

图 13-6-3　腹部手术切口

【步骤与配合】

1. 消毒、铺单：皮肤消毒剂依次消毒头部、颈部、胸部，再消毒腹部切口，器械护士协助术者铺无菌单，头部切口铺单同神经外科手术铺单法。

2. 切开头皮，颅骨钻孔：20 号刀片切开头皮，神经剥离子钝性分离皮瓣，双极电凝止血，乳突撑开器牵开或用 8×20 角针，2-0 丝线悬吊牵引头皮（图 13-6-4）。确定骨孔位置，颅骨钻钻孔（图 13-6-5），骨蜡或双极电凝止血。同法切开右耳后切口。

3. 分离皮下隧道：以脑室—腹腔分流条经右耳后切口，建立皮下隧道，通过颈部、胸部到达腹部剑突下切口（图 13-6-6），注意动作规范以保证导条走行于皮下脂肪层，避免损伤腺体血管。

4. 分流管脑室端放置：11 号刀片切开额部切口的硬脑膜，双极电凝止血，用脑室—腹腔分流管的穿刺管成功穿刺右侧脑室前角（图 13-6-7），使分流管前端位于室间孔前方，经头皮下隧道将脑室管引至右耳后切口内，挤压分流管泵数次，测试管道是否通畅（图 13-6-8）。

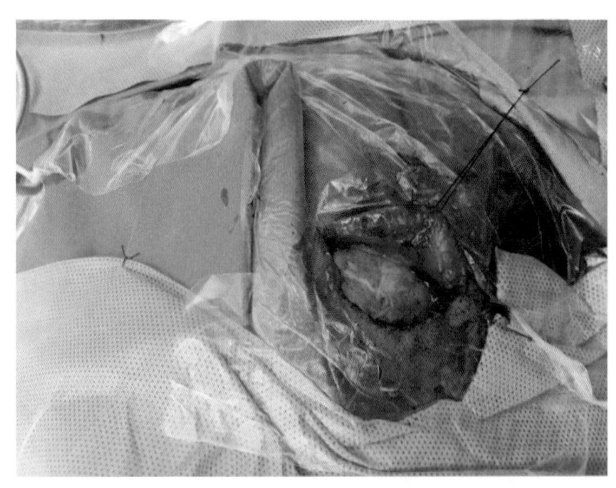

图 13-6-4　撑开皮瓣

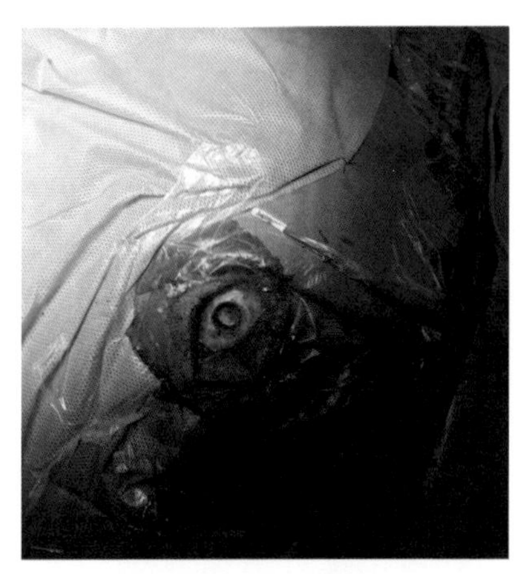

图 13-6-5　钻孔

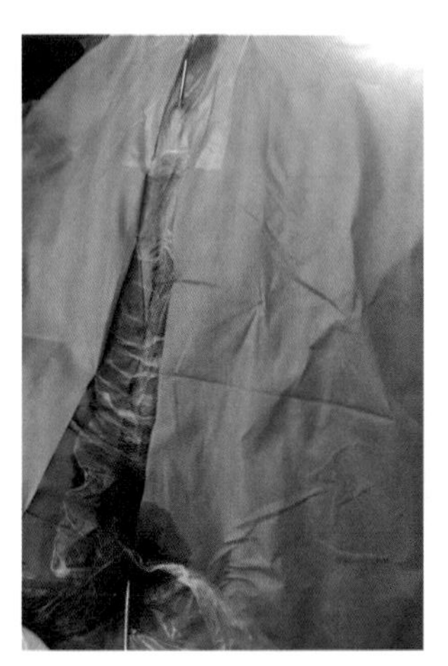

图 13-6-6　打通皮下隧道

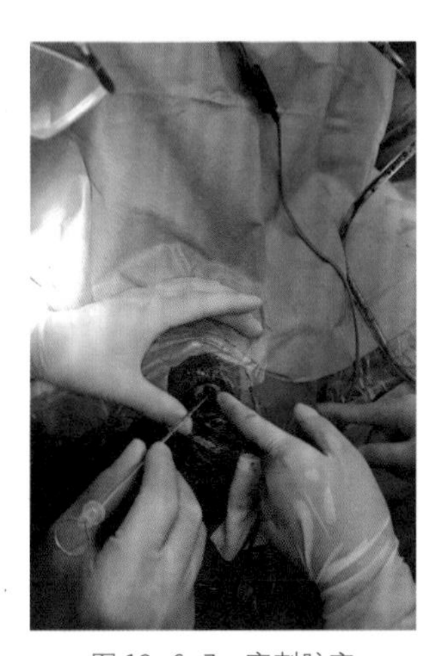

图 13-6-7　穿刺脑室

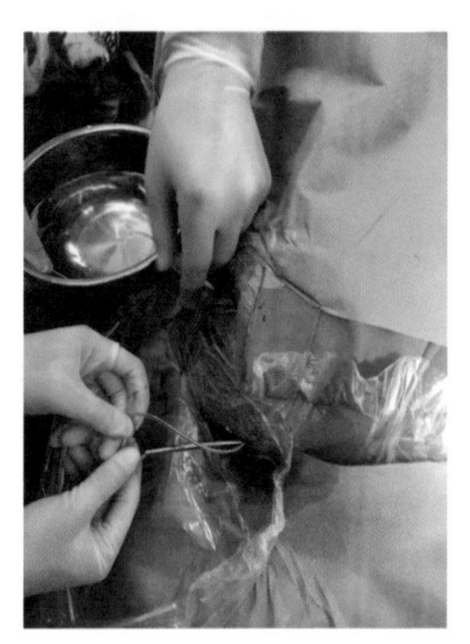

图 13-6-8　测试分流管

5. 置入腹腔镜：连接好腹腔镜设备、人工气腹、调节好光源强度，11 号刀片切开脐部切口置入一个 10 mm Trocar 建立气腹，一个 5 mm Trocar，做操作孔。

6. 分流管末端放置：腹腔分流管经皮下隧道剑突下切口引出，将分流管腹腔端通过分流通条送入腹腔，放置在肝膈面上（图 13-6-9）；在腹腔镜监视下，以电凝钩在肝镰状韧带上分别切 2 个 0.5 cm 小口，将分流管腹腔端来回穿扎在这 2 个切口内，以利于固定更牢（图 13-6-10）。

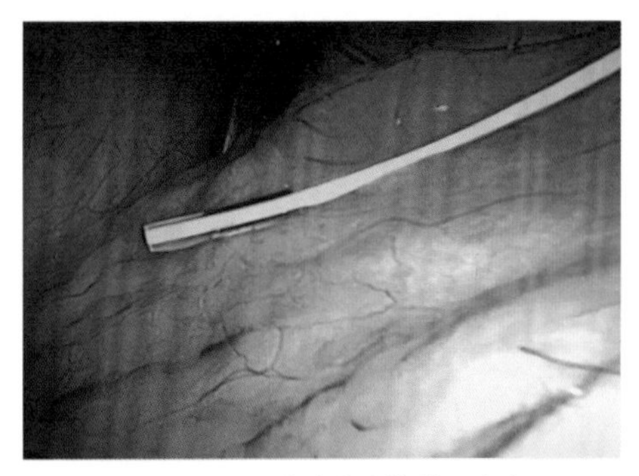

图 13-6-9　腹腔分流管送入腹腔

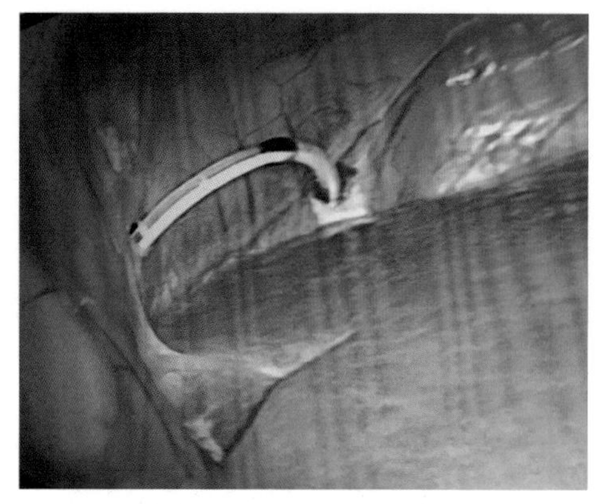

图 13-6-10　固定在肝镰状韧带

由韧带左侧将腹腔管引至肝膈面并固定，将脑室管、分流泵、腹腔管连接，挤压分流泵，证实引流通畅。

7. 关闭切口：器械、缝针、敷料核对无误后撤除内镜器械，腹部切口用 11 × 17 圆针、2-0 丝线缝合，小号敷贴覆盖，头部切口用 8 × 20 角针、2-0 丝线缝合，纱布包扎。

【护理要点】

1. 术前提前准备腹腔分流管套件及附件，普通分流管拆封后用 500 mL 盐水加万古霉素水泡置，抗菌管不用浸泡，尽量少触摸，减少感染机会。

2. 术野消毒暴露面积宽广，术中为患者做好保温工作，加温输液。

3. 手术由神经外科组和腹部外科组共同完成，所需物品较多，器械护士台上器械分开管理好，疑有污染，立即更换。

4. 固定好患者，保护好暴露在外的皮肤，防止术中接触金属物品引起灼伤。

PART
FOURTEEN

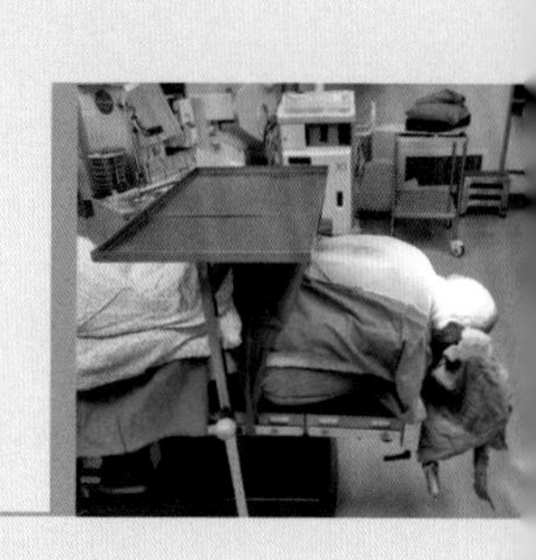

第十四章

脊柱、脊髓外科手术护理

脊髓和神经根粘连松解术

脊髓硬膜外病变切除术

脊髓髓内病变切除术

脊髓外露修补术

脊髓动静脉畸形切除术

寰枕畸形减压术

显微镜下后路颈椎管狭窄减压固定术

显微镜下腰椎管狭窄减压术

颅底凹陷症的后路枕颈减压复位固定融合术

第一节 脊髓和神经根粘连松解术

脊髓和神经根粘连松解手术是采用显微神经外科技术，将脊髓和硬膜腔内、外神经根粘连松解的手术方式，也是脊髓拴系综合征、神经根管内神经根粘连常用的手术方式。

【用物准备】

1. 基本用物：椎管手术器械包、头钉包［第四胸椎（T4）椎体平面以上备用］、铺巾包、手术衣包。

2. 一般用物：20 号、11 号刀片，1–0 可吸收线、5–0 聚丙烯缝线、4–0 带针无损伤缝线、灯柄套、抽吸管、孔被、电刀笔、双极电凝、粘贴手术巾、骨蜡、冲洗器或 20 mL 注射器、输血器、显微镜套、明胶海绵。

3. 特殊用物：显微镜、铣刀、椎板固定材料、电生理监测设备。

【体位】

患者取俯卧位。手术部位位于第四胸椎（T4）椎体以上者用三角枕摆放体位，头架固定头部，颈部拉伸头部略有过屈，以便于充分拉伸颈椎显露手术部位，双手自然放置于身体两侧并用约束带固定（图 14–1–1）；T4 椎体以下者使用弓形架，要求术区脊柱尽量平直，头部放置头圈，双上臂上举摆放在头部两侧。

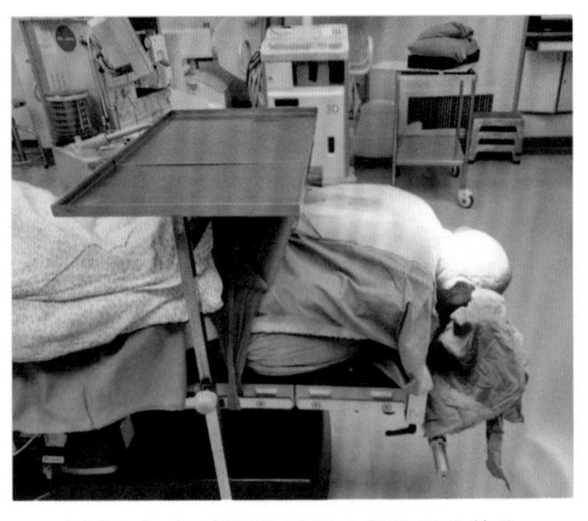

图 14–1–1 第四胸椎以上部位手术体位

【切口】

背部后正中切口。

【步骤与配合】

1. 消毒铺单：皮肤消毒剂消毒皮肤，协助术者铺无菌单，铺单上下留出适当余地备术中需要延长手术切口时用。

2. 切开皮肤至筋膜层：取后正中切口（图 14–1–2），20 号刀片切开皮肤，电刀逐层切开皮下、浅筋膜、深筋膜。

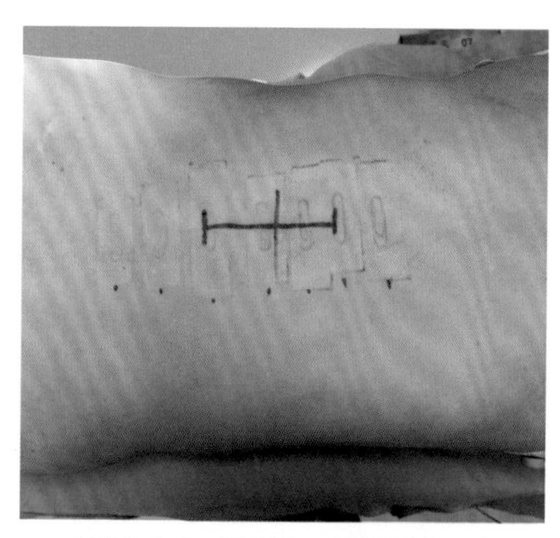

图 14–1–2　手术切口（后正中切口）

3. 分离，显露手术野：切开筋膜层后，用乳突撑开器撑开组织协助显露，电刀继续沿骨膜下分离肌肉，将棘突的肌肉附着切断，单齿椎板拉钩协助暴露（图 14–1–3），充分显露切口。

4. 椎板切开：可视手术需要行全椎板或半椎板切除，用 2 mm 枪状咬骨钳扩大椎板间隙，上下咬出前后一定距离的 2 个小口，以便于辅助线锯通过一侧椎板下，用线锯分别纵行锯开双侧椎板，再用棘突剪切除棘突，剪断棘间韧带，卸下全椎板；或用 2 mm 枪状咬骨钳将一侧椎板逐步切除，显露手术区域硬脊膜（图 14–1–4）。

5. 切开硬脊膜：显微镜下用双极电凝行硬膜外止血，有齿镊提起硬脊膜，11 号刀片纵行挑开一个小口，组织剪扩大切口，4–0 带针无损伤缝合线穿过硬脊膜的全层，将剪开的硬脊膜双侧切缘各缝合 1 至 2 针向两侧牵引或提起，充分暴露病变粘连部位（图 14–1–5）。

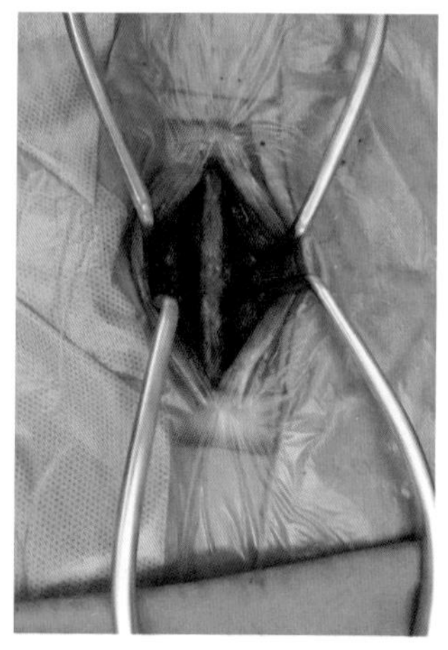

图 14–1–3　单齿椎板拉钩显露切口

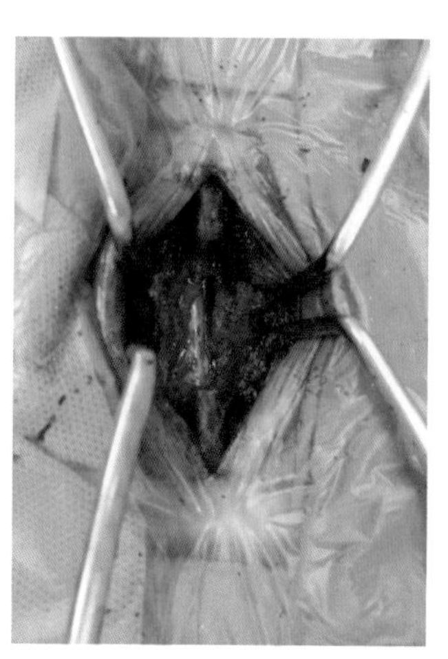

图 14–1–4　切除全椎板，显露硬脊膜

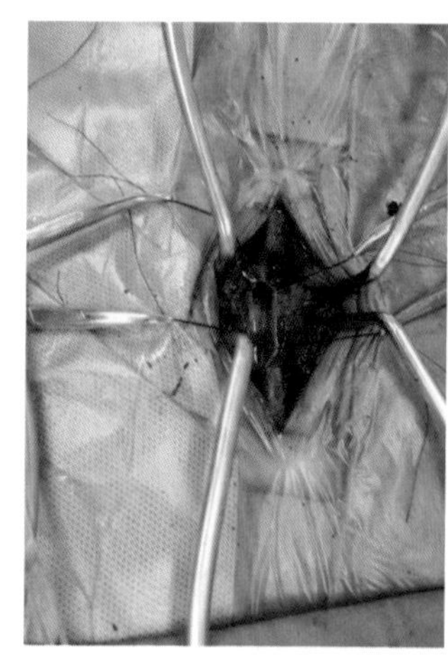

图 14–1–5　牵引硬脊膜，显露病变部位

6. 粘连松解：神经分离器充分分离显露患者神经根孔，双极电凝烧灼粘连带，显微剪刀分离剪开，逐步松解粘连。分离过程在电生理监测下进行，以充分保护神经功能。

7. 止血，清理手术野：温生理盐水冲洗手术野，用双极电凝彻底止血，必要时配合使用止血材料。

8. 缝合硬膜：显微镜下 5–0 聚丙烯线连续缝合硬膜。

9. 椎板复位：将切除的棘突骨块及双侧部分椎板骨块回纳复位，用椎板固定材料固定。

10. 缝合切口：缝针、敷料核对无误后用 1–0 可吸收线逐层缝合切口。

【护理要点】

1. 患者取俯卧位，维持下肢基本与脊柱平行，确保腹腔不受压，可以减少术野中静脉出血渗血。

2. 静脉通路位置选择：一般情况下，使用三角枕摆放体位时，即病变位于 T4 及以上椎体水平者，穿刺部位选择下肢，如大隐静脉；使用弓形架摆放的体位，即病变位于 T4 及以下椎体水平者时，穿刺部位选择上肢。

3. 避免局部受压：头部偏向一侧时，脸颊与头圈接触，避免眼睛、鼻梁、口唇耳郭等受压；避免呼吸机螺纹管压到面部；胸部、髂骨外侧缘、膝关节垫柔软体位垫，避免发生压力性损伤；男性患者需特别注意外生殖器有无受压。

第二节 脊髓硬膜外病变切除术

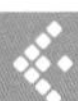

脊髓硬膜外肿瘤约占椎管内肿瘤的 25.2%，好发于 50 岁以上的人，以恶性肿瘤居多，常见的恶性肿瘤有肉瘤、转移瘤等。常见的良性肿瘤有神经纤维瘤、血管脂肪瘤等。

【用物准备】

1. 基本用物：椎管手术器械包、头钉包、显微手术器械包、铺巾包、手术衣包。

2. 一般用物：20 号刀片、11 号刀片，1–0 可吸收线、手套、灯柄套、骨蜡、抽吸管、粘贴手术巾、20 mL 注射器、输血器、明胶海绵、显微镜套、电刀笔、双极电凝、导尿包、孔被。

3. 特殊用物：显微镜、铣刀、椎板固定材料、电生理监测系统设备。

【体位】

患者取俯卧位，使用弓形架，头部放置头圈，下肢垫软枕抬高，使双下肢呈正常曲位。双臂以功能位平放在头部两侧，妥善固定。

【切口】

腰部后正中切口（以腰段为例）。

【步骤与配合】

1. 消毒铺单：皮肤消毒剂消毒腰背部，常规铺单，贴粘贴手术巾。

2. 切开皮肤至筋膜层：以病变为中心取后正中切口，可适当向上、向下延长切口，用 20 号刀片切开皮肤，电刀逐层切开皮下、浅筋膜、深筋膜。

3. 分离，显露手术野：同“脊髓和神经根粘连松解术”。

4. 行椎板切除：椎板切除范围应能充分显露出病变部分，可采取全椎板切除或者半椎板切除的方法，用咬骨钳将半椎板逐步切除，或用枪状咬骨钳在椎板上咬出前后距离的 2 个小口，用线锯穿过椎板上小口拉开椎板，再用棘突剪切下棘突，卸下全椎板。器械护士严格按无菌原则保管好卸下的全椎板，以便手术后复位。

5. 切开硬脊膜：同“脊髓和神经根粘连松解术”。

6. 切除病变：神经剥离子轻轻探查肿瘤的边界、起源，取瘤钳提起肿瘤，双极电凝、吸引器分离肿瘤，双极电凝烧灼血管后，用显微剪剪断，逐步切除位于椎管内硬膜外的病变。手术野彻底止血，必要时打开硬脊膜探查硬膜下是否有病变生长。硬脊膜剪开后需用 5–0 聚丙烯线连续缝合。

7. 椎板复位：用钛板、钛钉将切除的全椎板骨块植回原处。行半椎板切开可以不需复位。

8. 缝合切口：同“脊髓和神经根粘连松解术”。

【护理要点】

1. 患者俯卧位，下肢基本与脊柱平行，确保腹腔不受压，可以降低手术部位静脉压力，减少术野中静脉出血。

2. 重视输液的管理：根据病变部位选择合适的穿刺部位，且要充分固定，防止在摆放体位的过程中脱出。

3. 胸前使用弓形架摆放俯卧位，承重较多的受压部位，建议可使用防压疮敷料保护，减轻胸前受压情况，预防压力性损伤发生。

4. 手术中，器械护士应严格按无菌原则保管好卸下的全椎板，以便病变切除后回植。

5. 硬脊膜外病变切除术患者必要时需要打开硬膜探查，若肿瘤确有侵及硬脊膜下的情况，要做好硬脊膜下病变切除的准备。

第三节 脊髓髓内病变切除术

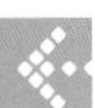

髓内肿瘤是指起源于脊髓内组织的肿瘤。脊髓内肿瘤主要为各种类型的胶质瘤，少数为上皮样囊肿、肉瘤、血管网状细胞瘤和脂肪瘤、转移瘤；脊髓内病变者术中须切开脊髓，将肿瘤与之分离，目前神经外科显微及电生理监测技术，可将手术损伤减轻到最低程度。手术目的在于完全将肿瘤切除，解除肿瘤对脊髓的压迫。

【用物准备】

1. 基本用物：椎管手术器械包、显微器械、头钉包［第四胸椎（T4）椎体平面以上备用]、铺巾包、手术衣包。

2. 一般用物：20 号、11 号刀片，1–0 可吸收线、5–0 聚丙烯缝线、4–0 带针无损伤缝线、灯柄套、抽吸管、孔被、电刀笔、双极电凝、粘贴手术巾、骨蜡、冲洗器或 20 mL 注射器、输血器、显微镜套、明胶海绵。

3. 特殊用物：显微镜、铣刀、椎板固定材料、电生理监测系统设备。

【体位】

患者取正俯卧位。

【切口】

背部后正中切口。

【步骤与配合】

1. 消毒铺单，切开皮肤至筋膜层，分离，显露手术野，“同脊髓和神经根粘连松解术”。

2. 行椎板切除：椎板切除范围应能充分显露出病变部分。用枪状咬骨钳在椎板上咬出前后距离的 2 个小口，用线锯穿过椎板上小口拉开椎板，再用棘突剪切下棘突，卸下全椎板。器械护士严格按无菌原则保管好卸下的全椎板（髓内病变一般较少用半椎板切除的方法）。

3. 切开硬脊膜：显微镜下双极电凝行硬膜外止血，有齿镊提起硬脊膜，11 号刀片纵行挑开硬脊膜，组织剪扩大切口，4–0 带针无损伤缝线贯通硬脊膜的全层，将剪开的硬脊膜双侧切缘各缝合 1 ~ 2 针向两侧牵引或提起，充分暴露病变部位。

4. 切除髓内肿瘤：用 11 号刀片沿后正中沟（图 14–3–1）切开脊髓，再用取瘤镊、剥离子、双极电凝、抽吸器分离和显露肿瘤，尽量完整切除肿瘤。

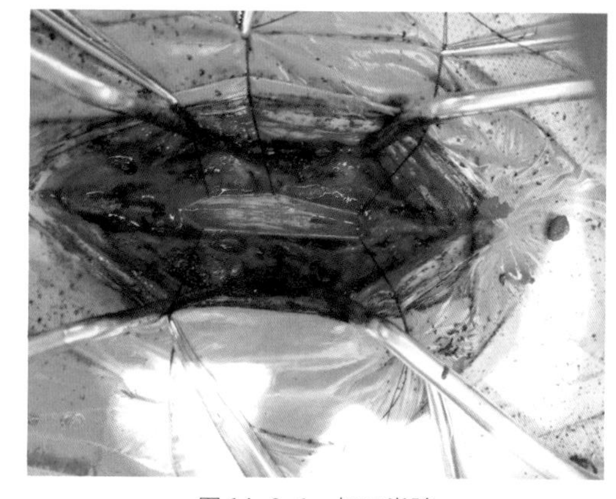

图 14–3–1　切开脊髓

5. 冲洗伤口，止血：生理盐水冲洗伤口，双极电凝彻底止血。

6. 缝合硬膜：用 5–0 聚丙烯线连续缝合硬脊膜。

7. 椎板复位：椎板切开后将切除的骨块回植原处，用钛板、钛钉固定。

8. 缝合切口：缝针、敷料核对无误后用 1–0 可吸收线缝合切口。

【护理要点】

1. 手术前注意观察截瘫、长期卧床患者有无压疮。

2. 由于肿瘤破坏和手术切除造成的脊柱结构完整性的破坏，可能出现脊柱不稳定，手术中特别注意保护，搬动患者动作轻柔，同轴翻身防止损伤脊柱、脊髓。

3. 用盐水纱布妥善保护好取下的椎板结构，以便利用钛板、钛钉作椎板成形术。

4. 注意保暖采取输液加温、体表加温设备、身下升温毯等方式给患者保温，采用温盐水冲洗术野，维持患者正常体温，维持术中正常血压、血氧饱和度，配合好术中的神经电生理监测。

第四节 脊髓外露修补术

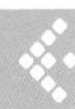

脊髓外露患者局部表面没有皮肤，椎管及脊膜敞开，外层仅一层囊壁，又名脊髓膨出；多见于先天性显性脊柱裂患者，最常见的形式是棘突及椎板缺如，椎管向背侧开放，好发于腰骶部。手术最佳时机为出生后 1 ~ 3 个月内。

【用物准备】

同“脊髓和神经根粘连松解术”。

【体位】

正俯卧位，体位摆放要求同“脊髓和神经根粘连松解术”。

【切口】

依据缺损形态具体设计后正中切口。

【步骤与配合】

1. 消毒铺单，切开皮肤至筋膜层：同“脊髓和神经根粘连松解术”。

2. 分离，显露手术野：针式单极电刀切开筋膜层，用乳突撑开器协助暴露，继续分离肌肉，用单齿椎板拉钩协助暴露。

3. 椎板切开：用咬骨钳咬除部分椎板。

4. 修补缝合硬膜：手术切开囊壁后，分离松解与囊壁粘连的神经组织，将之还纳入椎管内，切除多余的囊壁，严密缝合硬脊膜的开口，并将裂孔两旁筋膜翻转重叠覆盖加以修补。打开硬膜，4–0 带针无损伤缝线通过硬脊膜的浅层缝合 1 针后提起，找到外露脊髓的部位，采用适当大小的人工硬膜进行修补。用 5–0 聚丙烯缝线缝合硬膜。

5. 行椎板复位：椎板切开后将切除的骨块回植原处，要特别注意避免压迫脊髓。

6. 缝合切口：缝针、敷料核对无误后用 2–0 至 1–0 可吸收线缝合切口。

【护理要点】

1. 患者一般以小儿居多，小儿皮肤娇嫩，摆放体位时要特别注意对皮肤的保护。

2. 小儿体温调节中枢尚不完善，术中注意保暖及监测体温，防止出现体温过低或者发热。

3. 严格控制输液速度，防止输液过快过多导致肺水肿。

第五节 脊髓动静脉畸形切除术

在脊髓的动静脉畸形中，主要是一些粗大、扭曲的静脉。最常见的部位是胸段脊髓的后侧部。有时在脊髓动静脉畸形的部位上有表皮的血管瘤。动静脉畸形可能小而比较局限，也有大到累及1/2脊髓的畸形。它们可以起到占位性病变的效应，对脊髓组织产生压迫或甚至取而代之；也可能发生破裂，引起局灶的或全面的出血。出血可以引起病变区域内突发的疼痛，以及出血水平以下的神经功能丧失；血液进入蛛网膜下腔可引起发热和颈项强直。对脊髓产生压迫或浸润的动静脉畸形通常会引起进展性的亚急性脊髓病变，或脊髓髓内病变的体征伴分离性感觉障碍与节段性运动无力。

【用物准备】

同“脊髓和神经根粘连松解术”。

【体位】

正俯卧位，体位摆放要求同“脊髓和神经根粘连松解术”。

【切口】

背部后正中切口。

【步骤与配合】

1. 消毒铺单，切开皮肤至筋膜：同“脊髓和神经根粘连松解术”。

2. 分离，显露手术野：针式单极电刀切开筋膜层，用乳突撑开器协助暴露，继续分离肌肉，用单齿椎板拉钩协助暴露。

3. 行椎板切除：椎板切除范围应能充分显露出病变部分。可采取全椎板切除或者半椎板切除的方法。用咬骨钳将半椎板逐步切除。或用枪状咬骨钳在椎板上咬出前后距离的2个小口，用线锯穿过椎板上小口分别锯开两侧椎板，再用棘突剪切下棘突，卸下全椎板。器械护士严格按无菌原则保管好卸下的全椎板。

4. 切开硬脊膜：显微镜下用双极电凝行硬膜外止血，有齿镊提起硬脊膜，11

号刀片纵行挑开硬脊膜，组织剪扩大切口，4–0 带针无损伤缝线穿过硬脊膜的全层，将剪开的硬脊膜双侧切缘各缝合 1 ~ 2 针向两侧牵引或提起，充分暴露病变部位。

5. 切除髓内病变血管：显微镜下探查血管畸形类型、畸形灶部位、供应动脉及引流静脉，再用显微组织镊、剥离子、双极电凝、显微剪、抽吸器先处理供应动脉，然后切除畸形灶，最后切断引流静脉。

6. 缝合硬膜：用 5–0 聚丙烯缝线缝合硬膜。

7. 椎板复位，缝合切口：同“脊髓和神经根粘连松解术”。

【护理要点】

1. 注意截瘫卧床患者有无压疮。

2. 由于手术造成的脊柱结构完整性的破坏，可能出现脊柱不稳定，手术中应注意保护，搬动患者动作轻柔，注意同轴翻身防止损伤脊柱。

3. 注意用盐水纱布妥善保护好取下的椎板结构，以便利用钛板、钛钉作椎板成形术。

4. 注意保暖，维持患者正常体温、血压、血氧饱和度，配合好术中的神经电生理监测。

第六节 寰枕畸形减压术

寰枕畸形是指枕骨底部及第一、第二颈椎发育异常，该病通常合并神经系统及软组织的发育异常，寰枕畸形通常包括：扁平颅底、颅底凹陷、寰枕融合、颈椎分节不全、寰枢椎脱位、小脑扁桃体下疝畸形。颅颈交界区切开减压是治疗寰枕畸形的首选治疗方法，该手术方式为切除少量枕骨下缘，松解寰枕筋膜，分离枕大池内蛛网膜粘连，解除枕骨大孔区之小脑扁桃体下疝，使第四脑室中央孔脑脊液流出畅通。

【用物准备】

1. 基本用物：椎管手术器械包、头钉包、显微手术器械包、铺巾包、手术衣包。

2. 一般用物：20 号刀片、11 号刀片，1–0 可吸收线、5–0 聚丙烯缝线、4–0 带针无损伤缝线、手套、灯柄套、骨蜡、抽吸管、孔被、电刀、粘贴手术巾、骨蜡、冲洗器或 20 mL 注射器、输血器、显微镜套、明胶海绵。

3. 特殊用物：显微镜、铣刀、电刀、双极电凝、椎板固定材料、电生理监测设备。

【体位】

俯卧位，头部前屈、头架固定。

【切口】

枕后正中切口，切口上缘达枕外粗隆上 1cm、下达第三颈椎（C3）棘突。

【步骤与配合】

1. 消毒铺单，切开皮肤至筋膜：同“脊髓和神经根粘连松解术”。

2. 分离、显露手术野：用多齿椎板撑开器牵开皮肤及皮下组织，寻找白线，用电刀、吸引器沿白线切开肌肉达颅骨、棘突层面。出血部位用双极电凝止血。用骨膜分离器沿骨膜分离暴露枕外粗隆、枕骨鳞部及第二颈椎（C2）棘突上缘，继续分离肌肉用单齿椎板撑开器撑开切口协助暴露，电刀切断棘突的肌肉附着。

3. 去除骨质：用咬骨钳咬除枕骨鳞部下缘，大小约为 3 cm × 3 cm。椎板切除范围应能充分显露病变部分，可采取全椎板切除或者半椎板切除的方法。用枪状咬骨钳在椎板上咬出前后距离的 2 个小口，以便于线锯的通过，用线锯分别锯开两侧椎板，再用棘突剪切除棘突，卸下全椎板；或用咬骨钳将半椎板逐步切除。

4. 松解寰枕筋膜、粘连：用组织剪松解寰枕筋膜，剪开硬膜，4–0 带针无损伤缝线悬吊硬脊膜，充分暴露病变部位。显微剪、双极电凝分离枕大池内蛛网膜粘连，解除枕骨大孔区之小脑扁桃体下疝（必要时切除部分小脑扁桃体）、打通第四脑室中央孔，使脑脊液流出畅通。

5. 缝合硬膜：用 5–0 聚丙烯缝线扩大修补缝合硬膜（人工硬膜修补图）（15–6–1）。

6. 小钛板修补骨窗，椎板复位：小钛板修补枕骨鳞部骨质缺损，将切除的椎板骨块回植原处（图 14–6–2）。

7. 缝合切口：缝针、敷料核对无误后用 1–0 可吸收线缝合切口。

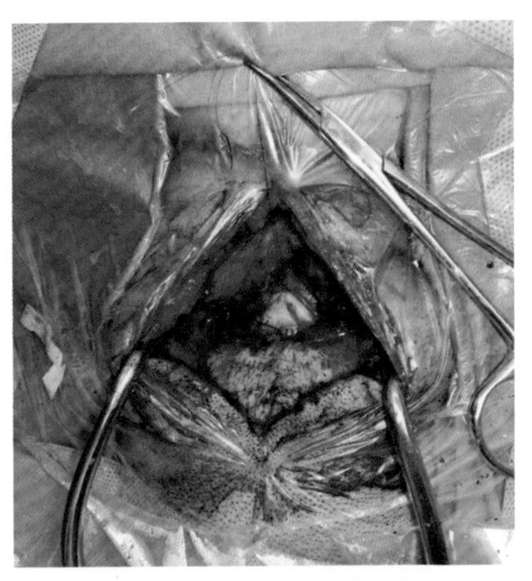

图 14–6–1　扩大修补硬膜

【护理要点】

1. 手术体位为俯卧位，注意对患者皮肤的保护，防止压疮的发生。

2. 摆放体位时，动作一定要轻稳、协调，以脊柱为中心在同一水平上旋转，防止头颈扭曲，防止脊柱的受损。

3. 后颅窝手术部位比较深，手术过程对器械、敷料要做到心中有数，清点、核对准确，避免异物遗留。

4. 操作中可能会触碰脑干部位，导致心率等的波动，应密切观察患者生命体征的变化，以便及时发现和处理。

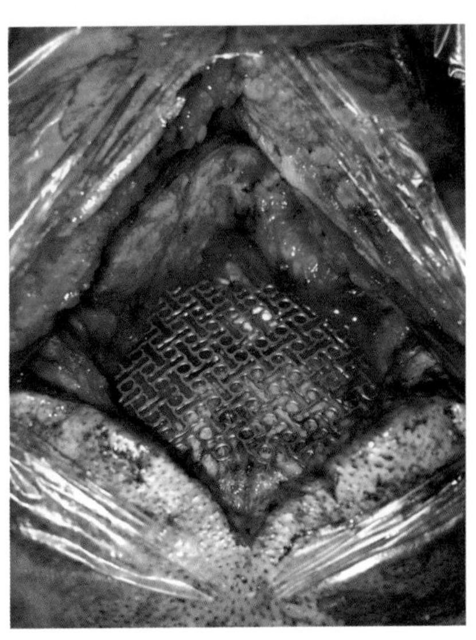

图 14–6–2　修补骨窗

第七节　显微镜下后路颈椎管狭窄减压固定术

颈椎管狭窄症是指各种原因导致的颈椎椎管容积减小，从而压迫颈脊髓、神经根和血管等，引起相应临床症状的一组综合征。主要病因及病理改变有先天性颈椎管狭窄、骨质增生、椎间盘突出、后纵韧带骨化、外伤及医源性改变等，退行性病变是颈椎管狭窄症最常见类型。颈椎管狭窄症主要表现为四肢麻木无力、感觉过敏和疼痛、尿频、尿急、便秘。保守治疗效果不佳，或神经产生了严重的障碍时，可行手术治疗。手术方式包括前路手术、后路手术和前后路同期或分期手术，显微镜下后路颈椎管狭窄减压手术创伤小，减压效果明显，近年来得到医学界的肯定。

【用物准备】

1. 基本用物：椎管手术器械包、显微手术器械、铺巾包、手术衣包。

2. 一次性用物：20 号刀片、8 × 20 角针、2–0 丝线、可吸收线缝合线、抽吸管、孔被、电刀笔、粘贴手术巾、显微镜套、明胶海绵、纱布、10 mL 注射器。

3. 特殊用物：磨钻、各种型号的钻头、超声切骨刀。

【体位】

俯卧位，头架固定头部，头部位置保持中立位。

【切口】

颈部后正中切口。

【步骤与配合】

1. 消毒、铺单：皮肤消毒剂消毒头颈部，常规铺单，贴粘贴手术巾。

2. 切开皮肤、皮下肌肉：20 号刀片切开皮肤、皮下，电刀进一步切开至颈筋膜，沿肌肉解剖的中线逐步分离肌肉与韧带、棘突的粘连，减少肌肉的离断性损伤。

3. 显露需要减压的椎板至侧块外侧：单齿椎板撑开器牵开肌肉，剥离子、电刀、镊子逐步显露需要减压的节段椎板至侧块外侧缘。

4. 准备侧块钉道：2 mm 的钻头进行侧块钉道准备，以球形探针探测，确保钉道的安全，测量大致的深度。

5. 行脊髓、神经根减压：磨钻磨断减压部分椎板，到达椎管内压力较低处，再用 1 ~ 2 mm 小咬骨钳咬除黄韧带和上下椎板继续减压。当打开黄韧带看到硬脊膜囊时，用小块完全浸湿的软明胶海绵保护硬脊膜囊，避免其被撕裂，减少术后发生脑脊液漏的概率。用磨钻磨除侧块内侧 1/3 打开椎间孔，行神经根管减压。

6. 置入侧块螺钉并固定：在钉道内植入长度合适的螺钉，预弯合适的钛棒固定。尽量使固定的颈椎曲度接近生理曲度。用咬骨钳、磨钻去除侧块关节面软骨，增加融合的概率。

7. 创面止血：明显动脉出血用双极电凝烧灼止血，少量静脉出血可用明胶海绵和止血凝胶等止血。

8. 缝合伤口：以可吸收线逐层缝合肌肉，注意肌肉缝合只需肌肉贴合即可，减少肌肉缝扎后瘢痕形成，减少术后慢性颈部疼痛的发生。

【护理要点】

1. 术中切口上下各放置一个器械托盘，托盘与切口相邻处设置放器械的置物袋，单双极电凝、抽吸管固定时维持在手术切口同一条直线上，留足够的长度便于台上操作。

2. 手术中电刀功率为 20 Hz 左右。

3. 准备各种小块规格的明胶海绵，保护硬脊膜囊用泡水的软明胶海绵，止血需要干燥的小块明胶海绵。

4. 摆放体位时，动作一定要轻稳、协调，以脊柱为中心在同一水平上旋转，防止脊柱受损。

第八节　显微镜下腰椎管狭窄减压术

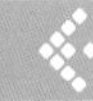

该手术适应于各种类型的椎间盘突出导致神经压迫症候保守治疗无效者；黄韧带增厚、钙化引起的椎管狭窄导致神经性跛行者；骨质增生、小关节肥厚增生引起神经压迫症状者。

【用物准备】

1. 基本用物：神经外科椎管手术包、显微手术器械包、铺巾包、手术衣包。

2. 一次性用物：20 号刀片、8 × 20 角针、2–0 丝线、可吸收缝合线、抽吸管、孔被、电刀笔、粘贴手术巾、显微镜套、明胶海绵、纱布、10 mL 注射器。

3. 特殊用物：磨钻、各种型号的钻头、超声切骨刀、可移动 C 形臂 X 线机。

【体位】

俯卧位，调节脊柱弓形架弧度使脊柱适当后凸，可移动 C 形臂 X 线机准确定位后，维持手术节段位于最高点。

【切口】

腰背部后正中切口。

【步骤与配合】

1. 消毒、铺单：皮肤消毒剂消毒腰背部，常规铺单，贴粘贴手术巾。

2. 切开皮肤、皮下肌肉：20 号刀片切开皮肤、皮下，电刀进一步切开至腰背筋膜，再用剥离子、电刀、镊子沿肌肉与韧带、棘突的交界面逐步分离肌肉与韧带、棘突的粘连，注意减少肌肉的离断性损伤。

3. 显露椎板间隙和黄韧带：单齿椎板撑开器撑开肌肉，显微镜下显露椎板间隙和中间的黄韧带，显露至双侧或一侧的病变上下关节面内侧即可。

4. 椎板间开窗、切除黄韧带：用磨钻磨除减压部分椎板，到达椎管内压力较低处，再用 1 ~ 2 mm 小咬骨钳咬除黄韧带和上下椎板继续减压。看到硬脊膜囊时，用小块完全浸湿的软明胶海绵保护硬脊膜囊，避免其被撕裂，减少术后发生脑脊液漏的概率。

5. 行神经根减压：用动脉瘤探针行神经根的 360°探查减压；大块椎间盘突出者不要牵拉已经严重受压的神经根，用小枪状咬骨钳分块取出突出的椎间盘；再用动脉瘤探针反复探查神经根和出椎间孔神经根，确保神经根的受压已经解除。

6. 行硬脊膜囊减压：硬脊膜囊减压的上下部位以看到明显的硬脊膜外脂肪做参考，用动脉瘤探针探查硬脊膜囊的前方减压，若探查引起静脉出血，则用小块明胶海绵填塞压迫止血。

7. 创面止血：同“显微镜下后路颈椎管狭窄减压固定术”。

8. 防术后粘连：用防粘连的药物清洗术区，减少术后粘连，取皮下自体脂肪覆盖硬脊膜囊和神经根背侧，减少肌肉附着粘连。

9. 缝合伤口：同“显微镜下后路颈椎管狭窄减压固定术”。注意肌肉缝合只需肌肉贴合即可，减少肌肉缝扎后瘢痕形成，减少术后慢性腰痛的发生。

【护理要点】

1. 术中切口上下各放置一个器械托盘，托盘与切口相邻处设置可放置器械的置物袋，单双极电凝、抽吸管固定，维持在手术切口同一直线上，留足够的长度便于台上操作。

2. 准备各种小规格明胶海绵，保护硬脊膜囊用泡水的软明胶海绵，止血需要干燥的小块明胶海绵。

3. 搬动患者时，动作一定要轻稳、协调，以脊柱为中心在同一水平上旋转，防止脊柱受损。

4. 结束手术前需准备防粘连用药。

第九节 颅底凹陷症的后路枕颈减压复位固定融合术

颅底凹陷症是一种复杂的颅颈交界区发育畸形，是枕颈畸形中最常见的一种。其是指枕骨大孔为主的周围颅底骨组织陷入颅腔．导致枕骨大孔狭窄，引起脑干、延－颈髓、小脑、颅神经及周围血管受压而出现临床表现的枕颈畸形，常合并小脑扁桃体下疝畸形、脊髓空洞、脑积水及扁平颅底，临床上相对较为少见。其发病机制目前仍未明确，多认为与胚胎发育异常有关。临床表现多以神经压迫症状为主，且潜伏期长、隐匿性强。诊断主要依靠神经压迫症状以及影像学表现等，磁共振成像（MRI）和 cT 能全面观察枕骨大孑 L 周围骨性结构异常，显示软组织及延颈髓受压情况。对诊断颅底凹陷症有优势。若患者无明显症状，可选择保守治疗；出现寰枕融合、齿状突发育异常等并发症，或较大的关节活动度及较为复杂的解剖结构，压迫脊髓导致病变处于持续进展的状态时，须积极处理。临床常用的治疗方法是后路枕颈区减压复位固定融合术。

【用物准备】

1. 基本用物：椎管手术包、基本显微手术器械包、骨固定器械、铺巾包、手术衣包。

2. 一次性用物：20 号刀片、8 × 20 角针、2–0 丝线、可吸收缝合线、抽吸管、孔被、电刀笔、粘贴手术巾、显微镜套、明胶海绵若干、纱布、10 mL 注射器、骨蜡。

3. 特殊用物：磨钻、各种型号的钻头、超声切骨刀、可移动 C 形臂 X 线机、内固定材料。

【体位】

俯卧位，头架固定，头位中立位。

【切口】

枕后正中切口。

【步骤与配合】

1. 消毒、铺单，切开皮肤、皮下肌肉：同“显微镜下后路颈椎管狭窄减压固定术”。

2. 显露枕部至第二颈椎（C2）椎板、椎弓根：用单齿椎板撑开器牵开肌肉，显微镜下用剥离子、电刀、镊子逐步显露枕骨和 C2 椎板到外侧 C2 椎弓根。注意保护第一颈椎与第二颈椎（C1—C2）之间的椎动脉。

3. 准备 C2 椎弓根钉道：用剥离子探查 C2 椎弓根内上缘后，结合 CT 血管造影（CTA）排除明显椎动脉高跨和椎弓根特别狭窄，用 2mm 金刚砂钻头磨开钉道，用球形探针探查钉道和道底，确保钉道位于骨质内。用三维可移动 C 形臂 X 线机或术中 CT 验证。

4. 行枕颈部减压：用咬骨钳或磨钻行枕颈部骨质的减压，要求既不影响枕骨固定板的置入，又能达到有效的延颈髓的减压。

5. 安放枕骨固定板：根据术前 CT 骨窗测量的厚度选择合适的固定螺钉长度，稳妥固定枕骨固定板。

6. 行齿状突复位固定：置入 C2 双侧椎弓根螺钉后，用模型棒根据压棒复位的原理预弯好合适角度弧形的钛棒，C2 椎弓根螺钉端先行固定，依据杠杆原理将钛棒压向枕骨，逐步固定锁紧枕骨固定板顶丝。在完全锁紧前可以适度撑开增加 C2 椎弓根螺钉增加齿状突的上下复位。

7. 植骨融合：用磨钻或超声切骨刀去 C2 椎板和枕骨表面皮质，在 C1—C2 关节面内去皮质，取自体骨或人工骨植入在 C1—C2 关节内和 C2 至枕骨之间。

8. 止血、缝合：同“显微镜下后路颈椎管狭窄减压固定术”。

【护理要点】

1. 术中配合三维可移动 C 形臂 X 线机或术中 CT 验证，严格遵守无菌操作原则。

2. 术中使用的明胶海绵需要准备各种小型规格，止血需要干燥的小块明胶海绵。

3. 搬动患者时，动作一定要轻稳、协调，以脊柱为中心在同一水平上旋转，防止脊柱受损。

参考文献

References

[1] 雷霆 . 小儿神经外科学 [M] . 北京：人民卫生出版社，2011.

[2] 蒋冬梅，王建荣 . 胸心外科、神经外科手术配合 [M] . 长沙：湖南科学技术出版社，2005.

[3] 王永谦，王维平，于明琨 . 颅内蛛网膜囊肿的治疗策略（附 55 例报告）[J] . 中国临床神经外科杂志，2010，15：12–14.

[4] 唐太昆，宋黎，毛希宏，等 . 神经内镜下第三脑室底造瘘术治疗非交通性脑积水 41 例临床观察 [J] . 中国神经肿瘤杂志，2007，5（3）：172，175.

[5] 只达石 . 实用临床神经外科学 [M] . 北京：科学技术文献出版社，2009.

[6] 齐林，芦山，张磊，等 . 小儿先天性颅缝骨化症的手术治疗 [J] . 中华神经外科杂志，2014，30（1）：18.

[7] 李思，刘秋秋，邓露 . 手术室专科护理 [M] . 长沙：湖南科学技术出版社，2010.

[8] 赵继宗 . 微创神经外科学 [M] . 北京：人民卫生出版社，2008.

[9] 刘运生，欧阳珊 . 神经系统疾病诊断治疗学 [M] . 北京：人民军医出版社，2002.

[10] H.RICHARD WINN，HENRY BREM. 尤曼斯神经外科学 [M] . 王任直，译 . 北京：人民卫生出版社，2009.

[11] 王忠诚，张玉琪 . 王忠诚神经外科学 [M] . 武汉：湖北科学技术出版社，2015.

[12] 贺吉群 . 图解内镜手术护理 [M] . 长沙：湖南科学技术出版社，2012.

[13] 周良辅 . 现代神经外科学 [M] . 2 版 . 上海：复旦大学出版社，2015.